DIE GESELLSCHAFT FÜR NATUR- UND HEILKUNDE IN BERLIN

1810—1935

ISBN 978-3-662-24127-1   ISBN 978-3-662-26239-9 (eBook)
DOI 10.1007/978-3-662-26239-9

Vorwort.

Am 4. Dezember 1906 beschloß die Gesellschaft für Natur- und Heilkunde in Berlin, anläßlich ihres hundertjährigen Bestehens am 6. Februar 1910 als Festschrift eine Geschichte der Gesellschaft herauszugeben, die neben einem allgemeinen Teile im wesentlichen eine Zusammenstellung lebensgeschichtlicher Nachrichten über alle bisherigen Mitglieder bringen sollte. Behufs Abfassung dieser Festschrift wurde eine Kommission gewählt, die — nachdem Herr R o s e II, der ursprünglich auch dazu gehört hatte, wieder ausgeschieden war — aus den Herren A s c h e n b o r n, A s c h o f f II und S a l z w e d e l bestand.

Das Material für den ersten Teil, die Geschichte der Gesellschaft im allgemeinen, war recht spärlich. Es bestand aus:

1. zwei nur wenig voneinander abweichenden Abdrücken der ganz kurz gefaßten „Chronik der Gesellschaft" aus den Jahren 1851 und 1860 (sie sind fast wörtlich in die vorliegende Schrift aufgenommen worden);

2. den Mitgliederlisten der Gesellschaft, die aber bis zum Jahre 1875 nur ganz vereinzelt und mit sehr weiten Lücken vorhanden sind; und endlich

3. tagebuchförmigen Aufzeichnungen über die Vorkommnisse in der Gesellschaft, die M a x B a r t e l s III vom Januar 1884, wo er Sekretär der Gesellschaft wurde, bis Januar 1904 und seitdem der derzeitige Sekretär gemacht haben.

Sehr viel reichlicher flossen die Quellen für den zweiten Teil, die lebensgeschichtlichen Nachrichten von den einzelnen Mitgliedern; aber durchaus nicht immer mühelos und freiwillig. Recht oft bedurfte es wiederholten und recht nachdrücklichen Schlagens des Mosesstabes gegen den harten Felsen, um die Quelle zum Fließen zu bringen.

Alle lebenden Mitglieder, gegenwärtige und auswärtige, haben durch — mehr oder weniger ausführliche — Ausfüllung· des ihnen von der Kommission vorgelegten Fragebogens über ihren Lebenslauf berichtet.

Die Angaben über die verstorbenen Mitglieder wurden gewonnen aus den Konversations-Lexiken von B r o c k h a u s und M e y e r, aus den Biographischen Lexiken von C a l l i s e n, von H i r s c h und G u r l t und von P a g e l, aus den Werken über Geschichte der Medizin von H a e s e r, B a a s und Anderen, ferner aus den Akten des Kriegsministeriums, des Kultusministeriums, des Polizei-Präsidiums und der

hiesigen Universität und endlich aus Mitteilungen von noch auffind-
baren Angehörigen der Betreffenden, die vielfach einen recht umständ-
lichen Briefwechsel erforderlich gemacht haben.

Zu ganz besonderem Danke für ihre liebenswürdige und wirksame
Unterstützung und Förderung unserer Bemühungen sind wir ver-
pflichtet den nachstehend genannten Herren: Seiner Magnifizenz dem
derzeitigen Rektor der hiesigen Universität, Herrn Geheimen Justizrat
Prof. D. K a h l, Herrn Geheimen Medizinalrat Dr. W e h m e r, Regierungs-
und Medizinalrat beim Königl. Polizei-Präsidium in Berlin, Herrn Dr.
J u l i u s P a g e l, außerordentlichem Professor der Geschichte der
Medizin an der hiesigen Universität, Herrn Geheimen Rechnungsrat
D a e g e vom Kultusministerium und endlich dem Verwalter der
Kirchhöfe der Jerusalems- und der Neuen Kirche am Hallischen Tore,
Herrn B i e r s c h e n k.

Es ist uns gelungen, über sämtliche verstorbenen Mitglieder Nachrichten zusammenzutragen, die nur in wenigen Fällen erheblichere Lücken
aufweisen. Wir glauben mit Befriedigung auf das Erreichte blicken zu
dürfen.

Sehr viel weniger vollständig ist die beigefügte Bildnissammlung;
aber angesichts der außerordentlich viel größeren Schwierigkeiten und
der recht häufig vorliegenden völligen Unmöglichkeit, von den längst
Verstorbenen noch Bildnisse zu beschaffen (da ja von einer ganz erheb-
lichen Anzahl überhaupt wohl nie welche vorhanden gewesen sind),
dürfen wir die Zusammenbringung von 221 Bildern als ein durchaus
befriedigendes Ergebnis betrachten.

Durch einen glücklichen Zufall ist uns die erste Liste der Gesellschaft
erhalten geblieben. Auf ihr haben alle Gründer derselben ihre Namen
und ihren Stand eigenhändig verzeichnet mit einziger Ausnahme von
W i l l d e n o w, der nachträglich von anderer Hand eingetragen worden
ist. Eine Faksimile-Nachbildung der Liste ist als ein ganz besonderer
Schmuck der Festschrift beigefügt worden.

Und so unterbreiten wir nun unsere Arbeit der Gesellschaft und
erbitten eine freundliche, wohlwollende Beurteilung für sie. Mit großer
Freude sind wir an ihr tätig gewesen, wenn sie auch oft recht mühevoll
gewesen ist. Unsere Nachfolger, die 2010 die Geschichte des zweiten
Jahrhunderts unserer Gesellschaft schreiben dürfen, werden erheblich
leichtere Arbeit haben.

B e r l i n, 21. September 1909.

Die Kommission zur Abfassung der Festschrift.

A s c h e n b o r n.　　A s c h o f f II.　　S a l z w e d e l.

Die furchtbare Katastrophe von 1806 und 1807 hatte Preußen an den Rand des Verderbens gebracht. Nach einer Reihe schwerster Niederlagen mußte König Friedrich Wilhelm III., von seinem getreuen Bundesgenossen Rußland treulos im Stich gelassen, im äußersten Osten der Monarchie in Tilsit unter den demütigendsten Bedingungen Frieden schließen. Preußen verlor die Hälfte seines Staatsgebietes, so daß seine Westgrenze bis an die Elbe zurückwich. Eine ungeheure Kriegskostenentschädigung wurde ihm auferlegt, um so unerschwinglicher, als fast das ganze noch übrig bleibende Land vom Feinde besetzt gehalten und in übermütigster Weise ausgesogen wurde. Und endlich wurde, um Preußen auch für alle Zukunft wehrlos zu machen, festgesetzt, daß es nicht mehr als 42 000 Mann Soldaten bei den Fahnen halten dürfe. Wohl war es begreiflich, daß unter solchen Umständen nicht nur die zahlreichen offenen und heimlichen Feinde und Neider Preußens triumphierend verkündeten, daß der ihnen so verhaßte Hohenzollernstaat nun endgültig vernichtet sei, sondern daß auch die wenigen Freunde, die Preußen besaß, keine Hoffnung zu hegen wagten, daß es sich je aus einer solchen Niederlage wieder erheben könne.

Aber glücklicherweise kam es ganz anders, erwies sich der Triumph jener, die Hoffnungslosigkeit dieser als falsch. Was das völlige Verderben Preußens herbeiführen zu sollen schien, wurde ihm vielmehr zu einem Bade der Wiedergeburt, aus dem es geläutert hervorging, neugestärkt zur Lösung der weltgeschichtlichen Aufgabe, die ihm gestellt war: die deutschen Stämme aus ihrer Zersplitterung und politischen Unmacht herauszuführen zur Einheit und zu der ihnen gebührenden politischen Machtstellung, eine Aufgabe, die ihre endgültige Lösung freilich erst nach noch recht vielen harten und langwierigen Kämpfen sechs Jahrzehnte später auf den Schlachtfeldern Böhmens und Frankreichs fand.

Sobald die erste dumpfe Betäubung nach den vernichtenden Schlägen gewichen war, ging man unverzüglich daran, schonungslos die Ursachen des Zusammenbruches, die für Sehende ja klar genug zu erkennen waren, aufzudecken und so den Weg zu ihrer Beseitigung und zum

Wiederaufbau des Staates zu finden. Und nicht begnügte man sich damit, nur an das öffentliche Leben, die Staatseinrichtungen, heranzutreten und hier die Hebel zur Besserung anzusetzen, auch der Einzelne hielt Einkehr bei sich selbst, um in strenger, ehrlicher Selbstprüfung das Falsche und Ungesunde, das in ihm war, zu erkennen und abzutun. Es ist trotz allem Jammer der äußeren Verhältnisse doch ein erhebendes Schauspiel, das jene Zeit uns bietet, wenn wir sehen, wie unter der Führung einer Reihe hervorragendster Männer die sittliche Wiedergeburt Preußens sich vollzog, wie das ganze Volk nach und nach von einem hohen sittlichen Geiste durchdrungen und erfüllt wurde, der es in wenigen Jahren befähigte, die höchsten Leistungen zu vollbringen, freudig alles, Gut und Leben, für das Vaterland zu opfern und es dadurch vom Joche der Fremdherrschaft zu befreien.

Ein näheres Eingehen auf die Einzelheiten der Geschichte jener Jahre liegt natürlich außerhalb des Rahmens der vorliegenden Schrift; es muß genügen, darauf hinzuweisen, daß auf allen Gebieten des öffentlichen Lebens eine neue Zeit begann. Zahllose Fesseln, die von alters her hemmend und lähmend das öffentliche und private Leben eingeschnürt hatten, wurden beseitigt und neue Bahnen einer segensreichen Entwicklung dadurch erschlossen. Gewaltige Kräfte, die bisher latent im Volke geschlummert hatten, wurden zum Leben geweckt. Wir brauchen nur die Namen S t e i n und H a r d e n b e r g zu nennen, um die ganzen, ungeheuren Umwälzungen und Fortschritte im Staats- und Gemeindeleben, in Handel und Gewerbe, die in wenigen Jahren gemacht wurden, in die Erinnerung zu rufen.

Es war unter den gegebenen Verhältnissen selbstverständlich, daß man das Hauptaugenmerk zuvörderst darauf richtete, Preußen wieder wehrhaft zu machen, ihm nach der Zertrümmerung des alten ein neues Heer zu schaffen, das ihm die Möglichkeit gab, den Kampf gegen den Eroberer wieder aufzunehmen. Aber es ist für den Geist, der damals herrschte, höchst bezeichnend, daß man daneben doch immer noch daran dachte, rein ideelle Zwecke zu fördern und trotz der trostlosen Finanzlage des Staates die dafür erforderlichen Mittel aufzuwenden. In der Zeit des allerschwersten Elendes beschloß man die Gründung einer neuen Universität in Berlin, die eine neue Geistesfestung werden sollte, nachdem die militärischen Festungen im Kriege fast alle so schmählich versagt hatten. Schon im August 1807 nahm man den Plan dazu, der schon früher bestanden hatte, aber in der Kriegszeit natürlich in den Hintergrund getreten war, wieder auf. Der König genehmigte ihn mit den Worten: „Das ist recht, das ist brav! Der Staat muß durch geistige Kräfte ersetzen, was er an physischen verloren hat." Bereits im Winterhalbjahr 1809—10 konnten die Vorlesungen beginnen, wenn auch die förmliche Eröffnung der neuen Universität erst ein Jahr später stattfand.

Es war ein Ereignis von höchster Bedeutung, dessen segensreiche Wirkung nicht nur auf die Stadt Berlin, sondern auch auf das ganze Land alsbald sichtbar wurde. Denn gerade die Berliner Universität wurde durch die Persönlichkeiten vieler der an ihr wirkenden Männer — es seien nur die Namen W i l h e l m v o n H u m b o l d t, S c h l e i e r-m a c h e r und F i c h t e genannt — eine Hauptquelle des neuen Geistes der sittlichen Läuterung und Erhebung, dem das Hauptverdienst an der Befreiung des Vaterlandes zuzuschreiben ist. Auf das geistige Leben des ganzen Volkes gewann die Universität den größten Einfluß, und den Geist, der zu ihrer Gründung geführt hatte, und der sich in ihrer Tätigkeit entfaltete, strömte sie freigebig nach allen Seiten aus.

Aus diesem Geiste heraus geboren, ein echtes Kind dieser Zeit, und in naher Beziehung zu der neuen Universität entstanden ist nun auch die Gesellschaft für Natur- und Heilkunde in Berlin; die schönen Worte Rudolphis über ihre Ziele und Absichten, die wir später hören werden, zeigen es deutlich, und ihr Zusammenhang mit der Universität ergibt sich schon daraus, daß von ihren fünfzehn Gründern und den sogleich dazutretenden sieben weiteren Mitgliedern nicht weniger als neun dem Lehrkörper der Universität angehörten. —

Den äußeren Anlaß zur Gründung der Gesellschaft gab das fünfzig-jährige Dienstjubiläum des Geheimrat W a l t e r sen., des Stifters des Anatomischen Museums in Berlin, am 3. Januar 1810. „An diesem Jubiläum beschlossen die damaligen angesehensten Ärzte und Natur-forscher Berlins, W a l t e r jun., K l a p r o t h, H e c k e r, H e i m, HeinrichM e y e r, H o r n. W i l l d e n o w, v o n W i e b e l, V o e l t z c k e, V o e l k e r, G r a p e n g i e ß e r, H e r m b s t a e d t, G o e r c k e, M e r t z-d o r f, M u r s i n n a, B r e m e r, eine medizinisch-chirurgische Ge-sellschaft in Verbindung mit den diesen Wissenschaften zunächst-stehenden Disziplinen zu gründen, die beiden W a l t e r, Vater und Sohn, als Mitglieder dieser Gesellschaft aufzunehmen, ihr den Namen der W a l t e rschen beizulegen und den Jubilarius W a l t e r zum Präsidenten zu wählen. In folgendem Schreiben lehnte der hochbejahrte W a l t e r diese Ernennung ab: „„Herrn Professor G r a p e n g i e ß e r habe ich meine Bedenklichkeiten mündlich vorgelegt, warum ich von dieser so nützlichen Gesellschaft weder Mitglied und noch weit weniger Präsident werden kann. Meine Gründe sind von der Art, daß die Gesellschaft meine Achtung für sie und meinen Wunsch daraus ersehen wird, daß sie ohne mich viele Jahre blühend bestehen möge.““ W a l t e r jun. lehnte hierauf ebenfalls seine Aufnahme in die Gesellschaft ab. Dadurch ent-stand ohne die beiden Walter eine andere Gestalt der Gesellschaft, welche sich am 6. Februar 1810 unter dem Namen „Gesellschaft für Natur- und Heilkunde" konstituierte und nach geschehener Anzeige vom Polizei-Präsidio (durch den Präsidenten G r u n e r) am 11. Februar 1810 autorisiert worden ist."

Zu den oben genannten Gründern traten unmittelbar darauf als Mitglieder noch E r m a n, K n a p e und H u f e l a n d und nur wenig später W e i t s c h, v. K o e n e n, R u d o l p h i I und T h a e r I.

Die „Gesetze" der jungen Gesellschaft waren folgende (wir geben sie in der jetzt gültigen Fassung, die von der ältesten vorhandenen aus dem Jahre 1851 nur in zwei unwesentlichen Punkten abweicht):

1. Die Gesellschaft hat den Zweck einer wissenschaftlichen, belehrenden und erholenden Unterhaltung und gegenseitigen Belebung, ohne weiteren Anspruch.

2. Die Gesellschaft besteht aus einer unbeschränkten Zahl von Mitgliedern und einem Präsidenten, einem Sekretär und einem Vize-Sekretär als Beamteten auf Lebenszeit. Ihre Mitglieder sind nur ordentliche aktive Mitglieder, die sich in Anwesende und Abwesende durch den Wohnort teilen.

3. Sie versammelt sich am ersten Dienstag jedes Monats abends, jetzt um halb acht Uhr, in einem vom Vorstande beliebig festzustellenden Lokale.

4. Jedes Mitglied hat die Verpflichtung, durch Vorlesung einer wissenschaftlichen Abhandlung oder auf beliebige andere Weise den Stoff zu einer wissenschaftlichen Unterhaltung zu geben.

Die Reihenfolge ist nach der Anciennität der Aufnahme.

5. Wer an Übernahme seiner Verpflichtung verhindert ist, zeigt es früh genug seinem Nachfolger an, oder sorgt, daß ein anderes Mitglied seine Stelle vertritt.

6. Nach aufgehobener Sitzung bleibt die Gesellschaft zu einem Abendessen frei beisammen.

7. Die Gesellschaft hat seit dem 6. März 1810 auf H e i m s Vorschlag sich zum Gesetz gemacht, von Politik nicht zu sprechen.

8. Jedes als in Berlin anwesend betrachtete Mitglied zahlt einen Jahresbeitrag in die Kasse der Gesellschaft, womit das Lokal und der Bote bezahlt, auch die Ausgaben für Druck der Namensverzeichnisse und dergl. bestritten werden. Gewöhnlich soll dieser Beitrag 3 bis 4 Mark nicht übersteigen und wird zum Mai erhoben.

9. Der Sekretär, welcher die Zirkulare besorgt, ist zugleich Rendant der Gesellschaft und legt in der ersten Jahressitzung Rechnung über das verflossene Jahr ab. Durch Aufruf des Präsidenten wird er sofort von 2 Mitgliedern dechargiert.

10. Für die letzte Sitzung jedes Jahres wird im Zirkulare besonders bemerklich gemacht, daß Vorschläge für neue Mitglieder beim Präsidenten eingereicht werden mögen. In dieser Sitzung werden die Namen der Vorgeschlagenen durch den Präsidenten mitgeteilt, die Vorschlagenden werden verschwiegen. In der Regel sollen nur Doctores medicinae zu Mitgliedern vorgeschlagen werden können. Besondere Wissenschaftlichkeit qualifiziert auch andere.

11. In der Januar-Sitzung jedes Jahres, die, wenn der erste Dienstag mit dem ersten Januar zusammenfällt, des Festes halber auf den zweiten Dienstag verlegt wird, werden zuerst die inneren Angelegenheiten der Gesellschaft geordnet. Über vorgeschlagene Mitglieder wird ballotiert. Wünsche über Veränderungen werden besprochen, und das Stiftungsfest im Februar wird festgestellt Der Rendant legt seine Rechnung vor und wird dechargiert. Nur für den dann folgenden Vortrag sind Gäste zulässig. Über ganz neue Vorschläge zur Mitgliedschaft wird nur dann ballotiert, wenn der Präsident und die sämtlichen anwesenden Mitglieder keine Einwendung machen.

12. Das Ballotieren über aufzunehmende neue Mitglieder geschieht durch weiße bejahende und schwarze verneinende Kugeln. Die 6. Stimme schließt aus, so daß bei 6 Anwesenden eine Verneinung ausschließt, bei 7 bis 12 zwei, bei 13 bis 18 drei, bei 19 bis 24 vier usw. ausschließen. Der Name des Vorschlagenden bleibt auch hier ungenannt, und dem auf diese Art Ausgeschlossenen darf seine Nichtaufnahme auf keine Art bekannt gemacht werden. Der Nichtaufgenommene kann während des folgenden Jahres wieder vorgeschlagen werden.

13. Das aufgenommene neue Mitglied wird vom Sekretär schriftlich von der Aufnahme benachrichtigt und in der Festsitzung im Februar von dem Vorschlagenden als Gast zuerst eingeführt.

14. Auswärtige Fremde können von den Mitgliedern eingeführt werden; Einheimische nicht öfter als 3 mal. Jede Einführung eines Fremden wird dem Präsidenten angezeigt.

15. Die Gesellschaft feiert im Februar jedes Jahres ihr Stiftungsfest durch ein gemeinsames Mittagsmahl, wobei Gäste gern gesehen sind.

Den ersten Vorstand der Gesellschaft bildeten K l a p r o t h I als Präsident, H e c k e r I als Sekretär und W e i t s c h als Vize-Sekretär.

So war die neue Gesellschaft konstituiert, und zwar zunächst nur auf ein Jahr. Aus dem einen Jahre ist nun ein Jahrhundert geworden, und wir dürfen hoffen, daß diesem ersten Jahrhundert weitere folgen werden. —

Über die Zwecke der Gesellschaft sprach bei Gelegenheit des zweiten Stiftungsfestes 1812 R u d o l p h i folgende denkwürdige Worte:

„Die Gesellschaft für Natur- und Heilkunde feiert heute ihr zweites Stiftungsfest. In Liebe und Einigkeit sind ihre Mitglieder in jeder Sitzung zusammengekommen, mit einem freundlichen Händedruck jedesmal auseinandergegangen.

Ihr Zweck war nicht bloß, durch wechselseitige Belehrung den Kreis ihres Wissens zu erweitern. Was kann dem praktischen Arzte, was kann dem Lehrer willkommener sein, als nach einem treu durchgearbeiteten Tage am Abend mit gebildeten Männern desselben Faches zusammen zu treten. Hier empfängt er Belohnung für seine Mühe und Aufmunterung zur Arbeit des nächsten Tages.

Der Mensch darf in dem Gelehrten nie untergehen. Er muß rein menschlich mit seinen Mitbrüdern zusammenkommen, um sich näher an sie anzuschließen. Wer das Buch eines Mannes gelesen, wer eine Vorlesung von ihm gehört, eine Operation oder eine Kur von ihm in Erfahrung gebracht hat, der weiß sehr wenig von ihm. Wer nach einem arbeitsvollen Tage denselben Mann am Abend sein Herz der Freude öffnen sieht, ihn unter Freunden im traulichen Kreise ohne Amtsmiene wiedersieht, der nur mag ihn menschlich beurteilen. Dessen haben wir alle not.

Jenen doppelten Zweck haben wir vor Augen gehabt. Wir haben unser Wissen bereichert, wir haben uns vor Einseitigkeit, Pedanterei und Kälte zu bewahren gesucht. Jeder ist dem anderen mit Liebe entgegengetreten. Unsere gelehrten Ansichten und Meinungen müssen häufig verschieden sein, oder wir wären nicht wert, einen solchen Verein zu bilden; aber diese Verschiedenheit muß, statt zu trennen, näher anziehend wirken.

Wir gehen neuen Arbeiten entgegen. Mögen sie für die Wissenschaft ersprießlich sein! Mögen die Mitglieder der Gesellschaft noch viele Jahre in Freude und Friede zusammenbleiben!“

Diese schönen Worte R u d o l p h i s hat die Gesellschaft für Natur- und Heilkunde auf ihr Banner geschrieben, sie sind die Richtschnur ihres Lebens während hundert Jahren gewesen. Bei jedem Stiftungsfeste werden sie vom Präsidenten vorgelesen und von den Anwesenden in feierlich-andächtiger Stimmung gehört.

Zum fünfzigjährigen Stiftungsfeste 1860 fügte der damalige Sekretär W o l f f die Worte hinzu:

„Wir dürfen am fünfzigsten Stiftungsfeste die Versicherung abgeben, in unseren Vereinigungen diese Zwecke stets vor Augen gehabt zu haben, und wollen die Hoffnung aussprechen, daß sie auch fernerhin den Mitgliedern der Gesellschaft für Natur- und Heilkunde in lebendiger Erinnerung bleiben mögen."

Und 34 Jahre später (1894) schrieb Max Bartels III:

„Diese Hoffnung hat sich erfüllt. Auch heut, nach wiederum 34 Jahren, ist es noch die gleiche Gesinnung, welche die Mitglieder beseelt. Möge sie immerdar erhalten bleiben zum Segen und Gedeihen der Gesellschaft für Natur- und Heilkunde."

Auch wir, denen es vergönnt ist, das herrliche Fest des hundertjährigen Bestehens unserer lieben Gesellschaft mitzufeiern, dürfen es mit Stolz und Freude aussprechen, daß auch jetzt nach hundert Jahren noch der Geist der Gründer der Gesellschaft unverändert in ihr lebt, daß wir das uns von unsern Vorgängern überkommene Erbe treu gewahrt und gepflegt haben. Die Liebe und Treue, die Einigkeit der Mitglieder, von denen Rudolphi 1812 sprach, sie sind auch heute noch in der Gesellschaft lebendig und verbinden uns wie treue Familienglieder miteinander. Es sind die hellstrahlenden Sterne, die über der Gesellschaft Glück und Segen verheißend leuchten und, so hoffen wir, noch viele Jahrzehnte darüber leuchten werden.

Quod felix faustumque sit!

Die Geschichte unserer Gesellschaft ist nach der Eigenart derselben recht einförmig gewesen. Stets hat sie in stiller, vornehmer Zurückgezogenheit gelebt, nie ist sie nach außen auffällig hervorgetreten, und leicht mag es unter der Berliner Ärzteschaft gar manchen geben, der nie von ihrem Dasein Kunde erhalten hat. Von irgendwelchen besonderen Vorkommnissen ist sie nie betroffen worden. In friedlicher Ruhe hat sie die beiden Seiten ihrer Tätigkeit ausgebaut, die gegenseitige wissenschaftliche Anregung und die Pflege der schönsten Kollegialität. Sie ist ein stiller, Schutz bietender Hafen für ihre Mitglieder gewesen, in den sie sich gern geflüchtet haben vor all den Unannehmlichkeiten, an denen das Leben des Arztes so reich ist, und besonders vor den oft heißen und unerfreulichen Kämpfen, die im öffentlichen Leben gerade dem ärztlichen Stande seit lange schon beschieden sind. Alles Ärgerliche und Verdrießliche lassen wir draußen, wenn wir uns in unserer Gesellschaft vereinigen, um nur „im traulichen Kreise der Freunde unser Herz der Freude zu öffnen".

Schon die Liste der Gründer und der ersten Mitglieder der Gesellschaft zeigt uns eine Zusammensetzung, die für alle Folgezeiten vorbildlich geblieben ist. Wir finden darauf nebeneinander Männer der Wissenschaft, Universitätslehrer, und praktisch tätige Männer: Medizinalbeamte, Militärärzte und praktische Ärzte, alle Zweige der medizinischen Wissenschaft sind auf ihr vertreten. Und so ist es alle die hundert Jahre in der Gesellschaft gewesen und wird es hoffentlich immer bleiben. Denn gerade das harmonische Zusammenwirken der Vertreter der verschiedenen Seiten der Medizin, ihre gemeinsame Arbeit in unserer Gesellschaft gibt dem Leben in derselben seine Eigenart und macht es für die Mitglieder so anregend und fördernd. —

Die Entwicklung der Gesellschaft, wie sie sich in der Mitgliederzahl ausdrückt, ist nur eine langsame gewesen. Das ist begreiflich: denn erstens ist die Gesellschaft bei der Auswahl ihrer Mitglieder stets sehr vorsichtig und zurückhaltend gewesen, sodann aber war immer der Verlust durch den Tod ein recht erheblicher, da ja die Mitglieder größtenteils schon Männer in vorgerückterem Alter waren. Folgende Zahlen geben die Stärke der Gesellschaft in möglichst gleichen Zwischenräumen, soweit es die geringe Zahl aus früherer Zeit noch vorhandener Listen zuläßt.

1832 45 ansässige (3 auswärtige) Mitglieder, 1843 50 (6), 1850 53 (8), 1860 41 (6), 1873 38 (8), 1881 51 (11), 1890 61 (12), 1900 66 (14), 1909 79 (6).

Während von 1832 bis 1850 die Mitgliederzahl sich wenig veränderte, trat dann über zwei Jahrzehnte lang ein starker Rückgang ein, der aber seit Anfang der achtziger Jahre des vorigen Jahrhunderts einer langsamen, regelmäßigen Zunahme Platz gemacht hat. Insgesamt haben der Gesellschaft in dem ersten Jahrhundert ihres Bestehens 272 Mitglieder angehört, von denen zur Zeit noch 85 aktive Mitglieder sind, 79 anwesende, 6 auswärtige.

Wenn wir die gegenwärtigen 79 (6) Mitglieder auf die oben genannten vier Gruppen verteilen (soviel es bei der Unbestimmtheit der Grenzen derselben tunlich ist), so gehören zu den vorwiegend wissenschaftlich Tätigen 19 (3), zu den beamteten Ärzten 8, zu den Militärärzten 16 (2) und zu den ärztlichen Praktikern 36 (1).

Nicht unerwähnt dürfen wir lassen, daß eine stattliche Zahl von Mitgliedern der Gesellschaft ruhmreich an den Kriegen, die Preußen seit 1810 führen mußte, teilgenommen hat, sowohl an den Befreiungskriegen 1813 bis 1815 wie an den Einigungskriegen 1864, 1866 und 1870-71. Die meisten natürlich als Ärzte, recht viele aber auch mit der Waffe, und auch von den jungen Medizinstudierenden, die 1870-71 den Krieg als Kriegsfreiwillige mitgemacht haben, gehört von den in Berlin ansässigen der größere Teil unserer Gesellschaft an.

Vorstandsmitglieder waren 1810 bis 1910 die Folgenden:

1. Präsidenten: K l a p r o t h I 1810—1817, H e i m I 1817 bis 1834, L i n k 1834—1851, E h r e n b e r g 1851—1875, W o l f f

1875—1878, R e i c h e r t 1879—1883, H a r t m a n n I 1884—1893, seit 1893 W a l d e y e r.

2. Sekretäre: H e c k e r I 1810—1811, R u d o l p h i I 1811 bis 1831, E h r e n b e r g 1831—1851, W o l f f 1851—1875, R e i c h e r t 1875—1879, H a r t m a n n I 1879—1884, B a r t e l s III 1884 bis 1904, R o s e II 1904—1907, seit 1907 A s c h e n b o r n.

3. Vize-Sekretäre: W e i t s c h 1810—1830, B o e h r I 1831 bis 1847, W o l f f 1847—1851, S c h m i d t I 1851—1858, K r a u s e I 1858—1867, E b e r t 1867—1872, R e i c h e r t 1873—1875, B o e h r II 1875—1879, v o n C h a m i s s o 1879—1886, G u r l t II 1886—1899, R o s e II 1899—1904, A s c h e n b o r n 1904—1907, seit 1907 A s c h o f f II.

Die äußeren Einrichtungen der Gesellschaft sind heute noch fast dieselben wie vor hundert Jahren. Noch heute erfolgen die Einladungen zu den Sitzungen durch einen Boten, der auch den Jahresbeitrag, dessen Höhe fünf Mark nur vereinzelt überschritten hat, einzieht. Noch immer finden die Sitzungen an den ersten Dienstagen der Monate statt und bestehen aus einem wissenschaftlichen Teile, in dem der Reihe nach jeder einen Vortrag halten muß, und einem darauf folgenden geselligen, bei dem die Mitglieder bei fröhlichem Mahle und angeregter Unterhaltung noch mehrere Stunden vereint bleiben. Form und Bedingungen der Aufnahme neuer Mitglieder sind noch genau so, wie sie vor hundert Jahren festgesetzt worden sind. Nur ein geringer Wandel ist — zum Teil als Zugeständnis an die veränderten Zeitverhältnisse — in einigen Punkten eingetreten.

1843 wurde der Beschluß den Gesetzen hinzugefügt, daß in den Zirkularen alle Titulaturen außer der Bezeichnung „Dr." wegbleiben sollten.

In den ersten Jahren unterschied sich das Stiftungsfest nur wenig von den gewöhnlichen Monatssitzungen. „Die Feier, welche um 6 Uhr abends begann, wurde durch einen wissenschaftlichen Vortrag eingeleitet und mit einem gemeinsamen Abendessen beschlossen. Erst vom Jahre 1815 (am 15. Januar) an wurde die Stiftungsfeier als reines Erholungsfest durch ein Mittagessen begangen und für die Folge auf den zweiten Sonntag im Monat Februar anberaumt." Jetzt findet sie seit 1891 am ersten Sonntage des Februar um 3 Uhr statt.

Hier darf einer Besonderheit unserer Stiftungsfeste gedacht werden, die seit einer Reihe von Jahrzehnten schon besteht und sich allgemeines Beifalles erfreut. Die Festtafel schmücken immer mehrere, jetzt drei, Baumkuchen von beträchtlichen Abmessungen. Gegen Ende des Mahles, nachdem die offiziellen Reden gehalten worden sind, werden diese Kuchen kunstgerecht zerlegt, verteilt und — nicht gegessen. Denn jedesmal wird es den Festteilnehmern in einer — meist poetischen — Ansprache, die in ein Hoch auf die Frauen ausklingt, von neuem eingeschärft, daß dieser Kuchen zum Mitbringen bestimmt sei für die einsam zu Hause wartenden Angehörigen: Frauen, Kinder, Enkel, Schwestern, manchmal sogar Bräute. Mit durch diese Einrichtung haben wir es erreicht, daß bei allen den Genannten sich die Gesellschaft für Natur- und Heilkunde allgemeinster Beliebtheit erfreut, und daß sie bereit sind, uns zu verzeihen, daß wir unsere Feste ohne die Beteiligung der Damen feiern.

Die Monatssitzungen fanden in den ersten fünfzig Jahren, abgesehen vom Februar, in dem das Stiftungsfest gefeiert wurde, allmonatlich statt, am ersten Dienstage um 8 Uhr abends. Im Jahre 1859 wurde beschlossen, „die Versammlungen in den Monaten August und September ausfallen zu lassen und demgemäß die Bestimmungen des Statutes abzuändern". (In den späteren Neudrucken der Gesetze ist die ursprüngliche Fassung des § 3 unverändert geblieben.) „Als Grund für diesen Beschluß wurde die Abwesenheit eines großen Teiles der Mitglieder in dieser Zeit des Jahres und die hierdurch bedingte geringe Teilnahme an den Versammlungen angeführt." Seit 1884 entfällt auch aus den gleichen Gründen die Juli-Sitzung, so daß jetzt außer dem Stiftungsfeste im Februar acht Versammlungen stattfinden, im Januar, März, April, Mai, Juni, Oktober, November, Dezember. Der Beginn derselben ist seit über dreißig Jahren auf einhalb acht Uhr festgesetzt.

„Für die Monats-Versammlungen war die Einrichtung beliebt worden, daß nach Beendigung des Vortrages die Mitglieder der Gesellschaft beliebig à la carte speisten. Im Jahre 1856 wurde, veranlaßt durch die Wahl eines neuen Versammlungsortes, die Bestimmung getroffen, daß zu einem festgesetzten Preise table d'hôte gespeist werden solle." Dieser Preis betrug fünfzehn Silbergroschen; 1872 wurde er auf zwanzig Silbergroschen erhöht, und diese Höhe, zwei Mark, hat er siebenunddreißig Jahre bis Anfang 1909 innegehalten. Seitdem ist er gelegentlich der Übersiedelung in das Hotel Bellevue auf drei Mark erhöht worden.

„Die Versammlungsorte der Gesellschaft sind, da sie kein eigenes Lokal besitzt, begreiflich im Laufe der Jahre manchen Veränderungen unterworfen gewesen. Bis zum Jahre 1822 fanden die monatlichen Vereinigungen in der Stadt Paris (Brüderstraße) statt; dann wurden sie in die Börsenhalle (Köllnischer Fischmarkt Nr. 4, später Brüderstraße Nr. 2) verlegt, vom Jahre 1832 in den Café national, Unter den Linden bei Hermes, später Mielentz, 1845 in den Café Royal, Unter den Linden bei Schott und dessen Nachfolger Eggert. Der häufige Wechsel des Versammlungsortes und die Unbehaglichkeit des Speisens à la carte machten es wünschenswert, ein auf die Dauer gesichertes Vereinslokal zu gewinnen und damit die Annehmlichkeit eines entsprechenden Abendtisches zu verbinden. Zu dem Ende wurde im Dezember 1856 mit Herrn Schott, dem Inhaber des Englischen Hauses, die Verabredung getroffen, der Gesellschaft allmonatlich ein angemessenes Lokal zur Verfügung zu stellen und die Bewirtung der Mitglieder in der Weise zu übernehmen, daß für den Preis von fünfzehn Silbergroschen zwei Schüsseln und Butter und Käse gegeben werden sollten. Herr Schott stellte seinerseits die Bedingung, daß ihm für den Abend zwölf Kuverte sichergestellt und die Bezahlung der etwa nicht besetzten aus der Gesellschaftskasse gewährleistet werden sollten. Diese Bedingung wurde von der Gesellschaft angenommen."

Ob die Gesellschaft von 1856 bis 1875 dauernd im Englischen Hause oder ob sie zuletzt im Norddeutschen Hofe getagt hat, läßt sich leider nicht mehr feststellen.

Anfang 1876 ist sie in die Weinstuben von Theophron Kühn, Werderscher Markt 4, übergesiedelt, wo sie dreiunddreißig Jahre lang ihre Zusammenkünfte abgehalten hat. Die Bedingungen waren auch hier den oben angeführten ähnlich. Dem Inhaber des Lokales waren zwölf Gedecke gewährleistet, und er lieferte für den Preis von zwei Mark drei Gänge und Butter und Käse. Speisen und Getränke haben immer die vollste Zufriedenheit der Mitglieder der Gesellschaft gehabt, und wir alle haben uns in den gemütlichen Räumen stets sehr behaglich und wohl gefühlt und den Wunsch gehegt, noch recht lange uns dort versammeln zu können. Leider aber sind die Verhältnisse mächtiger als unsere Wünsche: das Theophron Kühn'sche Lokal ging am 1. April 1909 ein, und so mußten wir die Räume, in denen wir ein Menschenalter hindurch zusammengekommen waren, verlassen. Die Gesellschaft hat nun seit dem 1. April 1909 ein ähnliches Abkommen, wie es bisher mit Theophron Kühn bestand, mit dem Besitzer des Grand Hotel Bellevue, Königgrätzer Straße 12, Herrn Emil Metzger, getroffen, nur daß wir jetzt für das Gedeck von vier Gängen und Butter und Käse drei Mark entrichten müssen.

Die Räume des Hotel Bellevue waren der Gesellschaft übrigens schon wohlbekannt. Schon seit neun Jahren konnten die Stiftungsfeste nicht mehr bei Theophron Kühn stattfinden; der dort zur Verfügung stehende Raum reichte wohl für die Monatsversammlungen aus, vermochte aber die große Zahl der Teilnehmer der Stiftungsfeste nicht zu fassen. Diese wurden deshalb seit 1904, nachdem sie zweimal im Hotel de Rome stattgefunden hatten, im Hotel Bellevue gefeiert, wo ausreichende Räumlichkeiten vorhanden sind und die Leistungen von Küche und Keller auch den verwöhntesten Gaumen befriedigen, und man sagt ja (ob mit Recht?) den Ärzten nach, daß sie Feinschmecker seien. —

Am 5. Januar 1901 beschloß die Gesellschaft auf Antrag von Heinrich Laehr I, ein Album anzulegen, in dem die Bilder der jetzigen und früheren Mitglieder aufbewahrt werden sollen. Mit großem Eifer ging man an die Ausführung dieses Beschlusses, und heute enthält das Album 216 Bilder. Die dieser Festschrift beigefügten 221 Bildnisse sind nach ihnen und 5 andern uns freundlichst leihweise überlassenen Bildern hergestellt.

Über die wissenschaftliche Seite des Lebens unserer Gesellschaft sind aus den ersten vierundsiebzig Jahren ihres Bestehens keine genaueren Nachrichten vorhanden, da ja keine offiziellen Protokolle geführt werden. Wir wissen nur, daß Vorträge regelmäßig gehalten worden sind, aber nicht worüber. Erst unser unvergeßlicher Max Bartels III hat seit Anfang des Jahres 1884, wo er Sekretär wurde, fortlaufende Aufzeichnungen in Tagebuchform über alle Vorkommnisse in der Gesellschaft gemacht, die nach seinem Tode von dem derzeitigen Sekretär fortgesetzt werden. Jn ihnen sind nun die Themata aller Vorträge vermerkt, die in diesen sechsundzwanzig Jahren gehalten worden sind, und es dürfte von nicht geringem Interesse sein, aus dem Verzeichnisse derselben zu ersehen, welche reiche Fülle von Anregungen und Belehrungen aus den verschiedensten Gebieten der Medizin und der Naturwissenschaften die Mitglieder unserer Gesellschaft einander gebracht haben. Wir lassen das Verzeichnis deshalb hier folgen.

1884

8. Jan. SOLGER: Leistungen der Photographie zur Darstellung des Wärme-, Licht- und chemischen Spektrums.
4. März. ZOBER: Die Behandlung Herzkranker mit Bade- und Trinkkuren.
1. April. WALDEYER: Die topographische Anatomie der Beckenorgane.
6. Mai. v. BERGMANN: Über die Lehre vom Hirndruck.
3. Juni. VOLBORTH: Die Anwendung des Papayotins bei Diphtherie.
7. Okt. ROSE II: Die Grenzen der konservativen Behandlung (Phosphornekrose, Nierenchirurgie).
4. Nov. HARTMANN I: Über den Mahdi, den falschen Propheten, und über Völkertypen im Sudan.
2. Dez. RUGE I: Über die Ätiologie der Geschwülste.

1885

6. Jan. HARTMANN I: Über den Bau der elektrischen Fische.
3. März. RABL-RÜCKHARD: Über die Papua von Neu-Britannien und Neu-Irland.
7. April. BURCHARDT: Über Untersuchung des Augenhintergrundes mit gleichzeitiger Untersuchung der Sehschärfe.
5. Mai. DU BOIS-REYMOND: Über den in den Kapillaren und Lymphgefäßen des Körpers herrschenden Druck.

2. Juni. v. CHAMISSO: Vorlegung von Menschenknochen, deren Alter und Geschlecht aus forensischen Rücksichten bestimmt werden sollten.
6. Okt. HAHN II: Über Magenresektion.
3. Nov. KÜSTER: Die operative Behandlung der Karzinome der Wangenschleimhaut und der seitlichen Pharynxwand.
1. Dez. HARTMANN I: Über Kamerun in naturwissenschaftlicher und anthropologischer Beziehung.

1886

5. Jan. BROESIKE: Über kongenitale Peritonealtaschen als Quellen innerer Einklemmung von Eingeweiden.
2. März. LEHNERDT: Über den Abdominaltyphus im hiesigen Elisabethkrankenhause.
6. April. VOGEL: Über Sydenham.
4. Mai. HOFMEIER III: Über den Kaiserschnitt.
1. Juni. GUSSEROW: Über Hämatocele retrouterina.
5. Okt. HARTMANN I: Über Polynesien.
2. Nov. SCHROEDER: Über den Mechanismus der Geburt nach dem neusten Stande der Forschung.
7. Dez. RUGE I: Über intrauterine Syphilis.

1887

4. Jan. VIRCHOW: Über die Rolle, die die Wirbelsäule bei der Haltung des Rückens spielt.
1. März. WALDEYER: Über die Tonsillen der Zunge und der Rachen- und Nasenhöhle.
5. April. IDELER II: Über epileptische Verbrecher.
3. Mai. BEUSTER: Über Psychosen im Kindesalter.
7. Juni. JENSEN: Über Hirngewichte Geisteskranker und Demonstration der Meynertschen Methode der Gehirnzerlegung.
HOFMEIER II: Demonstration mehrerer pathologischer Präparate.
4. Okt. GOLTDAMMER: Über die Therapie des Ileus.
1. Nov. OHRTMANN II: Über die Geschichte des Aderlasses.
6. Dez. VOLBORTH: Über Situs viscerum inversus mit Vorstellung eines Falles.

1888

3. Jan. v. BERGMANN: Über die Genese und operative Behandlung der Encephalocele.
6. März. v. STUCKRAD: Über die Wasserversorgung der Garnisonen des 3. Armeekorps.
17. April. LOEHLEIN: Über Ovariotomie und Hysterotomie.
1. Mai. WALDEYER: Über das Karzinom und seine Entstehung.
5. Juni. WUTZER: Über die Stellung des Arztes im Altertume.
2. Okt. ASCHENBORN: Über Paracelsus von Hohenheim.
6. Nov. JENSEN: Über Psychosen.
HOFMEIER II: Demonstration seltener Präparate.
4. Dez. PISTOR: Über Rekonvaleszentenhäuser.

1889

8. Jan. JENSEN: Über Psychosen (Schluß).
5. März. JENSEN: Über Doppelwahrnehmungen.

2. April. KROCKER: Über Heizung.
7. Mai. KROCKER: Über Heizung (Schluß).
4. Juni. LUCAE: Diagnostisches Verfahren zur Ermittelung des Sitzes von Hörstörungen.
1. Okt. BOKELMANN: Geschichte der Antisepsis in der Geburtshilfe.
  JENSEN: Demonstration von Zeichnungen von Schädeln und Gehirnen.
5. Nov. VIRCHOW: Über den Dottersack der Wirbeltiere.
3. Dez. HARTMANN I: Ost-Afrika in physischer und ethnographischer Beziehung.

1890

7. Jan. HIRSCHFELD: Über Tetanie.
4. März. PELKMANN II: Über Keloide.
1. April. FÜRBRINGER: Über Azoospermie.
6. Mai. HORSTMANN: Über Farbenblindheit.
3. Juni. HOFMEIER II: Über Fälle von Intermittens und über Kampheröl-Injektionen.
  HOFMEIER II, RUGE II, BOKELMANN, RINNE: Kasuistische Mitteilungen und Demonstration von Präparaten.
7. Okt. RUGE II: Über die Laparotomie.
4. Nov. WERNER I: Über Trigonocephalie.
2. Dez. BENARY: Über Kali-chloricum-Vergiftung.

1891

6. Jan. HARTMANN I: Über die Araber und ihre Stellung in Afrika.
3. März. HORSTMANN: Über die Geschichte und das Wesen der Myopie.
7. April. HERTWIG: Über die Entwicklung der männlichen und weiblichen Keimzellen in ihren feineren Vorgängen.
5. Mai. VOLBORTH: Über eitrige Strumitis.
  HOFMEIER II: Demonstration eines Lithopädions.
2. Juni. LAEHR II: Über den Schlaf.
6. Okt. SCHÜLEIN: Über die Verletzungen der äußeren Genitalien des Weibes, die nicht durch die Geburt oder operative Eingriffe verursacht sind.
3. Nov. KROCKER: Über die verschiedenen Faktoren, die die kriegschirurgische Statistik beeinflussen.
1. Dez. HARTMANN I: Über Übergänge von der fossilen zur neobiotischen Fauna.

1892

5. Jan. LAEHR I. Über die Unterbringung Epileptischer.
1. März. BARTELS III: Über die Ethnologie als Hilfswissenschaft für die Urgeschichte der Medizin.
5. April. AMENDE: Die ärztliche Ausbildung im heutigen Italien.
3. Mai. STRICKER: Über die Landrésche Paralyse.
7. Juni. ROSE II: Über latente Darmeinklemmung und Hernia obturatoria mit Vorstellung eines Falles und Demonstration anderer Präparate.
4. Okt. GURLT II: Über Krankentransport im Felde.
  KROCKER: Über ein neues photographisches Verfahren zur Darstellung polychromer Gegenstände in den natürlichen Farben.
1. Nov. v. BARDELEBEN: Über die probatorische Laparotomie.
7. Dez. MEHLHAUSEN: Über die Wasserversorgung Berlins.

1893

3. Jan. HARTMANN I: Über Gletschererscheinungen.
7. März. LAEHR II: Über die Angst.
4. April. SOLGER: Über Benzoesäure.
2. Mai. HAHN II: Über Nervenchirurgie.
6. Juni. BURCHARDT: Über ekzematöse Konjunktivitis und Keratitis.
3. Okt. BOKELMANN: Über Sterilität.
11. Nov. RABL-RÜCKHARD: Über die vergleichende Anatomie des Gehirns und das Zirbelauge.
5. Dez. LEHNERDT: Über die letzte Krankheit des Prinzen Wilhelm, des Bruders Friedrichs des Großen.

1894

2. Jan. JOLLY: Über das andere Bewußtsein.
6. März. BROESIKE: Über das Bauchfell.
3. April. KROCKER: Über Ofenheizung und Müllverbrennung.
1. Mai OHRTMANN II: Über C. Plinius Secundus.
5. Juni. GUSSEROW: Über die Colica scortorum.
2. Okt. BARTELS III: Über Körperplastik.
6. Nov. RUGE II: Über eine Werkstätte der Steinzeit im nördlichen Jasmund.
4. Dez. VOLBORTH: Über die Störungen der Sprache.

1895

8. Jan. MARTIN: Über die mediane Eröffnung des Uterus von der Scheide aus behufs diagnostischer und operativer Zwecke.
WALDEYER: Über die anatomischen Beziehungen zwischen Blase und Uterus.
5. März. SCHAPER: Zur Geschichte der Hospitäler.
2. April. WUTZER: Die Stellung des ärztlichen Standes im Mittelalter.
7. Mai. ASCHENBORN: Über Leonhard Thurneisser.
11. Juni. v. BERGMANN: Über die operative Behandlung der Mikrocephalie.
1. Okt. PISTOR: Über die Reform des Apothekenwesens in Preußen.
5. Nov. LUCAE: Über Sklerose des Trommelfells.
3. Dez. PELKMANN II: Über Krippen.

1896

7. Jan. KROCKER: Über Petroleumheizung und speziell den Hirschhornschen Petroleumofen.
3. März. VIRCHOW: Vorlegung und Erläuterung photographischer Aufnahmen von Fischembryonen.
7. April. SCHWEIGGER: Über die Methoden der Staroperation im 19. Jahrhundert.
5. Mai. MOELI: Über Aphasie.
2. Juni: BURCHARDT: Über die Hutchinsonschen Zähne.
6. Okt. HIRSCHFELD: Über Arzneiexantheme.
3. Nov. FÜRBRINGER: Über Entfettungskuren.
1. Dez. RUGE II: Über Myomotomie.

1897

5. Jan. WERNER I: Über einen Fall von Dipsomanie.
2. März. v. WEGNER: Über die Bubonenpest.
6. April. BEUSTER: Über Hypnose und Suggestion.

4. Mai.   BENARY: Über Karbolintoxikation im Puerperium und Demonstration eines Herzens mit Verwachsung und Verkalkung
des Herzbeutels.
1. Juni.   HORSTMANN: Über Netzhautablösung.
1. Okt.   HERTWIG: Über die Regeneration der Augenlinse beim Salamander.
2. Nov.   LAEHR II: Über den Geisteszustand Hamlets.
7. Dez.   SCHAPER: Über den geplanten Neubau der Charité in Berlin.

1898

4. Jan.   AMENDE: Über traumatische Lungenphthise.
1. März.   BOKELMANN: Über die Dysmenorrhöe.
5. April. SCHÜLEIN: Über die Kastration des Weibes.
3. Mai.   RINNE: Über Knochensyphilis, über die Bottinische Operation, über
Exstirpation der Gallenblase wegen großer Gallensteine,
über die chirurgischen Eingriffe an der Niere.
7. Juni.   KOERTE: Über Leberechinokokken und ihre operative Behandlung.
4. Okt.   HARTMANN II: Projektionsbilder über die Anatomie und Pathologie
des Ohres, der Nasenhöhle und der Stirnhöhlen.
1. Nov.   SCHWEIGGER: Über optische Täuschungen.
6. Dez.   ASCHOFF I: Über die Kinderheilkunde des Soranus.

1899

3. Jan.   JOLLY: Über künstlichen Abort zur Heilung akuter Psychosen.
7. März.   VAHL: Über den Kurort Meran.
4. April. KOEHLER: Über die Verlustgröße im Kriege.
2. Mai.   ROTTER: Über Perityphlitis.
6. Juni.   SCHAPER: Über den Umbau der Charité.
3. Okt.   KROENIG: Über Lumbalpunktion.
7. Nov.   KROENIG: Über Lumbalpunktion (Schluß).
5. Dez.   KRAUSE: Über die neue anatomische Nomenklatur.

1900

2. Jan.   v. STEINAU-STEINRÜCK III: Über den Einfluß der Krankenhaus-
hygiene auf die ansteckenden Krank-
heiten.
6. März.   MOELI: Über krankhafte Geistesstörungen, die Träumen gleichen.
3. April. WULFFERT: Über die Frage der Akklimatisationsmöglichkeit der
europäischen Rassen in den Tropen.
1. Mai.   SCHOETZ: Über angeborenen Choanenverschluß.
5. Juni.   RIEDEL: Über die Vorgeschichte der ärztlichen Standesordnungen.
2. Okt.   SCHMIDTMANN: Über den Schularzt.
6. Nov.   HEUBNER: Über die gesundheitlichen Schädigungen der heran-
wachsenden Jugend durch die Schule.
4. Dez.   FLAISCHLEN: Über die Retroflexio uteri und ihre Behandlung.

1901

8. Jan.   ASCHOFF II: Über die Verbreitung des Karzinoms in Berlin.
5. März.   v. RENVERS: Über die Nebennieren und ihre Beziehungen zu innern
Krankheiten.
2. April. SCHMIEDEN: Über die Grundzüge der ärztlichen Versicherungs-
praxis, die Widerstandskraft des Organismus und
die Vorhersage der Lebensdauer beim gesunden
Menschen.

7. Mai.   LAEHR III: Über Neurasthenie und Hysterie.
4. Juni. SALZWEDEL: Über Spiritusverbände.
1. Okt.   RIEBEL: Über die Erkrankungen des Nervensystems bei Influenza.
5. Nov.   PUPPE: Über kriminelle Leichenzerstückelung.
3. Dez.   KIRCHNER: Über Leproserien einst und jetzt.

1902

7. Jan.   v. SCHJERNING: Über die Anwendung von Röntgenstrahlen in der Kriegschirurgie und über Aufnahme eines Chinesinnenfußes.
4. März. STADELMANN: Über Späterkrankungen des Gehirns nach Schädeltraumen.
1. April. DOENITZ: Über die neueste Art der Seuchenbekämpfung.
6. Mai.   ZINN: Über gutartige und bösartige Tumoren des Magens und Darmkanals (mit Demonstrationen).
3. Juni. v. MICHEL: Die Bakterienflora des Bindehautsackes und die Möglichkeit seiner Desinfektion.
7. Okt.   KORTUM: Über idiopathische Dämmerzustände und retrograde Amnesie.
11. Nov. SELLERBECK: Über die Japaner.
2. Dez.   ROSE II: Über die sogenannte Arthritis deformans.

1903

6. Jan.   WALDEYER: Über die Befruchtung der Pflanzen.
3. März. BARTELS III: Ältere Anschauungen über die Ursachen der Monstrositäten.
7. April. KELLER: Über Tubenschwangerschaft.
5. Mai.   SOLGER: Über astronomische Ortsbestimmung.
2. Juni. ASCHENBORN: Leben und Lehren des Agrippa von Nettesheim.
6. Okt.   LEHNERDT: Über die Pocken.
3. Nov.   LAEHR II: Reiseerinnerungen aus Spanien.
1. Dez.   GUSSEROW: Über das Verhältnis von Herzleiden zu Schwangerschaft und Geburt.

1904

5. Jan.   RUGE I: Über das untere Uterus-Segment und Veränderungen der Uterindrüsen in der Gravidität.
1. März. VIRCHOW: Über die Augenlider.
5. April. VOLBORTH: Über die Wurmkrankheit (mit Vorlegung mikroskopischer Präparate).
3. Mai.   WUTZER: Über den Kreislauf der Anschauungen in der Medizin.
7. Juni. HOFMEIER II: Über Gummiknoten des Herzens; vergleichende Statistik der Uteruskarzinome 1879 und 1904; Abnahme der Diphtherie-Erkrankungen in den letzten 25 Jahren; über Radiumstrahlen (mit Demonstrationen).
4. Okt.   PISTOR: Über die Verbreitung des Typhus in Preußen.
1. Nov.   LUCAE: Über Hörrohre und die Prinzipien ihrer Konstruktion (mit Vorlegung zahlreicher Probestücke).
6. Dez.   ZINN: Über Tuberkulose im Säuglingsalter (mit besonderer Berücksichtigung der Koch-Behringschen Kontroversen).

1905

3. Jan. VIRCHOW: Über überzählige Karpalknochen.

14. März. BOKELMANN: Über die künstliche Frühgeburt bei inneren Krankheiten.

4. April. KROCKER: Über das Kriegssanitätswesen im russisch-japanischen Kriege.

2. Mai. FÜRBRINGER: Über das Radfahren, besonders in therapeutischer Beziehung.

13. Juni. RUGE II: Über die Indikationen zur künstlichen Frühgeburt, die sich aus inneren Erkrankungen (Tuberkulose, unstillbarem Erbrechen) ergeben.

3. Okt. BENARY: Über die Entstehung der Harnsäure im Organismus und ihr Verhältnis zur Gicht.

7. Nov. HORSTMANN: Über operative Behandlung der hochgradigen Myopie.

5. Dez. STRICKER: Über die Blinddarmentzündung in der Armee 1888—1900.

1906

2. Jan. HERTWIG: Experimentalstudien zur Entwicklungsgeschichte (mit Demonstration mikroskopischer Präparate).

6. März. LAEHR II: Über den psychophysischen Parallelismus.

3. April. SCHÜLEIN: Über Garrulitas vulvae.

1. Mai. ASCHOFF II: Über Appendizitis, insbesondere die Pathogenese und Heilung derselben (mit Vorlegung zahlreicher Zeichnungen).

12. Juni. KOERTE: Über Lokal- und Lumbalanästhesie.

2. Okt. RINNE: Über Hyperämie als Heilmittel.

6. Nov. HARTMANN II: Über die Schularztfrage.

4. Dez. ZINN: Über Krankenernährung.

1907

5. Jan. SALZWEDEL: Über den Wert und die Bedeutung der Krankenpflege.

5. März. ROTTER: Über Prolapsus recti, seine Entstehung und Behandlung.

2. April. KRAUSE: Über prähistorische pathologische Knochen (mit Vorlegung zahlreicher Gipsabgüsse und Abbildungen).

7. Mai. KROENIG: Über Lumbalanästhesie (mit Vorlegung von Instrumenten und Bildern)

4. Juni. MOELI: Über Assoziationen (zur Psychologie des Tatbestandes).

1. Okt. GROSSHEIM II: Über Kranken- und Verwundeten-Transport im Frieden und im Kriege.

5. Nov. SCHOETZ: Über das Sklerom der Nase, des Schlundes und des Kehlkopfes.

3. Dez. RIEDEL: Über die Krankenhäuser des alten Berlins.

1908

7. Jan. SCHMIDTMANN: Über Reinigung und Beseitigung der Abwässer der Zuckerfabriken.

3. März. HEUBNER: Über Ernährungsstörungen im Säuglings- und Kindesalter und ihre Behandlung.

7. April. FLAISCHLEN: Vorlegung zahlreicher Uteri und Ovarien, die wegen Karzinomen oder Myomen entfernt worden sind; Besprechung der einzelnen Fälle sowie der Grundsätze der Operationen.

5. Mai.   SCHMIEDEN: Über eine Reise nach Ägypten (mit Vorführung zahlreicher Projektionsbilder).
2. Juni.   v. RENVERS: Über die Neißersche Gehirnpunktion in diagnostischer Beziehung.
5. Okt.   SELLERBECK: Über Keratoplastik bei Leukomen.
3. Nov.   LAEHR III: Über die Nervosität als Ausdruck moderner Kultur.
1. Dez.   SALZWEDEL: Über die Behandlung der Nasen- und Rachenkatarrhe mit schwachen Höllensteinlösungen.

1909

5. Jan.   ASCHOFF II: Über die Atherosklerose und ihr Verhältnis zu den Gefäßen des elastischen und des muskulären Typus.
2. März.   RIEBEL: Über die chronische ankylosierende Entzündung der Wirbelsäule.
6. April.   KIRCHNER: Über die Choleraepidemie von 1908 in Rußland, besonders in Petersburg.
4. Mai.   WALDEYER: Über Verlagerungen des Darmkanals (mit Vorlegung von Präparaten und Abbildungen).
8. Juni.   STADELMANN: Über Ouabain, des Alkaloid der Acocanthera Schimperi, ein neues Herzmittel.

Wir stehen am Ende des ersten Jahrhunderts des Bestehens unserer Gesellschaft; drei Menschenalter sind dahingegangen, seitdem sie das Licht der Welt erblickt hat. Ein Zeitraum lang schon in der Geschichte der Menschheit, noch viel länger aber in der Geschichte einer Gesellschaft wie die unserige. Und welche ungeheueren Veränderungen haben sich gerade in diesen hundert Jahren vollzogen auf allen Gebieten des äußeren wie des inneren Lebens! Wie anders sieht heute die Welt aus als im Anfange des neunzehnten Jahrhunderts! Besonders aber welche Wandlung in allen Zweigen der Naturwissenschaften und der Medizin! Wie wenig von dem, was damals als festbegründet galt, gilt heute überhaupt noch! Auf ganz neuer Grundlage ist eine ganz neue Wissenschaft entstanden; wird es in weiteren hundert Jahren wieder ebenso sein? Freudig hat die Gesellschaft für Natur- und Heilkunde an diesen Entwicklungen und Fortschritten teilgenommen, und gar manches ihrer Mitglieder hat tatkräftig daran mitgearbeitet und seinen Namen in die Bücher der Geschichte der Wissenschaft eingetragen.

Hundert Jahre! Mit ganz besonderer Freude begrüßen wir es, daß es unserer Gesellschaft vergönnt ist, dieses ehrwürdige Alter zu erreichen. Aber noch viel größeren Stolz, viel höhere Genugtuung empfinden wir, daß sie auch nicht die geringste Spur von Greisenhaftigkeit zeigt. Im Gegenteil! Mit freudigster Befriedigung können wir es aussprechen, daß sie heute blühender, stattlicher und lebenskräftiger dasteht als je zuvor. Und so dürfen wir die frohe, sichere Zuversicht hegen, daß sie noch lange so weiter blühen und gedeihen wird, und daß, wenn uns alle, die wir jetzt die Mitglieder unserer lieben Gesellschaft sind, längst schon der grüne Rasen deckt, noch viele Generationen von Mitgliedern nach uns „in Liebe und Einigkeit in jeder Sitzung zusammenkommen und mit freundlichem Händedruck jedesmal auseinander gehen", und daß auch sie alle „in Freude und Friede viele Jahre zusammenbleiben werden".

Quod deus bene vertat!

DIE GESELLSCHAFT FÜR NATUR- UND HEILKUNDE IN BERLIN

1911—1935.

ZUR FEIER
IHRES 125JÄHRIGEN BESTEHENS
AM 10. FEBRUAR 1935.

Am 6. Februar 1910

beging die Gesellschaft für Natur- und Heilkunde in Berlin im Rahmen
ihres altherkömmlichen Stiftungsfestes die Feier ihres hundertjährigen
Bestehens. Damals überreichten A s c h e n b o r n, A s c h o f f II und
S a l z w e d e l die aufs sorgfältigste zusammengetragene Geschichte
dieser ältesten ärztlichen Gesellschaft Berlins. Das Vorwort zu der
Geschichte läßt die Schwierigkeiten ahnen, die für die Beibringung des
Stoffes überwunden werden mußten. Aber die Mühe und Sorgfalt,
die eingesetzt wurden, brachten ihren Lohn, und wer die Geschichte
liest, kann sich ein anschauliches Bild von den Tagen der Entstehung
unserer Gesellschaft machen, von dem Geist der Zeit, aus dem sie geboren und, trotz einiger Lücken, von ihrem Werdegang und stetigen
Fortgang. Es wird kaum eine zweite gelehrte Gesellschaft geben, die
über einen Zeitraum von 100 Jahren, jetzt 125 Jahren hin den Lebenslauf jedes ihrer Mitglieder zusammenstellen und aus dem ersten
hundertjährigen Abschnitt, in dem das Lichtbild erst entdeckt wurde,
von 272 Mitgliedern 221 Bilder den Lebensläufen beifügen konnte.
Damit ist die Geschichte unserer Gesellschaft eine Art von Urkunde geworden, die ihren Wert in sich trägt und deren innerer Wert gewinnen
müßte, wenn die Geschichte so fortgesetzt würde, wie sie begonnen ist.

Vor Jahresfrist hat daher die Gesellschaft für Natur- und Heilkunde beschlossen, daß das kommende Stiftungsfest, an dem sie auf
ein 125-jähriges Bestehen zurückblicken kann, den willkommenen
Anlaß zu einer Neuauflage der schon vergriffenen ersten Geschichte
und zu einer Ergänzung bis auf den heutigen Tag geben soll. Fünf-
undzwanzig Jahre sind wenig, sind aber auch viel. Sie verschwin-
den gegen den 100-jährigen Zeitraum der ersten Epoche unseres Bestehens. Sie sind aber auch wiederum ein gut Teil eines Menschen-
alters, und in dieser Zeitspanne von 25 Jahren hat sich nicht nur
die Zahl unserer Mitglieder um 97 vermehrt, sondern diese — hier
darf man wohl sagen — wenigen — Jahre sind für unser Vaterland so weltbewegend gewesen, daß man sie mit vollem Recht den
Zeiten an die Seite stellen darf, da unsere Gesellschaft im Jahre 1810
gegründet wurde.

Der Nachtrag für die letzten 25 Jahre hat weniger Mühe gekostet als die erste Auflage der Geschichte Es waren jetzt lückenlose selbstverfaßte Lebensläufe zur Hand, die sich allerdings recht häufig durch geniale Kürze auszeichneten und überdies vom Tage des Eintritts des Mitgliedes in die Gesellschaft ab ergänzt werden mußten. Sehr zu begrüßen ist es, daß die Bilderzahl der neu zu bedenkenden 97 Mitglieder vollständig ist. Das Herbeischaffen der Lichtbilder war der schwierigste Teil der gestellten Aufgabe.

Aus Gründen der Sparsamkeit konnte die Geschichte unserer Gesellschaft nicht im ganzen in einheitlicher Folge gebracht werden. Die Neuauflage mit hineingearbeiteter Ergänzung und vor allem mit Vervollständigung der Lebensläufe der ersten Geschichte wäre zu kostspielig geworden. Deshalb erscheint die erste Auflage von 1810 bis 1910 als unveränderter Abdruck, und der Nachtrag über die Jahre 1911 bis 1935 ist mit den Lichtbildern und Lebensläufen der Mitglieder angefügt.

Wir hoffen, daß auch in dieser Form die Geschichte der Gesellschaft für Natur- und Heilkunde bei unseren Mitgliedern freundlich aufgenommen wird.

Das Stiftungsfest der Gesellschaft für Natur- und Heilkunde am 6. Februar 1910 im Savoy-Hotel war eins der glänzendsten und feierlichsten Feste der damaligen Zeit. Unter 128 Festteilnehmern befanden sich 40 Damen und Vertreter der verschiedenen Ministerien, der Universität, des kaiserlichen Gesundheitsamtes und der Militärbehörden. Der Präsident, Herr W a l d e y e r, verlas nach alter Überlieferung die Worte R u d o l p h i s, wie sie auf Seite 10 der Geschichte zu lesen sind, und wie sie, fast als feierliche Handlung, auf jedem Stiftungsfest vom Präsidenten der Gesellschaft vorgetragen werden. Der Sekretär, Herr A s c h e n b o r n, hielt die Festrede über die Entstehung und Entwicklung der Gesellschaft.

In den letzten 25 Jahren sind die Gesetze der Gesellschaft unverändert geblieben. Auch jetzt finden die Sitzungen immer am ersten Dienstag eines jeden Monats abends um $^1/_2 8$ Uhr statt, und nach der wissenschaftlichen Sitzung bleiben die Mitglieder nach alter Überlieferung zu gemeinsamem Essen zusammen. Der Preis des Gedeckes beträgt heute RM 2,50 für Suppe, Fleischgang und Nachspeise. Der Jahresbeitrag hat sich allmählich entsprechend der Verteurung des ganzen Lebens etwas erhöht und ist in den letzten Jahren auf RM 10.— gestiegen.

Das stille, vornehme Leben der Gesellschaft, die Form des wissenschaftlichen Meinungsaustausches, die harmlose Freundschaft bei dem Zusammensein nach den Vorträgen sind unverändert geblieben. W a l d e y e r schrieb mit Recht in seinen Erinnerungen:

„Der Verkehr in dieser Gesellschaft bildet eine der angenehmsten Erinnerungen meines Lebens."

Der wissenschaftliche Teil wird unter uns nicht getragen von dem Ehrgeiz des Vortragenden, nach außen zu glänzen, sondern von dem Bestreben, allen Mitgliedern etwas zu bringen. Die Aussprache hält sich fern von Schärfen und Übertreibung; sie bewegt sich in der Form des freundschaftlichen Unterhaltens.

Das gemeinsame Essen dient nicht dem Anknüpfen von „Beziehungen", sondern pflegt rein menschlich die Freundschaft ohne Rücksicht auf Name und Stand, und bei der Anrede fällt jeder Titel fort.

Auch die äußeren Einrichtungen haben sich nicht geändert. Die Kugelung bei der Aufnahme neuer Mitglieder vollzieht sich in immer noch gleichen Formen und mit der gleichen Wahlurne. Nur eines hat sich durch den Zwang der Verhältnisse geändert: die Form der Einladung. Es ließ sich während der Inflationszeit, während der Einschränkung der Bahnverbindungen, bei der immer größer werdenden Ausdehnung der Stadt nicht mehr durchführen, daß ein Bote von Haus zu Haus ging und jedes einzelne Mitglied um seine Unterschrift zur Teilnahme an der Sitzung aufforderte. So bedauerlich es war, diese ehrwürdige Gewohnheit aufzugeben, so mußte man den Zeitverhältnissen Rechnung tragen. Die Einladung erfolgt seit 1923 durch Postkarte. Vielleicht ist es aber möglich, in besseren Zeiten das frühere Verfahren wiederherzustellen.

Die Stiftungsfeste werden in altbewährter Weise gefeiert wie in dem vergangenen Jahrhundert, nur daß im Kriege der Zeitbeginn von 3 Uhr auf 5 Uhr verschoben wurde.

Die Stiftungsfeste haben im einzelnen durch die großen Ereignisse der Zeit ein besonderes Gepräge gewonnen:

1915 konnten wir die Siege unserer tapferen Heere feiern.

1916 sammelten wir am Stiftungsfest für die Hinterbliebenen unsrer Krieger.

1917 grüßten wir die Helden der Unterseeboote.

1918 lastete auf der ernsten Versammlung bereits der Druck des drohenden Verhängnisses.

1919 verzichteten wir unter der Schmach des Versailler Friedens auf eine Feier.

1920 sammelte sich ein kleiner Teil der Gesellschaft zu einem zwanglosen Essen, bei welchem ein einziger Redner, Herr K a h l, zur

Treue am Reich ermahnte. R u d o l p h i s Worte wurden an diesem Fest von W a l d e y e r folgendermaßen ergänzt:

„Wir blicken heute auf 110 Jahre des Bestehens der Gesellschaft für Natur- und Heilkunde zurück. Vor 10 Jahren konnten wir in freudiger und gehobener Stimmung das erste Jahrhundert unserer Vereinigung feiern. Das letztvergangene Lustrum, eine Zeit ernstester Prüfüng für unser Vaterland, hat aber gezeigt, daß in der Gesellschaft ein starker Lebenskern liegt, der ihr auch das Schwerste zu ertragen und zu überwinden gestattet. Bleiben wir unsern alten Traditionen, die in R u d o l p h i s Worten so schön zum Ausdruck kommen, getreu, dann ist das frische Leben unserer Gesellschaft, soweit man vorausschauen kann, gesichert.

Heute ruhen in unser aller Herzen unverbrüchlich die Hoffnung und die Zuversicht, daß unser teures Vaterland, wenn es an seiner Eigenart festhält, wie wir an der unseren, zu neuer Blüte sich erheben wird. Glücklich diejenigen unserer Mitglieder, die dann wieder in alter Weise unsere Stiftungsfeste feiern können! Aber sie werden dabei in der Erinnerung an die stillen Feiern der jetzigen Zeit rückschauend nur ein Bild des steten gesunden Lebens der in gleichfalls ernster Zeit geborenen Gesellschaft für Natur- und Heilkunde erblicken, eine Erinnerung, die unsere Tage mit den Tagen der Gründung der Gesellschaft verknüpft."

1921 wird der Versuch gemacht, das Stiftungsfest an die alten Überlieferungen anzuknüpfen. Zum ersten Mal erschien wieder Baumkuchen auf der Tafel, der dieses Mal von den Junggesellen gespendet wurde. Die beginnende Entwertung der Währung drückte sich im damaligen Preis des Gedeckes aus, für das RM 37.— gezahlt werden mußten.

1922 mußte die Feier wegen des Generalstreiks der städtischen Arbeiter ausfallen.

Da im Jahre 1923 die Saalmiete 1000.— Mark kosten sollte, versammelten sich die Mitglieder in den Räumen der Privatwohnung des Sekretärs zu einer eindrucksvollen vaterlandischen Feier.

1924 hatte die Inflation zwar gerade ihr Ende gefunden, aber die Rentenmark war noch ein seltener Besitz und das Stiftungsfest fand daher wiederum in der Wohnung des Sekretärs A s c h o f f statt. Jedes Mitglied brachte sich sein Getränk, eine Flasche Wein oder Bier, selbst mit.

Und dann seit 1925 konnten die Feste wieder bei Huster im Hotel Prinz Albrecht abgehalten werden, wo sie schon so oft in früheren Jahren gefeiert worden waren.

Bis zum Jahre 1934 haben sie dann in den gleichen Räumen stattgefunden.

Der Baumkuchen und die begleitende Rede mußten in der schwersten Zeit ebenfalls fortfallen. Erst seit dem Jahre 1924 können die Baumkuchen wieder regelmäßig auf dem Tisch stehen. In den letzten Jahren war die Verteilung des Kuchens begleitet von einem humorvollen Gedicht des Sekretärs K o c h. Diese Gedichte werden in dem Archiv unserer Gesellschaft bewahrt. Da der Besuch des Stiftungsfestes sich in den letzten Jahren stets auf 60 — 70 Herren erhöht hat, bedarf es ca. 30 — 40 Pfund Baumkuchen, um alle Wünsche zu befriedigen.

Für die regelmäßigen Sitzungen mußten wir in der Nachkriegszeit verschiedene Unterkunft suchen. Das Hotel Bellevue schloß im Juli 1916 seine Pforten. Darauf siedelten wir kurze Zeit in das Hotel Bristol über, waren dann in der ehemaligen Kaiser Wilhelm-Akademie zu Gast. 1918 tagten wir vorübergehend in den Weinstuben von der Deutschen Gesellschaft von 1914.

Seit dem Jahre 1932 finden die Sitzungen in den Weinstuben von Haus Trarbach statt.

Die Zahl der Mitglieder unserer Gesellschaft blieb durchschnittlich die gleiche, etwa 70 — 75 Herren. Es wurden in jedem Jahr 3 — 4 neue Mitglieder aufgenommen.

Nach wie vor setzt sich die Gesellschaft zusammen aus: Praktischen Ärzten, Krankenhausärzten, Universitätsmitgliedern, beamteten Ärzten und Militärärzten.

Vorstandsmitglieder der Gesellschaft von 1910 bis 1935 waren:

I. Präsidenten: W a l d e y e r 1893 bis 1921, R u b n e r 1921 bis 1932, A s c h o f f II seit 1932;

II. Sekretäre: A s c h e n b o r n 1907 bis 1911, A s c h o f f II 1911 bis 1932, K o c h seit 1932;

III. Vizesekretäre: A c h o f f II 1907 bis 1911, S a l z w e d e l 1911 bis 1930, K o c h 1930 bis 1932, S e e f i s c h seit 1932.

Die rund 200 Vorträge in den verflossenen 25 Jahren zeigen, daß das wissenschaftliche Leben unserer Gesellschaft nicht erlahmt ist. Die Vorträge werden, wie früher auch, in der Reihenfolge der Aufnahme unserer Mitglieder gehalten, so daß bei der Zahl der Mitglieder die Belastung für den Einzelnen nicht groß ist. Nur während der Kriegsjahre, wo so viele der Unseren im Militärdienst standen und von Berlin abwesend waren, kamen die zurückgebliebenen häufiger an die Reihe. In dieser Zeit, und auch noch in den ersten Jahren nach dem Weltkriege, sind viele gute Vorträge über das Heeressanitätswesen, über

Kriegsverletzungen und -Krankheiten und über deren Folgen gehalten worden. Die Erinnerungen an bewegte Nachkriegszeiten werden wieder wach, wenn wir für das Jahr 1919 zweimal erwähnt finden, daß die Vorträge wegen Spartakusunruhen oder Generalstreiks, im Januar 1924 einmal wegen zu lang dauernder Wahlen ausfallen mußten.

Die bunte Zusammensetzung unserer Mitglieder, die sich ja den verschiedensten Fachgebieten der Medizin gewidmet haben und den mannigfachsten ärztlichen Berufsarten zugehören, war der willkommene Anlaß, daß auch mit dem Inhalt der Vorträge vielseitigste Anregungen gegeben wurden, wie aus dem hier folgenden Verzeichnis leicht zu ersehen ist:

1909

5. Okt. DOENITZ: Über Seuchenbekämpfung im Lichte der Darwin'schen Lehre.
2. Nov. ZINN: Über Pericarditis, besonders die exsudative Form und die Punktion des Pericards.
7. Dez. v. MICHEL: Über Licht und Lichtwirkung (vergleichend physiologisch).

1910

4. Jan. DIETRICH: Die Bedeutung der Arbeiterversicherung für den Ärztestand, die Krankenfürsorge und die Volksgesundheit.
1. März KORTUM: Über die progressive Paralyse, besonders in aetiologischer und differential-diagnostischer Beziehung.
5. April SCHMIEDEN: Über seine Reise nach Südafrika.
3. Mai WERNER: Über die transportable Baracke, ihre Geschichte, ihren Bau und ihre Verwendung im Kriege und im Frieden (mit Vorführung von Lichtbildern und Modellen).
7. Juni KELLER: Über die vaginale Hysterotomie, Symphysio- und Pubiotomie und die Sectio caesarea.
4. Okt. HOFFMANN: Der Gefängnisarzt.
1. Nov. PIELKE: Über den Umfang und die Register der menschlichen Stimme und Bericht über Originaluntersuchungen über den sogen. Stimmbruch.
6. Dez. RIESE: Über die Prostata und ihre Erkrankungen und die Therapie derselben.

1911

3. Jan. DIETRICH: Über die Abnahme der Geburtenhäufigkeit und ihre Ursachen.
7. März STRAUCH: Über die Fauna der Kadaver (mit Demonstration).
4. April PFUHL: Aus Robert Kochs Leben, mit Verlesung zahlreicher Briefe an seine Tochter (die Gattin des Vortragenden).

2. Mai ROTH II: Über die Ermüdung in der Berufstätigkeit.
6. Juni ZIEHEN: Neuere Forschungen über die Physiologie des Kleinhirns.
3. Okt. KIRCHNER: Über das neue Feuerbestattungsgesetz.
7. Nov. SCHEIBE: Über Kücheneinrichtungen in modernen Krankenhäusern.
5. Dez. MARTENS: Über Nierenchirurgie.

1912

2. Jan. LANDGRAF: Lamarque.
5. März SCHUSTER: Der Einfluß der Psyche bei der ärztlichen Behandlung.
2. April BARTELS: Gehirngewicht in anatomischer und anthropologischer
  Beziehung.
7. Mai RIESE: Gallensteinbildung und ihre Operation.
4. Juni BURGHART: Über Lysolvergiftung.
1. Okt. SEYDEL: Über Schulepidemien.
5. Nov. SCHMIDT III: Kinderkrankheiten in den Tropen.
3. Dez. BRANDENBURG: Das Elektrokardiogramm.

1913

7. Jan. GAFFKY: Über die Brustseuche der Pferde.
4. März ABEL: Über Nahrungsmittelverfälschung.
1. April DORENDORF: Behandlung der Lungentuberkulose mit künstlichem
  Pneumothorax.
6. Mai SCHJERNING: Über Selbstmorde in der Armee.
3. Juni BUMM: Über die Behandlung von Carcinomen mit Mesothorium.
7. Okt. WALDEYER: Über Vererbung, I. Teil.
4. Nov. WALDEYER: Über Vererbung, II. Teil.
2. Dez. SEEFISCH: Über Behandlung der Leukämie.

1914

6. Jan. WEBER: Über den Einfluß verschiedener Nahrungsmittel auf Zahl
  und Art der Zellen einer Chylusfistel.
3. März HILDEBRAND: Über plastische Operation im Gesicht.
7. April KOPSCH: Über Vererbung des Geschlechtes.
5. Mai JOLLY: Über Mißbildungen.
2. Juni HAMANN: Über Geisteskrankheiten im Heere und im Kriege.
6. Okt. SALZWEDEL: Über die Kriegsseuchen in Deutschland während der
  napoleonischen Kriege 1807 — 1814.
3. Nov. BRUHNS: Beiträge zum Verlauf der Syphilis.
8. Dez. WALDEYER: Über einige neuerdings festgestellte anatomische Be-
  funde am menschlichen Herzen.

1915

5. Jan. BIER: Über vorläufige Blutversorgung nach Kreislaufstörungen.
2. März KAHL: Neue Probleme aus dem Gebiet der Zurechnungsfähigkeit.
6. April MOELI: Über psychische Anomalien und Gesetzwidrigkeiten.
4. Mai FRANZ: Über die physikalischen Bedingungen der Röntgenbehandlung.

— 34 —

1. Juni   FRANZ: Weiteres über die Röntgenbehandlung mit harten Strahlen.
5. Okt.   GROSSHEIM: Über das französische Feldsanitätswesen.
2. Nov.   KOPSCH: Durch Wurmlarven verursachte Granulationsgeschwülste
           bei Fröschen.
7. Dez.   KUESTER: Kriegschirurgische Plaudereien.

1916

4. Jan.   WALDEYER: Einige seltene Abweichungen im Abgange der Ge-
           fäße aus dem Aortenbogen und ihre entwicklungsgeschichtliche
           Erklärung.
7. März   KROHNE: Die Frage der Zulässigkeit der Unterbrechung der
           Schwangerschaft vom Standpunkt der ärztlichen Wissenschaft
           und Berufsehre.
6. Juni   ASCHOFF II: Über die Transportfähigkeit Schwerverwundeter in
           Lazarettzügen.
3. Okt.   FUERBRINGER: Zur Würdigung des Radfahrens, Wanderns und
           Bergsports im Dienst der Hygiene und Therapie.
7. Nov.   SOLGER: Über die Entwicklung der Physik auf dem Gebiet der
           strahlenden Energie von ihrem Anfang bis zur Gegenwart.
5. Dez.   RUGE: Der Wechsel der Anschauungen. — Die Fehldiagnose. —
           Zufällige Befunde.

1917

2. Jan.   HOFMEYER: Erfahrungen im Reservelazarett „am Urban" in
           Zehlendorf.
6. März   VIRCHOW: Gesichtsmuskulatur und Gesichtsausdruck.
5. April   BOKELMANN I: Über Naturparkanlagen.
1. Mai   RUGE II: Über ärztliche Gutachten.
5. Juni   HOFMEYER: Interessante Krankheitsfälle.
2. Okt.   LAEHR: Über „Der Wille".
6. Nov.   SCHUELEIN: Der Einfluß des Krieges auf die Erkrankungen der
           Frau.
4. Dez.   MARTIN: Algier als Winterkurort.

1918

8. Jan.   SCHOETZ: Über Ozaena.
5. März   KAHL u. BRUHNS: Gesetzentwürfe zur Bekämpfung der Geschlechts-
           erkrankungen.
2. April   FLAISCHLEN: Über einige Fragen aus den Kapiteln: Uteruscar-
           cinom, Tubentorsion der Ovarialtumoren und über Tubengra-
           vidität.
7. Mai   RIEDEL: Über den gegenwärtigen Stand der Diphtheriebekämpfung.
4. Juni   LAEHR: Kriegserfahrungen über die Neurosen und ihre Behandlung.
1. Okt.   SALZWEDEL: Wandlungen in der Krankenpflege.
5. Nov.   KIRCHNER: Über Salvarsan.
3. Dez.   STADELMANN: Methylalkoholvergiftung.

1919

7. Jan. Die Sitzung fällt wegen Spartakusunruhen aus.
4. Febr. ZINN: Über Trichinose.
4. März Die Sitzung fällt wegen Generalstreiks aus.
1. April KELLER: Das Schicksal der frühgeborenen Kinder.
6. Mai DIETRICH: Einwirkung des Höhenklimas auf den Menschen.
3. Juni PIELKE: Die Stimme bei Mensch und Tier.
7. Okt. RIESE: Wandlungen chirurgischer Erkrankungen durch den Krieg.
4. Nov. HOFFMANN II: Jugendliche Mörder und Totschläger.
2. Dez. STRAUCH: Über Feuerbestattung.

1920

6. Jan. UTHEMANN: Über Seekrankheit.
2. März KAHL: Verfassung des deutschen Reiches.
4. Mai WERNER: Über die neuen Gesetze betr. das Heilpersonal.
1. Juni RUBNER: Das Eiweißminimum.
5. Okt. MARTENS: Kriegserlebnisse in Bulgarien.
2. Nov. LANDGRAF: Über Homer und Weltkrieg.
7. Dez. BURGHART: Über Collargolbehandlung bei Scharlach.

1921

4. Jan. BRANDENBURG: Chinidinbehandlung bei Herzarythmien.
1. März RINGLEB: Tuberkulose der Harnorgane.
5. April DORENDORF: Über Aortensyphilis.
3. Mai BUMM: Die Verjüngungsversuche des Professor Steinach.
7. Juni SEEFISCH: Erfahrungen über Schußverletzungen des Gehirns mit
      besonderer Berücksichtigung der sogenannten Meningitis serosa.
4. Okt. HILDEBRAND: Die Sehnervenatrophie bei Turmschädel, ihre Ur-
      sachen und operative Behandlung.
1. Nov. WEBER: Encephalitis lethargica.
6. Dez. KOPSCH: Die Hochschule für Leibesübungen.

1922

3. Jan. JOLLY: Die Operation des Fettbauches.
7. März BRUHNS: Lebensprognose der Lues.
4. April FRANZ: Über Schwangerschaftsniere.
2. Mai BIER: Philosophische Betrachtungen in der Medizin.
6. Juni KIMMLE: Über Krankentransportwesen.
3. Okt. KROHNE: Die Bevölkerungsbewegung Deutschlands in der Kriegs-
      und Nachkriegszeit. — Rückblick und Ausblick.
7. Nov. PAALZOW: Zur Begutachtung Kriegsbeschädigter nach den jetzt gül-
      tigen Versorgungsgesetzen.
5. Dez. WAGNER: Die Methoden zum Erkennen der Farbensinnstörungen.

1923

2. Jan. BONHOEFFER: Inwieweit sind kulturelle Zustände einer psycho-
pathologischen Betrachtung zugänglich?
6. März LENTZ: Über Auslesekrankheiten.
3. April ROTT: Die Stellung der sozialen Hygiene in der allgemeinen Wohlfahrtspflege und die heutigen Probleme der Kinderfürsorge.
1. Mai SCHLEGTENDAL: Erfahrungen und Beobachtungen in Sammel-
wasserversorgungsanlagen im Regierungsbezirk Aachen.
5. Juni STOETER: Das ärztliche Leben in Berlin vor 100 Jahren.
2. Okt. BIESALSKI: Soziale Krüppelfürsorge.
6. Nov. KRUECKMANN: Das Auge bei Allgemeinerkrankungen.
4. Dez. LAUTENSCHLAEGER: Die operative Behandlung der Ozaena.

1924

8. Jan. Der Vortrag fällt wegen der langdauernden Wahlen aus.
4. März NEUFELD: Neue Anschauungen über die Verbreitung von Seuchen.
1. April ADAM: Über orbitale Querschußverletzungen.
6. Mai RINGLEB: Die Entwicklung des Cystokops seit Nitze.
3. Juni HAMEL: Die Entwicklung des öffentlichen Gesundheitswesens mit besonderer Berücksichtigung der Reichsverwaltung.
7. Okt. HELBRON: Vererbung von Augenkrankheiten.
4. Nov. KAHL: Neue Vorschläge zu Ehescheidungsgesetzen.
2. Dez. CLAUS: Über Tonsillarerkrankungen.

1925

6. Jan. COLLIN: Augenstörungen bei Gehirnerkrankungen.
3. März KOCH: Das pathologisch-anatomische Bild der Pathogenese der
Tuberkulose.
7. April KLEINE: Erforschung und Bekämpfung der afrikanischen Schlafkrankheit und verwandter Seuchen.
5. Mai PAASCH: Über Aphrodisiaka.
2. Juni SCHLAYER: Neue Forschungen über die Störungen der Nieren-
funktion.
6. Okt. HIS: Über die Neugestaltung des ärztlichen Studiums.
3. Nov. SCHULTZEN: Das Heeressanitätswesen einst und jetzt.
1. Dez. LANDOIS: Über chirurgische Maßnahmen nach Verletzung der
peripheren Nerven.

1926

5. Jan. KLEBERGER: Zusammenfassendes über Ehegesetzgebung und Vorschläge dazu vom ärztlichen Standpunkt.
2. März CEELEN: Über die biologische Bedeutung der Staubinhalation in
Großstädten und in Bergwerksbetrieben.
6. April RIEBEL II: Das Rätsel der Atlantis im Lichte der historischen Geo-
graphie und Geologie.

4. Mai   RUMPEL: Diagnose der Knochensarkome.
1. Juni   ULRICI: Über Diagnose und Behandlung der Cavernen.
5. Okt.   STICKEL: Über Kindbettfieber.
2. Nov.   THIELEN: Über das Rote Kreuz.
7. Dez.   NAPP: Der chemische Krieg.

1927

4. Jan.   RUGE II: Behandlung des Uteruscarcinoms.
1. März   BOCKELMANN II: Der heutige Stand der Therapie der Schwangerschaftstoxikosen.
5. April   v. HOESSLIN: Über Herztod.
3. Mai   OTTO: Über Bakteriophagie.
14. Juni   MUELLER: Moderne Fragen der Säuglingsernährung.
4. Okt.   PETERMANN: Über den gegenwärtigen Stand der Chirurgie der Gallenwege.
1. Nov.   BRUENING: Über die tropische Funktion der Nerven und deren Störungen.
6. Dez.   HOFFMANN III: Moderne Krankenhausbauten.

1928

3. Jan.   SCHAEFER: Über die Behandlung der Myome.
6. März   WAGNER: Die Abschätzung der Lebensdauer in der Lebensversicherung.
3. April   FUERBRINGER: Über Schwimmen.
1. Mai   RUBNER: Über Welternährung.
5. Juni   KAHL: Über die Strafrechtsreform
2. Okt.   KOCH: Über die verschiedenen Formen der Arteriosklerosen.
6. Nov.   VIRCHOW: Die Eigenform der Wirbelsäule und die Rückenkrümmung bei natürlicher aufrechter Haltung.
4. Dez.   KOERTE: Die Eroberung von Antwerpen.

1929

5. Jan.   STADELMANN: Neuere Anschauung über die Bewegung der Galle in den Darm.
5. März   DIETRICH: Das Neue Fürsorgerecht, mit besonderer Berücksichtigung der Gesundheitsfürsorge.
9. April   MARTENS: Die Röntgendiagnostik chirurgischer Baucherkrankungen.
7. Mai   STRAUCH: Über Mumifikation.
4. Juni   UTHEMANN: Die Tätigkeit des Schiffsarztes an Bord.
1. Okt.   ZINN: Über Anchylostomum duodenale.
5. Nov.   BURGHARDT: Über kosmische Einflüsse auf die Gesundheit des Menschen.
3. Dez.   KOPSCH: Laufbilder eigener Herstellung über Entwicklungsvorgänge bei Tieren.

1930

7. Jan.   DORENDORF: Moderne Behandlung der Lungentuberkulose.
4. März   BRANDENBURG: Über Endocarditis.
1. April SEEFISCH: Über die akute Osteomyelitis.
6. Mai   WEBER: Die Verbreitung des Typhus durch Dauerausscheider.
3. Juni   BRUHNS: Über die Pilzkrankheiten der Haut.
7. Okt.   KIMMLE: Über Versicherungs- und Unfallmedizin.
3. Nov.   BIER: Die hippokratische Schule.
2. Dez.   PAALZOW: Über Berufskrankheiten.

1931

6. Jan.   BONHOEFFER: Psychopathologisches aus der Nachkriegszeit.
3. März   FLAISCHLEN: Die Dimensionen des Weltalls.
7. April LENTZ: Über Lebensmittelvergiftungen.
5. Mai   ROTT: Der derzeitige Stand der Neugeborenen- und Kleinkinder-
          fürsorge, Rückblick und Ausblick.
2. Juni   KRUECKMANN: Ausdruck des Auges in der Kunst unter beson-
          derer Berücksichtigung der Augenbrauen.
6. Okt.   LAUTENSCHLAEGER: Das Cholesteatomproblem.
3. Nov.   NEUFELD: Einiges über Immunität und Immunisierung.
1. Dez.   ADAM: Über den Gesundheitszustand des deutschen Volkes.

1932

5. Jan.   RINGLEB: Mißerfolge bei der Prostataoperation.
1. März   HAMEL: Über Entwicklung und Fortschritte der internationalen
          Zusammenarbeit in der Gesundheitspflege.
5. April HELBRON: Die Entzündungen der Orbita.
3. Mai   CLAUS: Über die septische Angina und ihre Operation.
7. Juni   COLLIN: Eine neue Operationsbehandlung der Netzhautablösung.
4. Okt.   KLEINE: Über das Rückfallfieber.
1. Nov.   KOCH: Über Agranulocytose, Silikose und Asbestose.
6. Dez.   LOEHE: Über die Lymphogranulomatosis inguinalis.

1933

10. Jan. SCHULZE: Über das Herz des Kunstbeinträgers.
7. März   SCHLAYER: Über Harngifte und Harnvergiftung.
4. April KLEBERGER: Der Geburtenrückgang in Deutschland und Vor-
          schläge für Gegenmaßnahmen.
2. Mai   LANDOIS: Die Osteopsathyrosis.
13. Juni RIEBEL II: Über den Vogelflug.
3. Okt.   ULRICI: Über die Kindertuberkulose.
7. Nov.   RUMPEL: Über Diagnostik und Therapie der Mißbildungen der
          Nieren und Ureteren.
5. Dez.   STICKEL: Über Endometriosen.

1934

9. Jan. MUELLER: Die Behandlung der angeborenen Syphilis.
6. März THIELEN: Lebende Dichterärzte.
10. April NAPP: Neuere Mitteilungen über den Gaskampf und Gasschutz vom ärztlichen Standpunkt.
8. Mai v. HOESSLIN: Über Milchversorgung und Milchverbrauch.
5. Juni UTHEMANN: Über den alten Heim mit Berücksichtigung der Geschichte der Medizin jener Zeit.
2. Okt. RUGE II: Über die Schwangerschaftsdiagnose, insbesondere die Frühdiagnose.
6. Nov. BOKELMANN: Über Innere Sekretion und menstruellen Cyklus und über hormonale Therapie, besonders beim Hypogenitalismus.
4. Dez. OTTO: Serodiagnostik mittels nicht-aetiotroper Reaktionen.

Die bedeutungsvollste Frage in den letzten 25 Jahren war natürlich:

„Welchen Einfluß übten die gewaltigen historischen Ereignisse auf unsere Gesellschaft aus?"

Wenn sich dieser Kreis auch nach H e i m s Vorschlag aus dem Jahre 1910 immer fern von der Politik hielt, so war es doch undenkbar, daß die Gesellschaft für Natur- und Heilkunde nicht zu dem Weltkriege, zu der Inflationszeit, zu der sozialdemokratisch-marxistischen Revolution 1918 und schließlich zu der nationalen Revolution 1933 innerlich Stellung nahm. Zum Stolze und Ruhme der Gesellschaft sei vorwegbemerkt, daß sie in der ganzen schweren Zeit ihren Zusammenhang niemals verloren hat. Stolz sind wir, daß sie den Stürmen der Zeit getrotzt, daß sie nicht nur ihre regelmäßigen Zusammenkünfte gehalten hat, sondern daß vor allem die Vorlesungen nicht geruht haben, daß es in ihr niemals störende Meinungsverschiedenheiten gegeben hat, ja, daß ein unsichtbares Band die Mitglieder gerade in den Zeiten der Not enger und zahlreicher zusammenhielt.

Es ist selbstverständlich, daß gleich bei Beginn des Krieges alle diejenigen, welche dazu fähig und berufen waren, ihre Kräfte dem Vaterlande zur Verfügung stellten. Zu unserem Kreise gehörten die Führer der Ärzteschaft im Kriege, die Generalstabsärzte der Armee und der Marine.

Wir sind stolz, daß bei einer Gemeinschaft von Männern, die auf der Höhe des Lebens standen oder sie schon überschritten hatten, noch über die Hälfte im Kriegsdienst stand, stolz darauf, daß die Führer der

Ärzte in den regen Kämpfen zu Wasser und zu Lande zu den Unsrigen zählten, durch deren Tatkraft und unermüdliche Arbeit nicht nur tausende von Helden gerettet und geheilt wurden, sondern auch Millionen in der Heimat vor Seuchen bewahrt blieben! Stolz darauf, daß auch in der Heimat an der Spitze der wichtigsten militärärztlichen Organisationen Männer aus unserer Mitte standen, daß Hand in Hand mit ihnen beamtete Ärzte aus unserem Kreis arbeiteten, um der Ärzteschaft Richtlinien zu geben und das deutsche Volk vor Leid und Not zu behüten.

Das Rote Kreuz stand unter der geistigen Führung eines der Unsrigen.

Ein großer Teil von uns wirkte in der Heimat als Ärzte in Lazaretten, als fachärztliche Berater.

Unser Archiv bewahrt die Berichte unserer Mitglieder über ihre Tätigkeit im Weltkriege.

Seit dem unglücklichen Ende des Krieges im Jahre 1918 und dem demütigenden Frieden von Versailles haben sich die Bestrebungen der Erneuerung Deutschlands ähnlich gestaltet wie vor 125 Jahren, als die Gesellschaft nach den Niederlagen von Jena, dem Frieden von Tilsit ins Leben gerufen wurde. Wie damals haben wir große Teile unseres Vaterlandes verloren. Auch jetzt wurden uns ungeheure Kriegskostenentschädigungen auferlegt. Unsere Wehrmacht wurde auf 100 000 Mann beschränkt. Die „Siegerstaaten" glaubten, Deutschland vollkommen aus der Reihe der Völker ausmerzen zu können. Wie damals vor 125 Jahren, so beginnt aber auch jetzt das deutsche Volk sich zu besinnen. Auf den Stiftungsfesten seit dem Jahre 1918 ist immer wieder an unsere vaterländischen Pflichten erinnert worden. Wir haben die festlichen Stunden niemals vorübergehen lassen, ohne uns selbst auf Herz und Nieren zu prüfen. Wir haben uns ermahnt, immer wieder daran zu denken, was die Millionen Deutsche draußen im Felde für uns gelitten. — Immer wieder wollten wir aufwecken unseren Geist und aufpeitschen unser Blut zur Sorge für das Vaterland. Wir haben es nie vergessen, was der Feind uns angetan.

Die Gesellschaft für Natur- und Heilkunde hat nie aufgehört, deutsch zu fühlen und national zu denken. So mußte denn auch der Sieg der nationalen Revolution am 30. Januar 1933 lauten Widerhall in diesem Kreise finden.

Dankbar gedenken wir des greisen Führers im Weltkriege, des verewigten Generalfeldmarschalls v o n H i n d e n b u r g, dankbar des Kanzlers und Führers A d o l f H i t l e r, der mit Kraft und Entschlossenheit Deutschlands Auferstehung schuf. An Stelle des unfruchtbaren Parlamentarismus sind Führergedanken und Staatsautorität getreten.

Das Volk ist eine große Gemeinschaft geworden. Der Einzelne ist in dem Staat aufgegangen. Die Einheit unseres Vaterlandes, der Traum und Wunsch vergangener Jahrhunderte, hat festere und bestimmtere Form angenommen.

Jeder Einzelne soll zu strenger Pflichterfüllung, Ehrbarkeit und Zuverlässigkeit erzogen werden.

Die Religion wird nicht mehr verspottet und herabgesetzt werden. Mit ihrem Geiste, ihrer Sehnsucht, ihrer Ethik will sie wieder die breiten Massen erfüllen.

Die Familie, als die Grundlage eines gesitteten Staatslebens, soll über ihre alte Bewertung hinaus eine höhere Bedeutung gewinnen.

Die soziale Hilfe soll nicht mehr den Charakter der Wohltat tragen. Sie soll aufgebaut werden auf Arbeit, Opfer und gegenseitige Treue.

Der Kampf der Klassen soll beendet sein. Geist und Hand, Besitz und Armut sollen sich gegenseitig verstehen.

Die Jugend wird aufgerüttelt, sie soll durch Stählung des Körpers, durch Schulung des Geistes, durch Reinheit der Seele und in Ehrfurcht fußend, auf unserer großen Vergangenheit wehrhaft werden und bleiben zum Schutze von Ehre und Freiheit des Vaterlandes.

Hoffnung und Zuversicht sollen in das deutsche Volk zurückkehren.

So mögen nach wiederum 25 Jahren die Mitglieder unserer Gesellschaft ein glückliches und ein starkes Vaterland schauen.

Berlin, den 1. Dezember 1934.

ASCHOFF II.   KOCH.   SEEFISCH.

Verzeichnis der Mitglieder

der Gesellschaft für Natur- und Heilkunde in Berlin.

Dezember 1934.

I. Gegenwärtige Mitglieder.

1. Präsident: Herr Dr. **Albrecht Aschoff** II (seit 4. Oktober 1932),
Sekretär von 1911—1932, Vize-Sekretär von 1907—1911. (235)

2. Herr Dr. Hans Virchow. (188)	31. Herr Dr. Paasch. (314)
3. „ „ W. Körte. (206)	32. „ „ Schlayer. (317)
4. „ „ B. Riedel. (225)	33. „ „ Kleberger. (320)
5. „ „ Flaischlen. (228)	34. „ „ Landois. ((321)
6. „ „ Stadelmann. (240)	35. „ „ Riebel II. (322)
7. „ „ Zinn. (242)	36. „ „ Rumpel. (323)
8. „ „ Dietrich. (248)	37. „ „ Ulrici. (324)
9. „ „ Uthemann. (256)	38. „ „ Stickel. (325)
10. „ „ Brandenburg. (269)	39. „ „ Thielen. (326)
11. „ „ Dorendorf. (274)	40. „ „ Beninde. (327)
12. „ „ Seefisch, Vize-Sekretär seit 1933. (276)	41. „ „ Napp. (329)
13. „ „ Weber. (278)	42. „ „ Carl Ruge II. (330)
14. „ „ Kopsch. (279)	43. „ „ O. Bokelmann II. (331)
15. „ „ Hamann. (281)	44. „ „ v. Hoeßlin. (332)
16. „ „ Paalzow. (291)	45. „ „ Erich Müller. (333)
17. „ „ Bonhoeffer. (294)	46. „ „ Otto. (334)
18. „ „ Lentz. (295)	47. „ „ Petermann. (335)
19. „ „ Rott. (296)	48. „ „ Brüning. (336)
20. „ „ Krückmann. (300)	49. „ „ W. Hoffmann III. (337)
21. „ „ Lautenschläger. (302)	50. „ „ Schäfer. (338)
22. „ „ Neufeld. (303)	51. „ „ L. Wagner III. (339)
23. „ „ Adam. (304)	52. „ „ Busch. (340)
24. „ „ Ringleb. (305)	53. „ „ v. Domarus. (341)
25. „ „ Hamel. (306)	54. „ „ Frik. (342)
26. „ „ Helbron. (307)	55. „ „ Bruno Lange. (343)
27. „ „ Claus. (310)	56. „ „ Taute, † 1934. (344)
28. „ „ Collin. (311)	57. „ „ Biermann. (345)
29. „ „ Kleine.. (312)	58. „ „ Grunow. (346).
30. „ „ Koch, Sekretär seit 1932, Vize-Sekretär von 1930 bis 1932. (313)	59. „ „ Huber. (347)
	60. „ „ v. Bergmann. (348)
	61. „ „ Neupert. (349)
	62. „ „ Walkhoff. (350)

63. Herr Dr. Hofmeier IV. (351)
64. „ „ v. Marenholtz. (352)
65. „ „ W. Schultz III. (353)
66. „ „ Hornemann. (354)
67. „ „ Rößle. (355)
68. „ „ Löhe. (357)
69. „ „ Nordmann. (358)
70. „ „ Wildegans. (359)
71. „ „ Fr. W. Schulze. (360).

72. Herr Dr. Beck. (361)
73. „ „ v. Eicken. (362)
74. „ „ Waldmann. (363)
75. „ „ W. Braun. (364)
76. „ „ Siebert. (365)
77. „ „ Reschke. (366)
78. „ „ Stoeckel. (367)
79. „ „ Konrich. (368)
80. „ „ v. Conta. (369)

II. Auswärtige Mitglieder.

1. Herr Dr. Tilmann [Köln a. Rh.], † 1933. (229)
2. „ „ Max Laehr [Naumburg]. (233)
3. „ „ Ziehen [Wiesbaden]. (258)
4. „ „ Rudolf Abel [Jena]. (267)

5. Herr Dr. Bier [Sauen b. Pfaffendorf (Mark)]. (285)
6. „ „ His [Brombach b. Lörrach], † 1934. (316)
7. „ „ Ceelen [Bonn]. (319)
8. „ „ Merkel [Liegnitz]. (328)
9. „ „ Martini [Bonn]. (356)

III. Verstorbene Mitglieder.

1. Herr Dr. Klaproth I, Präsident der Gesellschaft von 1810—1817, † 1817. (1)
2. „ „ Hecker I, Sekretär der Gesellschaft von 1810 bis 1811, † 1811. (2)
3. „ „ Heim I, Präsident der Gesellschaft von 1817 bis 1834, † 1834. (3)
4. „ „ Heinrich Meyer, † 1828. (4)
5. „ „ Ernst Horn I, † 1848. (5)
6. „ „ Willdenow, † 1812. (6)
7. „ „ von Wiebel, † 1847. (7)
8. „ „ Voeltzcke, † 1836. (8)
9. „ „ Voelker I, † 1830. (9)
10. „ „ Grapengießer, † 1813. (10)
11. „ „ Hermbstaedt, † 1833. (11)
12. „ „ Goercke, † 1822. (12)
13. „ „ Mertzdorf, † 1822. (13)
14. „ „ Mursinna, † 1823. (14)
15. „ „ Bremer I, † 1816. (15)

16. Herr Dr. Erman, † 1851. (16)
17. „ „ Knape, † 1831. (17)
18. „ „ Hufeland, † 1836. (18)
19. „ „ Weitsch, Vize-Sekretär von 1810—1830, † 1830. (19)
20. „ „ von Koenen, † 1853. (20)
21. „ „ Rudolphi I, Sekretär von 1811—1831. † 1832. (21)
22. „ „ Thaer I, † 1828. (22)
23. „ „ Reich I, † 1848. (23)
24. „ „ von Stosch, † 1860. (24)
25. „ „ Lichtenstein, † 1857. (25)
26. „ „ Kuntzmann, † 1858. (26)
27. „ „ Bruckert, † 1827. (27)
28. „ „ Rosenthal, † 1829. (28)
29. „ „ Steinrück I, † 1858. (29)
30. „ „ Link, Präsident der Gesellschaft von 1834 bis 1851, † 1851. (30)
31. „ „ Natorp, † 1852. (31)

32. Herr Dr. Büttner I, † 1844. (32)
33. „ „ Rust, † 1840. (33)
34. „ „ Starke, † 1842. (34)
35. „ „ Boehr I, Vize-Sekretär von 1831—1847, † 1847. (35)
36. „ „ Wagner I, † 1846. (36)
37. „ „ Kothe, † 1848. (37)
38. „ „ Kunde, † 1838. (38)
39. „ „ Barez, † 1856. (39)
40. „ „ Hauck, † 1848. (40)
41. „ „ Heim II, † 1850. (41)
42. „ „ Klaatsch I, † 1829. (42)
43. „ „ Hecker II, † 1850. (43)
44. „ „ Eck, † 1848. (44)
45. „ „ Schlemm, † 1858. (45)
46. „ „ Moldenhawer, † ? (46)
47. „ „ Horlacher, † 1852. (47)
48. „ „ Schultz I, † 1831. (48)
49. „ „ Lohmeyer, † 1852. (49)
50. „ „ Bieske, † 1842. (50)
51. „ „ Krause I, Vize-Sekretär von 1858—1867, † 1867. (51)
52. „ „ Gedike, † 1867. (52)
53. „ „ Staberoh, † 1857. (53)
54. „ „ Erhard, † 1827. (54)
55. „ „ Dieffenbach I, † 1847. (55)
56. „ „ Thaer II, † 1837. (56)
57. „ „ Bremer II, † 1850. (57)
58. „ „ Ehrenberg, Präs. d. Ges. von 1851—1875, Sekretär von 1831 bis 1851, † 1876. (58)
59. „ „ Thümmel, † 1857. (59)
60. „ „ Casper, † 1864. (60)
61. „ „ Baum [Göttingen], † 1883. (61)
62. „ „ Karl Mayer I, † 1868. (62)
63. „ „ von Arnim, † 1868. (63)
64. „ „ d'Alton, † 1854. (64)
65. „ „ Ohrtmann I, † 1865. (65)
66. Herr Dr. Eckard, † 1867. (66)
67. „ „ Bartels I, † 1838. (67)
68. „ „ Zimmermann, † 1867. (68)
69. „ „ von Horn II, † 1871. (69)
70. „ „ K. Th. v. Siebold [München], † 1885. (70)
71. „ „ Trüstedt, † 1855. (71)
72. „ „ Wolff, Präsident der Gesellschaft von 1875 bis 1878, Sekretär von 1851 bis 1875, Vize-Sekretär 1847—1851, † 1878. (72)
73. „ „ Rudolphi II, † 1841. (73)
74. „ „ Albers, † 1857. (74)
75. „ „ Ideler I, † 1860. (75)
76. „ „ Becker, † 1834. (76)
77. „ „ Rosenstiel, † 1863. (77)
78. „ „ Wallmüller, † 1858. (78)
79. „ „ Breyer, † 1851. (79)
80. „ „ Froriep, † 1861. (80)
81. „ „ Großheim I, † 1844. (81)
82. „ „ R. A. Philippi [Santiago in Chile], † 1904. (82)
83. „ „ Lesser, † 1859. (83)
84. „ „ Heinrich Rose I, † 1864. (84)
85. „ „ Johannes Müller I, † 1858. (85)
86. „ „ Gurlt I, † 1882. (86)
87. „ „ Schütz, † 1857. (87)
88. „ „ Reich II, † 1895. (88)
89. „ „ Grimm, † 1884. (89)
90. „ „ von Steinau-Steinrück II, † 1892. (90)
91. „ „ Voelker II, † 1872. (91)
92. „ „ Leopold Schmidt I, Vize-Sekretär von 1851 bis 1858, † 1858. (92)
93. „ „ Troschel, † 1867. (93)
94. „ „ Boehm, † 1869. (94)
95. „ „ Büttner II, † 1888. (95)
96. „ „ Krieger, † 1870. (96)
97. „ „ Dieffenbach II, † 1883. (97)
98. „ „ Nagel, † 1871. (98)
99. „ „ Ebert, Vize-Sekretär von 1867—1872, † 1872. (99)

100. Herr Dr. Herm. Schmidt II,
† 1852. (100)
101. „ „ Quincke, † 1891.
(101)
102. „ „ von Lauer, † 1889.
(102)
103. „ „ Klaproth II,
† 1879. (103)
104. „ „ Hammer I, † 1873.
(104)
105. „ „ Bartels II., † 1872.
(105)
106. „ „ Wegscheider,
† 1893. (106)
107. „ „ Schiele, † 1887.
(107)
108. „ „ Peters, † 1883. (108)
109. „ „ Bernhard von
Langenbeck,
† 1887. (109)
110. „ „ Erbkam, † 1886.
(110)
111. „ „ E. H. Müller II,
† 1875. (111)
112. „ „ Hammer II, † 1878.
(112)
113. „ „ Schultz II, † 1890.
(113)
114. „ „ Meckel v. Hems-
bach, † 1856. (114)
115. „ „ Housselle, † 1885.
(115)
116. „ „ Robert Wilms,
† 1880. (116)
117. „ „ E. du Bois-Rey-
mond, † 1896. (117)
118. „ „ Heinrich Laehr I,
† 1905. (118)
119. „ „ von Wegner, † 1905.
(119)
120. „ „ Gurlt II, Vize-Sekretär von 1886—1899,
† 1899. (120)
121. „ „ Klaatsch II, † 1885
(121)
122. „ „ Reichert, Präsident
der Gesellschaft von
1879—1883, Sekretär
von 1875—1879, Vize-
Sekretär von 1873 bis
1875, † 1883. (122)
123. „ „ Wendt, † 1879. (123)
124. „ „ von Besser, † 1864.
(124)
125. „ „ Robert Hart-
mann I, Präsident

der Gesellschaft von 1884
bis 1893, Sekretär von 1879
bis 1884, † 1893, (125)
126. Herr Dr. Boeger, † 1875. (126)
127. „ „ Lohde, † 1877. (127)
128. „ „ Berger, † 1879. (128)
129. „ „ von Chamisso, Vize-
Sekretär von 1879—1886,
† 1886. (129)
130. „ „ Grüttner, † 1872. (130)
131. „ „ Valentini, † 1895. (131)
132. „ „ Edmund Rose II, Sekretär von 1904 bis 1907,
Vize-Sekretär von 1899
bis 1904, † 1914. (132)
133. „ „ Carl Hofmeier I,
† 1890. (133)
134. „ „ Max Boehr II, Vize-
Sekretär von 1875—1879,
† 1879. (134)
135. „ „ Löffler I, † 1874. (135)
136. „ „ W. Roth I [Dresden],
† 1892. (136)
137. „ „ von Bardeleben,
† 1895. (137)
138. „ „ G. Hahn I, † 1891. (138)
139. „ „ Brecht, † 1886. (139)
140. „ „ Cammerer [Altona],
† 1905. (140)
141. „ „ Max Bartels III, Sekretär von 1884—1904,
† 1904. (141)
142. „ „ Göschen, † 1875. (142)
143. „ „ von Leuthold, † 1905.
(143)
144. „ „ Oschwaldt, † 1891.
(144)
145. „ „ Mehlhausen, † 1913.
(145)
146. „ „ von Steinberg-
Skirbs [Königsberg i.
Pr.], † 1888. (146)
147. „ „ Curschmann [Leipzig],
† 1910. (147)
148. „ „ Schubert. † 1888. (148)
149. „ „ Skrzecka, † 1902.
(149)
150. „ „ Pelkmann I, † 1894.
(150)
151. „ „ Zober [Jena], † 1897.
(151)
152. „ „ Eggel, † 1882. (152)
153. „ „ Gust. Nachtigall
[Tunis], † 1885. (154)
154. „ „ Rabl-Rückhardt
[Meran], † 1905. (155)

155. Herr Dr. B u r c h a r d t, † 1897. (156)
156. „ „ v o n H o f f m a n n I [Kassel], † 1907. (157)
157. „ „ E r n s t B o e h r III [Halle a. S.], † 1910. (158)
158. „ „ V a t e r, † 1894. (159)
159. „ „ E u g e n H a h n II, † 1902. (160)
160. „ „ L e h n e r d t, † 1913. (162)
161. „ „ C a r l S c h r ö d e r, † 1887. (164)
162. „ „ v o n S t r u b e [Karlsruhe], † 1904. (165)
163. „ „ V o g e l, † 1895. (166)
164. „ „ G u s s e r o w, † 1906. (167)
165. „ „ R o l o f f, † 1885. (168)
166. „ „ F i n k e l n b u r g [Godesberg bei Bonn], † 1896. (169)
167. „ „ W. O r t m a n n II, † 1899. (170)
168. „ „ I d e l e r II [Wiesbaden], † 1904. (172)
169. „ „ B e u s t e r, † 1906. (173)
170. „ „ v o n S t u c k r a d [Potsdam], † 1897. (174)
171. „ „ G o l t d a m m e r, † 1891. (175)
172. „ „ V o l b o r t h, † 1910. (176)
173. „ „ L o e h l e i n [Gießen], † 1901. (177)
174. „ „ v o n B e r g m a n n, † 1907. (178)
175. „ „ W u t z e r, † 1914. (180)
176. „ „ A s c h e n b o r n, Sekretär von 1907—1911, Vize-Sekr. von 1904—1907, † 1911. (181)
177. „ „ L u c a e, † 1911. (185)
178. „ „ P e l k m a n n II, † 1903. (186)
179. „ „ K r o c k e r, † 1906. (187)
180. „ „ J e n s e n, † 1891. (189)
181. „ „ v o n C o l e r, † 1901. (191)
182. „ „ L o u i s M a y e r II, † 1880. (192)
183. „ „ E r n s t H i r s c h f e l d, † 1909. (193)
184. „ „ S c h r a d e r [Goslar], † 1896. (195)
185. „ „ F r i t z W e r n e r I, † 1900. (197)
186. „ „ H o r s t m a n n, † 1912. (199)

187. Herr Dr. J o l l y I, † 1904. (207)
188. „ „ S c h w e i g g e r, † 1905. (208)
189. „ „ L u d w i g A s c h o f f I, † 1912. (209)
190. „ „ R u d o l f K o e h l e r, † 1911. (212)
191. „ „ S c h a p e r, † 1905. (214)
192. „ „ K r o e n i g, † 1911. (215)
193. „ „ H a n s v o n S t e i n a u - S t e i n r ü c k III, † 1900. (216)
194. „ „ K r a u s e II, † 1910. (218)
195. „ „ W u l f f e r t, † 1902. (220)
196. „ „ S c h ü t t e, † 1895. (221)
197. .. „ S o m m e r b r o d t, † 1897. (222)
198. „ „ S c h m i d t m a n n [Marburg], † 1911. (226)
199. „ „ v o n R e n v e r s, † 1909. (231)
200. „ „ D ö n i t z, † 1912. (241)
201. „ „ v o n M i c h e l, † 1911. (243)
202. „ „ G r a s n i c k, † 1904. (244)
203. „ „ B o r c h e r t, † 1909. (247)
204. „ „ S t a h r, † 1904. (254)
205. „ „ P a u l B a r t e l s IV, † 1914. (264)
206. „ „ S c h w e c h t e n, † 1914. (271)
207. „ „ L ö f f l e r II, † 1915. (290)
208. „ „ v o n I l b e r g, † 1916. (286)
209. „ „ F i n g e r, † 1917. (283)
210. „ „ R o t h II, † 1917. (257)
211. „ „ P u h l, † 1917. (255)
212. „ „ G r o ß h e i m, † 1917. (223)
213. „ „ H e i n, † 1918. (293)
214. „ „ G a f f k y, † 1918. (270)
215. „ „ S e l l e r b e c k, † 1918. (232)
216. „ „ M o e l i, † 1919. (219)
217. „ „ S o l g e r, † 1920. (153)
218. „ „ L a n d g r a f, † 1920. (262)
219. „ „ S c h w i e n i n g, † 1920. (298)
220. „ „ V e l d e, † 1920. (308)
221. „ „ W a l d e y e r, Präsident d. Gesellschaft von 1893 bis 1921, † 1921. (179)
222. „ „ S c h m i e d e n, † 1921. (230)

223. Herr Dr. B r o e s i k e, † 1921. (163)
224.   „   „ S c h o e t z, † 1921. (224)
225.   „   „ S c h ü l e i n, † 1921. (203)
226.   „   „ v o n S c h j e r n i n g, † 1921. (239)
227.   „   „ P a u l S c h m i d t III, † 1921. (268)
228.   „   „ V a h l, † 1922. (211)
229.   „   „ H e r t w i g, † 1922. (201)
230.   „   „ J o l l y II, † 1922. (280)
231.   „   „ O t t o W e r n e r II, † 1923. (265)
232.   „   „ A m e n d e, † 1923. (204)
233.   „   „ S t r i c k e r, † 1923. (200)
234.   „   „ R i n n e, † 1924. (205)
235.   „   „ P a u l R u g e II, † 1924. (196)
236.   „   „ R o t t e r, † 1924. (213)
237.   „   „ P i s t o r, † 1924. (184)
238.   „   „ B u m m, † 1925. (275)
239.   „   „ S c h e i b e, † 1925. (260)
240.   „   „ P i e l k e, † 1925. (250)
241.   „   „ R i e b e l I, † 1925. (236)
242.   „   „ B e n a r y, † 1925. (198)
243.   „   „ K i r c h n e r, † 1925. (238)
244.   „   „ P u p p e, † 1925. (237)
245.   „   „ B o k e l m a n n I, † 1926. (190)
246.   „   „ F r a n z, † 1926. (284)
247.   „   „ H e u b n e r, † 1926. (227)
248.   „   „ C a r l R u g e I, † 1926. (171)
249.   „   „ S e y d e l, † 1926. (273)
250.   „   „ K a r l K e l l e r, † 1927. (246)
251.   „   „ H i l d e b r a n d, † 1927. (277)
252.   „   „ S t ö t e r, † 1927. (299)
253.   „   „ H. W o l f f, † 1927. (309)
254.   „   „ M a x H o f m e i e r III, † 1927. (183)
255.   „   „ S c h u s t e r, † 1927. (263)

256. Herr Dr. K o r t u m, † 1928. (245)
257.   „   „ R i e s e, † 1928. (251)
258.   „   „ H. H o f f m a n n II, † 1928. (252)
259.   „   „ K r o h n e, † 1928. (289)
260.   „   „ H a n s L a e h r II, † 1929. (202)
261.   „   „ S a l z w e d e l, Vize-Sekr. von 1911—1929, † 1929. (234)
262.   „   „ S c h l e g t e n d a l, † 1929. (297)
263.   „   „ B i e s a l s k i, † 1930. (301)
264.   „   „ M o m m s e n, † 1930. (272)
265.   „   „ K ü s t e r, † 1930. (161)
266.   „   „ F ü r b r i n g e r, † 1930. (194)
267.   „   „ W a g n e r II, † 1930. (292)
268.   „   „ S c h u l t z e n, † 1931. (318)
269.   „   „ G r a b o w s k i, † 1931. (315)
270.   „   „ H a r t m a n n II, † 1931. (210)
271.   „   „ S t r a u c h, † 1931. (253)
272.   „   „ M a r t e n s, † 1932. (261)
273.   „   „ K a h l, † 1932. (287)
274.   „   „ R u b n e r, Präsident der Gesellschaft v. 1921—1932, † 1932. (259)
275.   „   „ B u r g h a r t, † 1932. (266)
276.   „   „ J o h a n n e s H o f m e i e r II, † 1933. (182)
277.   „   „ K i m m l e, † 1933. (288)
278.   „   „ A u g u s t M a r t i n, † 1933. (217)
279.   „   „ B r u h n s, † 1934. (282)

Die in **Klammern** eingeschlossenen Nummern bezeichnen die Reihenfolge der Aufnahme.

Lebensgeschichtliche Notizen.

1. Klaproth I, Martin Heinrich*, geb. 1.Dezember 1743 zu Wernigerode, gest. 1. Januar 1817 zu Berlin. Bedeutender Chemiker, namentlich Analytiker, sehr verdient um die Verbreitung der antiphlogistischen Lehren in der Chemie in Deutschland. Er entdeckte die Zirkonerde, das Tellur, Tantal und Uran. 1787 wurde er Chemiker bei der Akademie der Wissenschaften, später Prof. der Chemie an der Universität, Obermedizinalr. Sein Hauptwerk ist: „Beiträge zur chemischen Kenntnis der Mineralkörper" (6 Bde.). — Gründer und erster Präsident der Gesellschaft 1810—1817.

2. Hecker I, August Friedrich, geb. 1. Juli 1763 zu Kitten bei Halle, gest. 11. Oktober 1811 zu Berlin. Zuerst Arzt in Frankenhausen, 1790 Prof. in Erfurt, 1805 Prof. und Hofr. in Berlin. Äußerst fruchtbarer Schriftsteller auf allen Gebieten der Medizin (zahlreiche Hand- und Lehrbücher, mehrere historische Werke), Herausgeber vieler periodisch erscheinender Zeitschriften. — Gründer und erster Sekretär der Gesellschaft 1810—1811.

3. Heim I, Ernst Ludwig*, geb. 22. Juli 1747 zu Sulz, gest. 15. September 1834 zu Berlin. Nach einer längeren wissenschaftlichen Reise seit 1775 Arzt in Berlin, 1776—83 Physikus in Spandau und später auch von Ost-Havelland. Seit 1783 wieder in Berlin. 1799 Geheimr. Als „der alte Heim" Berlins beschäftigtester und beliebtester Arzt, dessen rasche diagnostische Sicherheit sprichwörtlich, dessen Eifer für seine Kranken, ob arm, ob reich, unermüdlich war. Er machte 1798 in Berlin die erste Impfung nach Jenner. — Gründer und zweiter Präsident der Gesellschaft 1817—1834.

4. Meyer, Heinrich, geb. 2. Juli 1767 zu Stettin, gest. 5. August 1828 zu Berlin. Seit 1798 (er war vorher Pharmazeut) sehr geschätzter Arzt in Berlin, 1813 mit großer Aufopferung in den Kriegshospitälern tätig. — Seit 1801 hielt er Vorlesungen über Physiologie. — Gründer der Gesellschaft.

5. Horn I, Ernst*, geb. 24. August 1774 zu Braunschweig, gest. 27. September 1848 zu Berlin. 1800 Prof. in Braunschweig, 1804 in Halle und Erlangen, 1806 in Berlin, seit 1821 an der Universität. 1806—1818 Zweiter Arzt an der Charité. 1811—1838 Mitglied der Wissenschaftlichen Deputation für das Medizinalwesen. 1813 und 1814 als Generalarzt in den Lazaretten zwischen Elbe und Oder tätig. Bedeutender Arzt von eklektischer Richtung, der sich besondere Verdienste um die Psychiatrie erwarb und sehr zahlreiche Werke meist medizinisch-klinischen Inhaltes veröffentlichte. — Gründer der Gesellschaft.

6. Willdenow, Karl Ludwig*, geb. 22. August 1765 zu Berlin, gest. 10. Juli 1812 ebendort. Hervorragender Botaniker. Seit 1798 Prof. in Berlin, seit 1810 an der Universität. Verfasser mehrerer botanischer Werke. — Gründer der Gesellschaft.

7. von Wiebel, Johann Wilhelm*, geb. 24. Oktober 1767 zu Berlin, gest. 6. Januar 1847 ebendort. Militärarzt. 1784 Kompanie-Chirurgus. 1822 Erster Generalstabsarzt und Chef des Militär-Medizinalwesens, um das er sich große Verdienste erwarb, besonders durch die erhebliche Verbesserung der Kriegssanitätsverfassung und die gründlichere Ausbildung der Militärärzte. Er schuf 1832 die Einrichtung der Lazarettgehilfen. — Gründer der Gesellschaft.

8. Voeltzke, Johann Jakob, geb. 26. Januar 1764 zu Rügenwalde, gest. 17. Februar 1836 zu Berlin. 1784—1815 Militärarzt. Er nahm am Rheinfeldzuge 1793 und am französischen Kriege 1806 teil. 1805 Doctor honoris causa der Universität Frankfurt. 1815 als Generalchirurg verabschiedet. — Gründer der Gesellschaft.

4*

9. Voelker I, Andreas, geb. 3. April 1769, gest. 26. Mai 1830 zu Berlin. Militärarzt. 1828 als Generaldivisionsarzt in den Ruhestand getreten. Außer mehreren anderen Aufsätzen veröffentlichte er eine Schrift über die letzten Tage des bei Auerstädt verwundeten und zu Ottensen verstorbenen Herzogs Karl Wilhelm Ferdinand von Braunschweig. — Gründer der Gesellschaft.

10. Grapengießer, Karl Johann Christian, geb. 1773 zu Parchim, gest. 12. Oktober 1813. Er promovierte 1795 in Göttingen. Seit 1803 Mitglied des Collegium medico-chirurgicum in Berlin, Physikus, Hofmedikus, Prof. 1813 Chefarzt eines Kriegslazarettes, in dem er am Typhus starb. — Gründer der Gesellschaft.

11. Hermbstädt, Sigismund*, geb. 14. April 1760 zu Erfurt, gest. 22. Oktober 1833 zu Berlin. Chemiker, Pharmazeut, Technologe. Zuerst Apotheker. 1791 Prof. am Collegium medico-chirurgicum. Leiter der Hofapotheke, Generalstabsapotheker. 1810 Geheimer Medizinalr. Verfasser zahlreicher Schriften über Chemie, Pharmazie, Technologie. Er war bemüht, den technischen Gewerben eine wissenschaftliche Grundlage zu geben. — Gründer der Gesellschaft.

12. Goercke, Johann*, geb. 3. Mai 1750 zu Sorquitten, gest. 30. Juni 1822 zu Sanssouci. Hochverdienter Militärarzt. 1767 Kompanie-Chirurgus. 1787—90 ausgedehnte wissenschaftliche Reisen. 1792 Mitdirektor der Feldlazarette in Frankreich. 1797 Generalstabs-Chirurgus. Er besaß eine geniale organisatorische Begabung und erwarb sich hohe Verdienste um die Organisation des Sanitätswesens in den Kriegen 1792, 1806—1807, 1813—1815 sowie durch die Hebung der Stellung der Militärärzte. Sein Hauptverdienst aber ist die Gründung der Medizinisch-chirurgischen Pepiniere 1795 und die Wiedererneuerung des 1809 eingegangenen Collegium medico-chirurgicum als Medizinisch-chirurgische Akademie für das Militär 1811. — Gründer der Gesellschaft.

13. Mertzdorf, Johann F. Alexander, geb. 1770; gest. 9./10. Oktober 1822 zu Berlin. Seit 1813 interimistisch Stadtphysikus für Kriminalangelegenheiten, seit 1816 — nach Ablegung der Physikatsprüfung — endgiltig angestellt. — Gründer der Gesellschaft.

14. Mursinna, Christian Ludwig*, geb. 17. Dezember 1744 zu Stolp i. P., gest. 18. Mai 1823 zu Berlin. War zuerst Bader und arbeitete sich durch eigenen Fleiß und Tüchtigkeit zu einem sehr hervorragenden Chirurgen herauf. 1765 Kompanie-Chirurgus. 1775 Wundarzt an der Charité. 1787 General-Chirurgus und Prof. der Chirurgie. 1810 Mitglied der Wissenschaftlichen Deputation, 1811 der Medizinisch-chirurgischen Akademie für das Militär. An allen Kriegen nahm er tätigen Anteil, 1813—15 wegen seines Alters nur in Berlin. 1820 trat er in den Ruhestand. — Literarisch war er tätig auf dem Gebiete der Chirurgie und Geburtshilfe und gab das Journal für die Chirurgie, Arzneikunde und Geburtshilfe heraus, das zahlreiche wertvolle Beiträge von ihm enthält. — Gründer der Gesellschaft.

15. Bremer I., Johann Immanuel, geb. (?), gest. Ende 1816 zu Berlin. Arzt in Berlin. Hofr. Er war seit 1802 der erste Vorsteher der Königlichen Schutzblattern-Impfungsanstalt. — Gründer der Gesellschaft.

16. Erman, Paul, geb. 29. Februar 1764 zu Berlin, gest. 11. Oktober 1851 ebendort. Seit 1810 Prof. der Physik an der Universität. 1810—41 Sekretär der Mathematisch-physikalischen Klasse der Akademie der Wissenschaften. — Gehörte der Gesellschaft seit 1810, aber nur kurze Zeit an.

17. Knape, Christoph*, geb. 26. Dezember 1747 zu Wollin, gest. 15. Dezember 1831 zu Berlin. 1783—1809 Zweiter Prof. der Anatomie beim Collegium medico-chirurgicum. 1790—1809 Vortragender Rat beim Ober-Sanitätskollegium. 1810 ordentlicher Prof. der Anatomie an der Universität. Sehr geschätzter Lehrer. Er war literarisch tätig auf dem Gebiete der Staatsarzneikunde und Medizinalpolizei. — Mitglied der Gesellschaft seit 1810.

18. Hufeland, Christoph Wilhelm*, geb. 12. August 1762 zu Langensalza, gest. 25. August 1836 zu Berlin. Aus angesehener ärztlicher Familie

stammend, war er zuerst 1783—93 Arzt in Weimar (von Goethe, Schiller, Herder, Wieland), 1793—1798 Prof. in Jena, wo er seine Vorlesung über Makrobiotik vor über 500 Zuhörern hielt. 1798 siedelte er nach Berlin über als Direktor des Collegium medico-chirurgicum, Erster Arzt an der Charité und königlicher Leibarzt. Geheimr. 1806—09 begleitete er die königliche Familie in ihr Exil nach Ostpreußen. 1810 wurde er Professor an der Universität und begründete als solcher die Universitätspoliklinik. Staatsr. Seine Menschenfreundlichkeit ließ ihn sich eifrig an den Geschäften der Armendirektion in Berlin beteiligen. 1829 gründete er den Hilfsverein für notleidende Ärzte und 1836 für Arztwitwen, die als „Hufelandsche Stiftungen" noch heute die Erinnerung an ihren Stifter wachhalten. — Seine literarische Tätigkeit war außerordentlich: über 400 Schriften von ihm sind vorhanden, von denen hier nur seine Makrobiotik und sein Encheiridion medicum genannt seien. Mitglied der Gesellschaft seit 1810.

19. **W e i t s c h , J o h a n n C h r i s t i a n***, geb. 1. April 1764 zu Aschersleben, gest. 10. September 1830 zu Berlin. Zuerst Theologe, später Mediziner. Seit 1799 Arzt in Berlin, Assistent von Heim. 1828 Obermedizinalr. — Mitglied der Gesellschaft seit 1810. Vize-Sekretär 1810—1830.

20. **v o n K o e n e n , L u d w i g E r n s t***, geb. 13. Oktober 1770 zu Berlin, gest. 30. August 1853 ebenda. 1797 Prof. am Colleg. med.-chir., 1810 Polizei-Physikus, 1816 Reg.-Medizinalr., später Geh. Obermedizinalr. — Mitglied seit 1810.

21. **R u d o l p h i I , K a r l A s m u n d***, geb. 14. Juli 1771 zu Stockholm, gest. 29. November 1832 zu Berlin. 1793 Dr. phil., 1794 Dr. med., später in beiden Fakultäten habilitiert. 1801—08 Prof. am Veterinärinstitute, 1808—10 Prof. der Medizin in Greifswald. Seit 1810 Erster Prof. der Anatomie an der Universität Berlin, Direktor des Anatomischen Institutes, Mitglied der Akademie der Wissenschaften und der Wissenschaftlichen Deputation für das Medizinalwesen. Geheimr. Bei hoher philosophischer Bildung war er doch ein scharfer, vorurteilsfreier Beobachter; er besaß ein ungewöhnliches Lehrtalent und verstand es besonders, jüngere Leute zu eigenen Forschungen anzuregen. Unter seinen zahlreichen Schriften aus den verschiedensten Gebieten der Naturwissenschaften, zumal den verschiedenen Zweigen der Anatomie, seien hervorgehoben seine Arbeiten über die Eingeweidewürmer, besonders die grundlegende: Entozoorum sive vermium intestinalium historia naturalis. — Mitglied der Gesellschaft seit 1810, Sekretär 1811—31.

22. **T h a e r I , A l b r e c h t***, geb. 14 Mai 1752 zu Celle, gest. 26. Oktober 1828 zu Möglin. Er war Leibmedikus in Celle, wandte sich aber bald der Landwirtschaft zu, um deren wissenschaftliche Begründung er sich hohe Verdienste erwarb. An der agrarischen Gesetzgebung zur Regelung der bäuerlichen Verhältnisse war er seit 1807 lebhaft beteiligt. Staatsr. 1810—18 war er Prof. der Landwirtschaft an der Universität Berlin, seit 1818 Leiter der Landwirtschaftlichen Akademie in Möglin. — Mitglied der Gesellschaft seit 1810, aber nur für wenige Jahre.

23. **R e i c h I , G o t t f r i e d C h r i s t i a n***, geb. 19. Juli 1769 zu Kaiserhammer, gest. 5. Januar 1848 zu Berlin. Seit 1794 Prof. in Erlangen. Er stellte eine neue Fieberlehre auf: daß das Fieber entstünde aus Mangel an Sauerstoff und Vermehrung des Stickstoffs; die beste Therapie des Fiebers sei daher die Darreichung von großen Dosen Mineralsäuren. Für die Veröffentlichung dieser Methode erhielt er von der preußischen Regierung eine Jahrespension von 500 Talern und die Erlaubnis, in Berlin Vorlesungen zu halten. Dorthin siedelte er 1800 über und wurde 1809 Prof. an der Universität. — Außer verschiedenen Schriften über seine Fieberlehre ist von seinen literarischen Werken zu nennen: Lehrbuch der praktischen Heilkunde nach chemisch-rationellen Grundsätzen.

24. **v o n S t o s c h , A u g u s t W i l h e l m***, geb. 7. April 1783 zu Berlin, gest. 6. Dezember 1860 ebendort. Hervorragender Praktiker; seit 1830 Leibarzt, 1833 Geh. Medizinalr. Er schrieb über Diabetes mellitus und die Kontagiosität der asiatischen Cholera.

25. L i c h t e n s t e i n , M a r t i n H e i n r i c h K a r l*, geb. 10. Januar 1780 zu Hamburg, gest. 3. September 1857 auf dem Postdampfer zwischen Kiel und Korsör. Er hielt sich seit 1802 mehrere Jahre in der Kapkolonie auf und veröffentlichte 1810—11 Reisen im südlichen Afrika, ein naturwissenschaftlich wichtiges Werk. Seit 1811 Prof. an der Universität zu Berlin, 1813 Direktor des Zoologischen Museums, dessen Gründung und Entwicklung sein Hauptverdienst ist. 1829 Geh. Medizinalr. Er verfaßte zahlreiche zoologische, besonders ornithologische Schriften.

26. K u n t z m a n n , J o h a n n H e i n r i c h L e b e r e c h t , geb. 24. November 1775 zu Berlin, gest. 3. Januar 1858 ebendort. 1801 in Halle promoviert und Arzt in Berlin, 1824 Hofr. und Hofmedikus, 1835 Geh. Hofr., Leibarzt der Prinzen Wilhelm und Karl. — Er verfaßte u. a.: Anatomisch-physiologische Untersuchungen über den Blutegel.

27. B r u c k e r t , J o h a n n G o t t l i e b , geb. 18. Februar 1771 zu Köpenick, gest. 1827 zu Berlin. Zunächst Militärarzt, 1790 Kompaniechirurg, 1797 Oberchirurg, 1803 Stabschirurg, 1805—06 Oberstabschirurg bei der hessischen Armee, 1806—08 Subdirektor der Pepiniere. Als solcher erwarb er sich hohe Verdienste um die Erhaltung derselben während der Zeit der französischen Okkupation. Am 26. April 1808 erhielt er wegen schwerer Erkrankung den Abschied und lebte bis zu seinem Tode in Berlin. Zuletzt Obermedizinalr.

28. R o s e n t h a l , F r i e d r i c h C h r i s t i a n , geb. 3. Juni 1780 zu Greifswald, gest. 5. Dezember 1829 ebendort. Seit 1807 Privatdozent für Anatomie in seiner Vaterstadt, seit 1810 in Berlin. 1814 Prosektor am Anatomischen Museum. Seit 1820 Professor der Anatomie und Physiologie in Greifswald. Sehr tüchtiger Anatom. Er verfaßte neben zahlreichen kleineren Aufsätzen und mehreren zoologischen Werken ein Handbuch der chirurgischen Anatomie.

29. S t e i n r ü c k I , A u g u s t H e i n r i c h , geb. 23. September 1783 zu Tüchsen (Meiningen), gest. 10. März 1858 zu Berlin. Zuerst nach Beendigung der Studien beim Ober-Collegium medicum in Berlin Assistent von Mursinna. 1805 als Militärarzt in Lazaretten in Hannover tätig. 1806 Promotion unmittelbar nach Ausbruch des Krieges. Nach der Schlacht bei Jena Leitung von Kriegslazaretten in Magdeburg und Berlin. 1808 medizinische Staatsprüfung. Reise nach Bamberg, Würzburg, Wien, Paris. Seitdem Arzt in Berlin. 1813 Leiter eines Lazarettes (hauptsächlich von Hospitaltyphuskranken) in Berlin. — Arzt am Friedrichs- und am Luisenstifte. 1825 Hofr. 1835 Geh. Hofr.

30. L i n k , H e i n r i c h F r i e d r i c h , geb. 2. Februar 1767 zu Hildesheim, gest. 1. Januar 1851 zu Berlin. Sehr bedeutender Botaniker. 1792 Prof. in Rostock, 1811 in Breslau. Seit 1815 in Berlin als Prof. der medizinischen Fakultät für Naturgeschichte und Direktor des Botanischen Gartens. Er wurde bald Mitglied der Akademie, der Wissenschaftlichen Deputation für das Medizinalwesen und Geh. Obermedizinalr. Er war ein Mann von erstaunlich vielseitiger Begabung und unermüdlicher Tätigkeit und Verfasser überaus zahlreicher naturwissenschaftlicher, besonders botanischer Schriften. — Präsident der Gesellschaft 1834—1851.

31. N a t o r p , C a r l , geb. 1784 zu Berlin, gest. 1. Mai 1852 ebendort. 1806 als Arzt approbiert, 1823 Polizei-Stadtphysikus in Berlin, 1841 Geh. Sanitätsr.

32. B ü t t n e r I , J o h a n n A r n o l d J o s e p h*, geb. 24. März 1768 zu Seitzkow, gest. 8. Januar 1844 zu Berlin. Militärarzt. 1785 Kompagnie-Chirurg, 1804 Regiments-Chirurg, 1809 General-Divisionschirurg in der Provinz Preußen. Als solcher nahm er an den Kriegen 1812—15 mit größter Auszeichnung teil. 1822 Zweiter General-Stabsarzt (neben v. Wiebel), 1828 Geh. Obermedizinalr.

33. R u s t , J o h a n n N e p o m u k*, geb. 5. April 1775 auf Schloß Johannisberg bei Jauernig in Österr.-Schlesien, gest. 9. Oktober 1840 zu Kleutsch bei Frankenstein in Schlesien. Zuerst in Österreich tätig, 1802—09 als Prof. in Olmütz, Krakau, Lemberg, Wien, wurde er 1815 nach Berlin berufen als General-Divisions-

arzt. 1816 Prof. an der Med.-chir. Akademie für das Militär, Direktor der Chirurgisch-ophthalmologischen Klinik der Charité, 1818 Prof. an der Universität, 1821 Geh. Obermedizinalr. und Vortragender Rat, 1822 Generalstabsarzt, 1824 ordentlicher Prof. an der Universität. 1829 Präsident des Kuratoriums für die Krankenhausangelegenheiten, 1837 Direktor des Medizinisch-pharmazeutischen Studiums an der Universität. 1837 bei seiner Verabschiedung als Generalstabsarzt Wirklicher Geh. Obermedizinalr.; 1834 Leibarzt des Kronprinzen, 1840 des Königs. Unter seinen zahlreichen Schriften sei nur genannt sein Theoretisch-praktisches Handbuch der Chirurgie in 17 Bänden. — Er erwarb sich große Verdienste als Arzt, als Lehrer durch seinen lebendigen, anregenden Vortrag, besonders aber als Medizinalbeamter. Er führte wichtige, tief einschneidende Veränderungen und Verbesserungen im Medizinalwesen durch: Beseitigung der Trennung der Militär- und Zivilärzte, Vereinigung der bis dahin getrennten Medizin und Chirurgie, Verbesserung der Hospitäler und der Krankenpflege.

34. **S t a r k e, A l e x a n d e r**, geb. 1772, gest. 12. Dezember 1842 zu Berlin. Militärarzt, Diensteintritt 1793. Zuletzt Generalarzt des Gardekorps.

35. **B o e h r I, E d u a r d***, geb. 12. April 1793 zu Berlin, gest. 5. April 1847 ebendort. Sohn eines Hofmedikus. Er studierte in Frankfurt a. O., trat aber 1813 als Freiwilliger in das Heer, und zwar zunächst in das Lützowsche Freikorps. Er wurde bald Offizier und 1815 mit dem Kapitänspatente entlassen. Seit 1817 bis zu seinem Tode als Arzt in Berlin tätig. Sanitätsr. 1818—27 Privatdozent an der Universität. — 1831—1847 Vize-Sekretär der Gesellschaft.

36. **W a g n e r, K a r l W i l h e l m U l r i c h**, geb. 21. Januar 1793 zu Braunschweig, gest. 4. Dezember 1846 zu Berlin. Schon mit 21 Jahren versah er die Geschäfte eines Braunschweigischen Generalstabsarztes. Seit 1820 Professor in Berlin. Zunächst in der operativen Chirurgie tätig, wandte er sich später der Staatsarzneikunde zu, für die er 1826 die ordentliche Professur erhielt. 1833 Mitglied der Wissenschaftlichen Deputation und Geh. Medizinalr. Die Errichtung einer praktischen Unterrichtsanstalt für Staatsarzneikunde ist ihm zu danken.

37. **K o t h e***, gest. 4. April 1848 zu Berlin. Militärarzt. Er war 23 Jahre Regimentsarzt beim Garde-Dragoner-Regimente, 1829 Generalarzt des III. Armeekorps, 1842 des Gardekorps. 1837 Geh. Medizinalr. Mitglied der Prüfungskommission für die Staatsprüfungen und der „Kommission zur Entwerfung eines Regulativs über ansteckende Krankheiten“, in dem er die Abschnitte über Pocken und Ruhr bearbeitete (1832).

38. **K u n d e, K a r l F r i e d r i c h T h e o d o r**, geb. 1793, gest. 24. September 1838 zu Kissingen. 1816 approbiert. Arzt in Berlin.

39. **B a r e z, S t e p h a n F r i e d r i c h***, geb. 30. August 1790 zu Berlin, gest. 12. Januar 1856 ebendort. Einer der beliebtesten Ärzte Berlins. 1820 Privatdozent an der Universität, 1831—47 Direktor der Kinderstation und -klinik an der Charité. 1841 Vortragender Rat, 1843 Geh. Obermedizinalr.

40. **H a u c k, G e o r g G u s t a v P h i l i p p**, geb. 25. Juni 1783 zu Berlin, gest. 12. Juli 1848 ebendort. Seit 1806 Arzt in Berlin unter Leitung des alten Heim, hauptsächlich Geburtshelfer. Seit 1817 Direktor des Hebammen-Institutes. Geh. Hofr. Er veröffentlichte außer anderen Aufsätzen: „Vollständiges Handwörterbuch für Hebammen“ und „Lehrbuch der Geburtshilfe zum Unterrichte der Hebammen in den Preußischen Landen“.

41. **H e i m II, A u g u s t W i l h e l m**, geb. 2. August 1789 zu Berlin, gest. 29. Juli 1850 ebendort. Sohn von Heim I (3), Arzt in Berlin. Geh. Hof- (Medizinal- ?) R. Aus der Gesellschaft war er schon vor 1832 wieder ausgeschieden.

42. **K l a a t s c h I, A u g u s t F r i e d r i c h H e r m a n n K a r l***, geb. 26. Dezember 1792 zu Berlin, gest. 16. Oktober 1829 ebenda. Machte die Feldzüge 1813—15 als Leutnant mit. Arzt in Berlin. 1825 Medizinalr. beim Medizinal-Kollegium der Provinz Brandenburg.

43. **Hecker II, Justus Friedrich Karl***, geb. 5. Januar 1795 in Erfurt, gest. 11. Mai 1850 in Berlin. Sohn von Hecker I (2), machte die Freiheitskriege als Freiwilliger mit und wurde schon 1817 Privatdozent an der Universität Berlin. Seit 1834 ord. Prof. für Geschichte der Medizin. Er war einer der bedeutendsten, geistreichsten medizinischen Geschichtsforscher und -schreiber, der Begründer der historischen Pathologie. Von seinen zahlreichen Schriften aus dem Gebiete der Geschichte der Medizin seien genannt: Die großen Volkskrankheiten des Mittelalters und die Geschichte der Heilkunde.

44. **Eck, Gottlieb Wilhelm***, geb. 5. Januar 1795 zu Freystadt (Westpr.), gest. 9. Dezember 1848 zu Berlin. Militärarzt, machte die Feldzüge 1813—15 als Lazarett-Chirurgus, später als Oberarzt mit, begleitete 1820—26 die Prinzen Wilhelm und Karl auf Reisen. Seit 1844 Generalarzt und Subdirektor des Friedrich-Wilhelm-Institutes. 1829 außerord. Prof. an der Universität. 1840 ord. Prof. an der Med.-chir. Akademie für das Militär. 1833 Geh. Medizinalr. 1848 Mitglied der Wissenschaftlichen Deputation für das Medizinalwesen. Ein Mann von hoher Lebendigkeit des Geistes, lebhafter Auffassungsgabe, scharfem Urteile und bewundernswerter Ausdauer.

45. **Schlemm, Friedrich***, geb. 11. Dezember 1795 zu Salzgitter, gest. 27. Mai 1858 zu Berlin. 1823 außerordentlicher, 1829 ordentlicher Prof. der Anatomie an der Universität, viele Jahre neben Johannes Müller tätig. Er war ein ausgezeichneter praktischer Anatom und hielt sehr beliebte chirurgische Operationskurse.

46. **Moldenhawer, Karl Friedrich Wilhelm.** geb. 1790 (1793 ?) zu Rieseburg (Ostpr.) gest. ? Studierte seit 1808 Medizin und machte den Krieg 1813 als Feldarzt mit. 1818 in Berlin promoviert und seitdem Arzt daselbst. Er verfaßte ein Handbuch über chemische Reagenzien. Der Gesellschaft gehörte er nicht lange an.

47. **Horlacher, Johann Karl***, geb. 26. März 1769 zu Crailsheim (Ansbach), gest. 26. März 1852 ebenda. Militärarzt seit 1793. 1796—98 Zögling des Friedrich-Wilhelms-Institutes. War später Regimentsarzt im 2. Garde-Regiment z. F., in dem er an den Freiheitskriegen 1813—1815 teilnahm. Seit 1829 lebte er als General-Divisionsarzt im Ruhestande in Crailsheim.

48. **Schultz I, Friedrich Wilhelm Ferdinand,** geb. 31. Juli 1775 zu Perleberg, gest. 13. April 1831 zu Berlin. Seit 1798 Arzt in Berlin, brachte 1801 die Schutzpocken nach Petersburg. 1817 Hofmedikus.

49. **Lohmeyer, Johann Karl Jakob***, geb. 26. April 1776 zu Potsdam, gest. 25. Juli 1852 zu Berlin. Militärarzt. 1794 Kompaniefeldscher. 1805 promoviert. 1806—07 in den Feldlazaretten in Preußen tätig. 1809 Abschied bewilligt, weil er Arzt des Grafen v. d. Schulenburg wird. 1815 Wiedereintritt als Oberstabschirurg, Teilnahme am Feldzuge. 1829 Generalarzt. 1844 Zweiter, 1847 Erster Generalstabsarzt und Chef des Militär-Medizinalwesens. 1851 Übertritt in den Ruhestand. 1845 Geh. Obermedizinalr. und Mitglied der Medizinalabteilung des Kultusministeriums.

50. **Bieske, Karl Ludwig***, geb. 1777 zu Berlinchen, gest. 2. Juni 1842 zu Berlin. Militärarzt. Am 25. Januar 1819 zum Dr. med. promoviert. Zuletzt Regimentsarzt beim Garde-Kürassier-Regimente. Leibarzt des Fürsten Blücher.

51. **Krause I, August Heinrich,** geb. 17. August 1796 zu Königsberg i. Neumark, gest. 1. April 1876 zu Berlin. Militärarzt. Diensteintritt 1813 als Kompaniechirurgus beim 2. Garde-Regiment z. F. Seit 1815 Zögling des Friedrich-Wilhelms-Institutes. 1820 Prüfung für die Armee. 1821 Bataillonsarzt. 1830 als solcher zum 2. Garde-Regiment versetzt mit dem Titel als Regimentsarzt. 1841 bis 1859 wirklicher Regimentsarzt bei genanntem Regimente. 1859 als Generalarzt z. D. gestellt. — Vize-Sekretär der Gesellschaft 1858—1867.

52. **Gedike, Carl Emil,** geb. 4. September 1796 (6. Sept. 1798 ?) zu Berlin, gest. 1867 ebendort. Machte die Feldzüge gegen Frankreich mit und studierte seit 1816 Medizin. 1820 approbiert. Arzt in Berlin. Mitglied des Medi-

zinalkollegiums, Medizinalr. Er verfaßte als Lehrer an der Landeskranken-
wartschule an der Charité eine Anleitung zur Krankenwartung.

53. S t a b e r o h , H e i n r i c h *, geb. 1785, gest. 23. (20. ?) April 1857
zu Berlin. Dr. phil. 1810—11 las er als Privatdozent an der Universität über
Materia medica. Später Medizinalassessor, zuletzt Geh. Medizinalr.

54. E r h a r d , J o h a n n B e n j a m i n. geb. 8. Februar 1766 zu Nürnberg, gest. 28. November 1827 zu Berlin. In seiner Jugend Drahtzieher und
Graveur, studierte 1787—92 Mathematik, Sprachen, Medizin, besonders aber
Kantsche Philosophie. Seit 1799 in Berlin, wo er eine glänzende Praxis erwarb.
1817 Mitglied der Oberexaminations-Kommission, 1822 Obermedizinalrat. Er
veröffentlichte politische, philosophische literarästhetische und einige psychiatrische Schriften. Er war ein naher Freund von Schiller, Wieland und Herbart.

55. D i e f f e n b a c h I, J o h a n n F r i e d r i c h *, geb. 1. Februar 1792
zu Königsberg i. Pr., gest. 11. November 1847 zu Berlin. Er studierte zuerst
Theologie, nahm an den Kriegen 1813 und 1814 als Freiwilliger reitender Jäger teil
und ging dann zur Medizin über. Seit 1823 Arzt in Berlin, gelang es ihm bald,
sich neben Gräfe und Rust eine angesehene Stellung zu schaffen. 1829 wurde er
dirigierender Arzt der Chirurgischen Abteilung der Charité, 1832 außerordentlicher,
1840 ordentlicher Professor an der Universität und Direktor der Chirurgischen
Universitätsklinik. Sein Hauptgebiet waren zunächst die wiederherstellenden
Operationen, er ist der Vater der modernen plastischen Chirurgie geworden. Sein
zusammenfassendes Werk hierüber sind die „Chirurgischen Erfahrungen, besonders
über die Wiederherstellung zerstörter Teile des menschlichen Körpers nach neuen
Methoden". Später wandte er sich besonders den subkutanen Operationen zu,
zu deren schneller Verbreitung er durch die Verbesserung der Operationsmethoden
wesentlich beitrug. In erster Linie hier zu nennen ist seine Erfindung der Schiel-
operation („Über das Schielen und die Heilung desselben durch Operation"). —
Er erlebte noch die Erfindung der künstlichen Anästhesie, über die er schrieb:
„Der Äther gegen den Schmerz". Sein chirurgisches Testament war: „Die operative Chirurgie". Seiner Anregung verdankt die Krankenpflegeschule der Charité
ihre Entstehung.

56. T h a e r II, E r n s t *, geb. 6. April 1790 zu Celle, gest. 11. Mai 1837
zu Berlin. Sohn von Thaer I (22). Er kämpfte in den Freiheitskriegen, promovierte 1814, war bis 1827 Arzt in Nauen und 1827—1837 in Berlin. Er veröffentlichte eine Reihe von Abhandlungen über Milzbrand, Pocken, Cholera, Gicht und
Schwindsucht.

57. B r e m e r II, W i l h e l m A u g u s t E d u a r d , geb. 1. August 1787
zu Berlin, gest. 20. Februar 1850 ebenda. Sohn von Bremer I (15). War 1813—15
Arzt bei der Landwehr, wurde 1816 Direktor der Königl. Schutzblattern-Impfungsanstalt. 1830—43 Mitglied des Medizinalkollegiums. Medizinalr. Er veröffentlichte verschiedene Schriften über die Pockenimpfung und die Witterungs-,
Gesundheits- und Mortalitätsverhältnisse von Berlin (1819—1830).

58. E h r e n b e r g , C h r i s t i a n G o t t f r i e d *, geb. 19. April 1795
zu Delitzsch, gest. 27. Juni 1876 zu Berlin. Er studierte zuerst Theologie, bald
aber Naturwissenschaften und Medizin, unternahm ausgedehnte Reisen (zuletzt
1829 mit Alexander von Humboldt nach Zentralasien), wurde 1826 außerordentlicher Professor, 1827 Mitglied der Akademie. 1839 ordentlicher Prof., 1842 Beständiger Sekretär der Akademie. Er war einer der bedeutendsten Naturforscher
des 19. Jahrhunderts, einer der Begründer der mikroskopischen Botanik und
Zoologie. Seine Hauptwerke sind: Die Infusionstierchen als vollkommene Orga-
nismen und die Mikrogeologie. — Sekretär der Gesellschaft 1831—1851, Präsident
von 1851—1875.

59. T h ü m m e l , K a r l E d u a r d , geb. 18. Januar 1799 zu Berlin,
gest. 3. (4. ?) August 1857 ebendort. 1814 Volontär am Medizinisch-chirurgischen
Friedrich-Wilhelms-Institute, machte 1815 den Feldzug mit und vollendete dann
seine Studien. 1820 approbiert. Nach einer wissenschaftlichen Reise nach Wien,

Neapel und Paris seit 1821 Arzt in Berlin. Stadtphysikus, seit 1834 Physikus des Kreises Nieder-Barnim. 1842 Sanitätsr. Er verfaßte u. a. ein populäres medizinisches Hausbuch.

60. C a s p e r, J o h a n n L u d w i g *, geb. 11. März 1796 zu Berlin, gest. 24. Februar 1864 ebendort. 1824 Privatdozent für Pathologie und Staatsarzneikunde, 1825 außerordentlicher Prof. und Medizinalr. beim Medizinalkollegium, 1834 Mitglied der Wissenschaftlichen Deputation, 1839 ordentlicher Prof., seit 1850 Leiter der neugegründeten Unterrichtsanstalt für Gerichtliche Medizin. Er übte eine ausgedehnte Lehrtätigkeit und umfangreiche ärztliche Praxis aus und veröffentlichte zahlreiche Schriften über Gerichtliche Medizin.

61. B a u m, W i l h e l m *, geb. 10. November 1799 zu Elbing, gest. 3. Sept. 1883 zu Göttingen. Er ließ sich nach einer dreijährigen wissenschaftlichen Reise 1826 in Berlin als Arzt nieder, wurde 1830 als Oberarzt des städt. Hospitals nach Danzig und 1842 als ordentlicher Prof. der Chirurgie nach Greifswald und 1849 nach Göttingen berufen. 1875 legte er seine Professur nieder und erhielt den Charakter als Geh. Obermedizinalr. Seine literarische Tätigkeit war nur geringfügig, doch war er einer der gelehrtesten Chirurgen Deutschlands, von ausgezeichneter Belesenheit in der Literatur. Der Gesellschaft hat er nur kurze Zeit angehört.

62. M a y e r I, K a r l W i l h e l m *, geb. 25. Juni 1795 zu Berlin, gest. 12. Februar 1868 ebenda. Machte den Feldzug 1813—14 als Freiwilliger mit. Seit 1821 als Arzt, speziell Gynäkologe in Berlin in ausgedehnter Praxis tätig. 1840 der erste „Sanitätsrat", 1846 Geh. Sanitätsr. 1844 gründete er die Geburtshilfliche Gesellschaft zu Berlin, die erste ihrer Art. Er ist der Begründer der modernen Gynäkologie. Veröffentlicht hat er nur wenige Abhandlungen gynäkologischen Inhalts.

63. v o n A r n i m, H a n s F e r d i n a n d *, geb. 21. Oktober 1800 zu Berlin, gest. 24. März 1868 ebenda. Seit 1825 Arzt in Berlin, 1841 Leibarzt des Prinzen Albrecht von Preußen, 1844 Geh. Sanitätsr.

64. d' A l t o n, E d u a r d, geb. 1. Juli 1803 zu St. Goar, gest. 25. Januar 1854 zu Halle. 1827 Prof. der Anatomie an der Akademie der Künste zu Berlin, 1830 Privatdozent an der Universität. Seit 1834 Prof. der Anatomie und Physiologie in Halle. Der Gesellschaft gehörte er nur wenige Jahre an.

65. O h r t m a n n I, W i l h e l m *, geb. 28. April 1804 zu Hamburg, gest. 21. Juli 1865 zu Berlin. Sohn eines Arztes und Apothekers in Hamburg. Seit 1828 Arzt in Berlin mit ausgedehnter Praxis. Geh Sanitätsr.

66. E c k a r d, E d u a r d *, geb. 23. März 1798 zu Warschau, gest. 10. Sepsember 1867 zu Berlin. Seit 1823 Arzt in Berlin, nachdem er vorher eine wissenschaftliche Reise behufs Studiums der Einrichtung von Irrenanstalten in Deutschland, Frankreich und England gemacht hatte. Er war Arzt der Klinsmannschen Privat-Irrenanstalt. 1854 Geh. Sanitätsr.

67. B a r t e l s I, E r n s t D a n i e l A u g u s t *, geb. 26. Dezember 1778 zu Braunschweig, gest. 4. Juli 1838 zu Berlin. Zunächst Arzt in Braunschweig, 1803 Prof. der Anatomie und Physiologie in Helmstedt, seit 1810 in Marburg. 1812—21 Prof. der Physiologie in Breslau. 1821—28 Prof, der Pathologie und med. Klinik in Marburg und seit 1828 in Berlin. Er entfaltete eine ausgiebige literarische Tätigkeit. — Der Gesellschaft gehörte er nur einige Jahre an.

68. Z i m m e r m a n n, O t t o H e i n r i c h, geb. 5. März 1801 zu Berlin, gest. 29. Juli 1867 ebendort. 1826 approbiert. Arzt in Berlin. 1860 Geh. Sanitätsr.

69. v o n H o r n II, W i l h e l m *, geb. 17. Februar 1803 zu Braunschweig, gest. 19. Januar 1871 zu Berlin. Nach einer zweijährigen wissenschaftlichen Reise 1830 Privatdozent in Berlin. 1831 Kreisphysikus in Halberstadt, 1840 Medizinalr. in Erfurt und 1847 in Berlin beim Polizei-Präsidium, 1849 Vortragender Rat im Kultusministerium und Mitglied der Wissenschaftlichen Deputation, 1851 Ärztlicher Direktor der Charité. 1859 Geh. Obermedizinalr. Sein Hauptwerk ist: Das Preußische Medizinalwesen, aus amtlichen Quellen dargestellt.

70. von Siebold, Karl Theodor Ernst, geb. 16. Februar 1804 zu Würzburg, gest. 7. April 1885 zu München. Einer berühmten bayrischen Ärztefamilie entstammend, studierte er Medizin und Zoologie, wurde 1831 Kreisphysikus in Heilsberg und später Königsberg, bald darauf Direktor der Hebammenschule in Danzig. Seit 1840 Prof. der Zoologie in Erlangen, 1845 Freiburg i. Br., 1850 Breslau, 1853 München. Er bewahrte sich große Frische des Geistes und Empfänglichkeit für alles Neue bis in sein hohes Alter. So war er einer der wenigen älteren Zoologen, die sich in den Ideenkreis Darwins einzuleben wußten. Seine zahlreichen Schriften gehören dem Gebiete der Zoologie und vergleichenden Anatomie an.

71. Trüstedt, Friedrich Leberecht*, geb. 1. Februar 1791 zu Berlin, gest. 19. November 1855 zu Halberstadt. Ursprünglich Militärarzt, machte die Freiheitskriege als Kompanie-Chirurgus mit, 1820 Direktor der Hebammenschule zu Magdeburg, 1825 Medizinalr. bei der Regierung dort. 1831 Vortragender Rat im Kultusministerium in Berlin. 1833 außerordentlicher Prof., 1835 Geh. Obermedizinalr.

72. Wolff, Eduard*, geb. 24. November 1794 zu Berlin, gest. 30. Dezember 1878 ebenda. Militärarzt; machte die Kriege 1813—15 als Feldarzt mit. 1832 außerord. Prof., leitete bis 1857 die Medizinische Klinik für Wundärzte in der Charité. 1842 Geh. Sanitätsr., später Generalarzt. Er genoß einen bedeutenden Ruf als Konsiliarius und war in der Ärzteschaft sehr beliebt und verehrt wegen seiner Kollegialität und der Geradheit und Rechtschaffenheit seines Charakters. — Vize-Sekretär 1847—51; Sekretär 1851—75; Präsident 1875—78.

73. Rudolphi II, Karl Eduard, geb. 24. März 1806 zu Greifswald, gest. 16. Januar 1841 zu Berlin. Sohn von Rudolphi I (21). Approbiert 1829. Nach einer längeren wissenschaftlichen Reise Arzt in Berlin, Assistent von Horn und von Trüstedt. 1836 Medizinalassessor, 1839 Medizinalr. beim Provinzial-Medizinalkollegium.

74. Albers, Johann Christoph*, geb. 13. März 1795 zu Bremen, gest. 27. September 1857 zu Stuttgart. Er machte die Freiheitskriege als Kompanie-Chirurgus mit. Später Regierungs- und Medizinalr. in Gumbinnen. 1840 Direktor der Tierarzneischule in Berlin, Geh. Medizinalr. 1848 in den Ruhestand gestreten und seit 1855 in Heidelberg lebend, widmete er sich zoologischen Forschungen und veröffentlichte: Die Helizeen nach natürlicher Verwandtschaft systematisch geordnet.

75. Ideler I, Karl Wilhelm*, geb. 25. Oktober 1795 zu Bendwisch, gest. 29. August 1860 zu Kumlosen. Er machte den Feldzug 1815 als Kompanie-Chirurgus mit, praktizierte zuerst an verschiedenen Orten der Mark und wurde dann zum ärztlichen Leiter der Irrenabteilung der Charité berufen. 1839 außerordentlicher Prof., 1840 Direktor der Psychiatrischen Klinik. Er entfaltete eine sehr große literarische Tätigkeit auf dem Gebiete der Psychiatrie.

76. Becker, Ferdinand Wilhelm, geb. 24. April 1805 zu Höxter, gest. 22. Juni 1834 zu Berlin. Nach längeren Reisen seit 1829 Arzt in Berlin, 1830 Privatdozent. Er war ein fruchtbarer Schriftsteller.

77. Rosenstiel, Adolph, geb. 18. Juli 1800 zu Berlin, gest. 7. Oktober 1863 ebenda. 1824—56 Arzt in Berlin, 1843 Sanitätsr. 1856 gab er die Praxis wegen Krankheit auf.

78. Wallmüller, Karl*, geb. 18. Mai 1807 zu Berlin, gest. 1. Mai 1858 ebenda. Arzt in Berlin, Direktor des Kgl. Impfinstitutes, Hofarzt, Geh. Sanitätsr. Arzt des Prinzen August von Preußen.

79. Breyer, Friedrich Wilhelm, geb. 1787 zu Hirschberg, gest. 30. Oktober 1851 zu Berlin. Promoviert 1811. Seit 1836 Arzt in Berlin. Er verfaßte mehrere Aufsätze in Wolfarts Jahrbuch für Lebensmagnetismus und in Hufelands Journal.

80. Froriep, Robert, geb. 21. Februar 1804 zu Weimar, gest. 14. Juni 1861 ebenda. Er entstammte einer bekannten ärztlichen Familie. 1833 Prof.

für chirurgische Anatomie, Prosektor und Lehrer der Anatomie an der Akademie der Künste in Berlin. 1836 Medizinalr. beim Medizinalkollegium, 1846 verließ er Berlin, um in Weimar die Leitung des Landes-Industrie-Kontors zu übernehmen. Er besaß ein vorzügliches Zeichen- und Maltalent, infolgedessen ist die Mehrzahl seiner sehr zahlreichen Publikationen aus den Gebieten der deskriptiven, topographischen, pathologischen und chirurgischen Anatomie mit vorzüglichen Kupfertafeln geziert.

81. G r o ß h e i m I, E r n s t L e o p o l d*, geb. 8. Mai 1799 zu Rogasen, gest. 8. Januar 1844 zu Berlin. Militärarzt. Mehrfach Reisebegleiter der Prinzen Wilhelm und Albrecht. Am russisch-türkischen Kriege 1828 nahm er auf russischer Seite teil; 1830 Regimentsarzt in Berlin, 1832 Leibarzt des Prinzen Wilhelm. Sein Hauptwerk ist: Lehrbuch der operativen Chirurgie.

82. P h i l i p p i, R u d o l f A m a n d u s*, geb. 14. September 1808 zu Charlottenburg, gest. 26. Juli 1904 in Santiago in Chile. Hervorragender Naturforscher, dem die gründliche Erforschung Chiles zu danken ist. Dorthin begab er sich 1851, nachdem er vorher Direktor der höheren Gewerbeschule in Kassel gewesen war. Er war Prof. der Naturwissenschaften an der Universität Santiago, wo er ein in Südamerika einzig dastehendes Museum und einen botanischen Garten einrichtete.

83. L e s s e r, F e r d i n a n d, geb. 15. November 1782, gest. 24. Januar 1859 zu Frankfurt a. O. Militärarzt. 1816 Pensionärchirurg. 1832 Regimentsarzt beim. 2. Garde-Regiment. Später in Posen als Generalarzt des V. Armeekorps. Zuletzt lebte er und starb in Frankfurt a. O.

84. R o s e I, H e i n r i c h*, geb. 6. August 1795 zu Berlin, gest. 27. Januar 1864 ebendort. Bedeutender Chemiker, der Schöpfer der neueren analytischen Chemie, Schüler von Berzelius. 1823 außerordentlicher, 1835 ordentlicher Prof. in Berlin. Seit 1832 Mitglied der Akademie der Wissenschaften.

85. M ü l l e r I, J o h a n n e s*, geb. 14. Juli 1801 zu Koblenz, gest. 28. April 1858 zu Berlin. Sohn eines Schuhmachers, studierte in Bonn und kam in Berlin in nahe Beziehung zu Rudolphi, der ihn von den Einflüssen einer ungesunden Naturphilosophie befreite und der reinen Naturbetrachtung zuführte. 1826 außerordentlicher, 1830 ordentlicher Professor in Bonn, seit 1833 in Berlin als Nachfolger Rudolphis. Seine wissenschaftliche und seine Lehrtätigkeit waren außerordentlich groß. Er las über menschliche und vergleichende Anatomie, Physiologie, Entwicklungsgeschichte und pathologische Anatomie und war auf allen diesen Gebieten als bahnbrechender Forscher tätig, wenn auch der Schwerpunkt seiner Leistungen in der Physiologie und vergleichenden Anatomie lag. Staunen erregend war seine Arbeitskraft und der Umfang seiner Leistungen. Von seinen 267 Veröffentlichungen sei hier nur genannt sein Handbuch der Physiologie des Menschen, das stets zu den klassischen Werken der medizinischen Literatur gezählt werden wird.

86. G u r l t I, E r n s t F r i e d r i c h*, geb. 13. Oktober 1794 zu Drentkau, gest. 13. August 1882 zu Berlin. Bedeutender Veterinär-Anatom. An den Feldzügen 1813—15 nahm er als Feldapotheker und Lazarett-Chirurg teil und studierte später Medizin. 1819 Lehrer der Zootomie an der Tierarzneischule in Berlin, 1827 Prof., 1849 Direktor der Anstalt und Geh. Medizinalr. Seine literarische Tätigkeit umfaßt die Anatomie, Physiologie, pathologische Anatomie der Haussäugetiere. Besondere Verdienste erwarb er sich um die anatomische und pathologisch-anatomische Sammlung der Tierarzneischule, die durch ihn zu einer der bedeutendsten vorhandenen geworden ist.

87. S c h ü t z, W i l h e l m M o r i t z S t e p h a n L u d w i g*, geb. 9. Juli 1808 zu Münster, gest. 22. Juni 1857 zu Berlin. Seit 1833 Arzt in Berlin, 1841 Chirurgischer Assessor beim Medizinalkollegium, 1844 Medizinalr., 1853 Mitglied der Wissenschaftlichen Deputation. 1856 Geh. Medizinalr. 1841—56 Armenarzt. Viele Jahre war er Arzt der Klinsmannschen Privat-Irrenanstalt.

88. R e i c h II, G e o r g F r i e d r i c h O t t o m a r*, geb. 24. Dezember 1807 zu Berlin, gest. 18. Mai 1895 ebenda. Sohn von Reich I (23). Arzt in Berlin

seit 1833. Bis 1847 Assistent von Dieffenbach. Geh. Sanitätsr. — Mit Fritze gab er 1845 heraus: Die plastische Chirurgie. 1893 Ehrenmitglied des Vereins für innere Medizin. — 1866 ordinierender Arzt am Lazarett in Bethanien (Berlin), 1870—71 stellvertretender Leiter der äußeren Station von Bethanien.

89. **G r i m m, H e i n r i c h G o t t f r i e d***, geb. 21. Juni 1804 zu Sargstedt, gest. 24. Dezember 1884 zu Berlin. Einer der bedeutendsten preußischen Militärärzte. 1826 Kompaniechirurg. 1838 Oberstabsarzt und Subdirektor der militärärztlichen Bildungsanstalten in Berlin, 1840 Leibarzt des Königs, 1844 Generalarzt, 1851 Generalstabsarzt und Leiter des Militär-Medizinalwesens. Als solcher schuf er eine große Reihe wesentlichster Verbesserungen im Militär-Medizinalwesen, durch die es seine heutige vollkommene Ausbildung und Organisation erhielt. 1873 Rang als Generalleutnant, 1882 Geh. Obermedizinalr.

90. **v o n S t e i n a u - S t e i n r ü c k II, K a r l O t t o***, geb. 24. Juli 1817 zu Berlin, gest. 28. August 1892 ebenda. Sohn von Steinrück I (29). 1839 approbiert. Arzt in Berlin. 1861 Sanitätsr., 1871 Geh. Sanitätsr. 1869 Verleihung des Adels unter dem Namen „von Steinau-Steinrück". — Im Kriege 1870—71 war er Abteilungsarzt in einem Militärlazarette in Berlin.

91. **V o e l k e r II, K a r l**, geb. 1813, gest. 13. Januar 1872 zu Berlin. 1836 approbiert. Arzt in Berlin. Er hielt sich längere Zeit in Paris auf.

92. **S c h m i d t I, L e o p o l d***, geb. 1791 zu Landsberg a. W., gest. 1858 zu Berlin. War zuerst Apotheker, studierte seit 1817 Medizin. Seit 1820 Arzt in Berlin. 1846 Sanitätsr., 1855 Geh. Sanitätsr. 1851—1858 Vize-Sekretär der Gesellschaft.

93. **T r o s c h e l, M a x i m i l i a n**, geb. 19. März 1805 zu Berlin, gest. 5. Juni 1867 ebenda. Arzt in Berlin, 1844 außerord. Prof., später Geh. Medizinalr. Verfasser einer Reihe von chirurgischen Lehrbüchern.

94. **B o e h m, L u d w i g**, geb. 22. Januar 1811 zu Hanau, gest. 1. August 1869 zu Berlin. Assistent von Dieffenbach, 1845 außerordentlicher Prof. Seine Veröffentlichungen betrafen anfänglich die mikroskopische Anatomie, später die Augenheilkunde.

95. **B ü t t n e r II, F r a n z**, geb. 15. November 1807 zu Minden, gest. 9. Juli 1888 zu Berlin. Sohn von Büttner I (32). Militärarzt. 1831 Kompaniechirurgus. 1834 approbiert, 1834—1836 Assistent am Hamburger Krankenhause. 1836—1837 wissenschaftliche Reise nach England und Frankreich. 1837—1841 Pensionär- und Stabsarzt beim Friedrich-Wilhelms-Institute. 1843—1869 Regimentsarzt im 2. Garde-Ulanen-Regiment. 1864 Dirigent der Militär-Kranken-transport-Kommission. 1866 Feld-Korpsgeneralarzt. 1870—71 Oberstabsarzt und stellvertretender Generalarzt beim Kommando der immobilen Truppen des Gardekorps und stellvertretender Subdirektor des Friedrich-Wilhelms-Institutes. Als Generalarzt z. D. 1871 verabschiedet.

96. **K r i e g e r, G e o r g S i g i s m u n d E d u a r d***, geb. 24. November 1816 zu Danzig, gest. 18. Dezember 1870 zu Berlin. Nach einer längeren wissenschaftlichen Reise seit 1842 Arzt in Berlin, 1853 Chirurgischer Assessor beim Medizinalkollegium, 1859 Medizinalr., 1866 Geh. Medizinalr., 1857—67 Kreisphysikus des Kreises Nieder-Barnim. Er beschäftigte sich hauptsächlich mit Chirurgie, Augenheilkunde und Geburtshilfe und veröffentlichte eine Reihe von Arbeiten aus diesen Gebieten.

97. **D i e f f e n b a c h II, L o r e n z**, geb. ? gest. 28. März 1883 zu Darmstadt. Arzt in Berlin, siedelte aber schon vor 1847 nach Darmstadt über, wo er bis etwa zehn Jahre vor seinem Tode praktizierte.

98. **N a g e l, M o r i t z***, geb. 12. November 1808 zu Erfurt, gest. 24. Februar 1871 zu Berlin. Arzt in Berlin, besonders sehr gesuchter Geburtshelfer. Assistent von Busch und später Jüngken. 1855 Bezirksphysikus, 1858 Direktor der Hebammenschule, Geh. Sanitätsr.

99. **E b e r t, H e r m a n n F r i e d r i c h L u d w i g***, geb. 1. Juni 1814 zu Berlin, gest. 23. August 1872 zu Ragaz. Seit 1844 Privatdozent, 1849 Mitglied

des Medizinalkollegiums, Leiter der Kinderklinik der Charité, 1864 Geh. Medizinalr. 1867 außerordentlicher Prof. Vize-Sekretär 1867—72.

100. S c h m i d t II, J o s e p h H e r m a n n, geb. 14. Juni 1804 zu Paderborn, gest. 15. Mai 1852 zu Berlin. Zunächst Arzt in Paderborn, dort 1836 Direktor des Krankenhauses, Lehrer am Hebammeninstitute und 1838 Physikus, 1843 Vortragender Rat im Kultusministerium in Berlin, Mitglied der Wissenschaftlichen Deputation, 1844 außerordentlicher Professor und Direktor der Gebärabteilung der Charité, 1848 Hebammenlehrer. Von seinen zahlreichen Schriften sei nur genannt sein Lehrbuch der Geburtskunde für die Hebammen in den Kgl. Preußischen Staaten, das 1837 vom Ministerium mit einem Preise gekrönt wurde.

101. Q u i n c k e, H e r m a n n*, geb. 2. Oktober 1808 zu Letmathe, gest. 10. Februar 1891 zu Berlin. Nach einer Reise nach Rußland im Auftrage der preußischen Regierung zum Studium der Cholera und kurzer Tätigkeit als Choleraarzt in Oliva 1831—43 Arzt in Frankfurt a. O., seit 1843 in Berlin. 1844(?)—1862 dirigierender Arzt an der Charité. Mitglied des Provinzial-Medizinal-Kollegiums und später der Wissenschaftlichen Deputation. Geh. Medizinalr. — Im Kriege 1870—71 war er Chefarzt eines Lazarettes in Berlin.

102. v o n L a u e r, G u s t a v A d o l f*, geb. 10. Oktober 1808 zu Wetzlar, gest. 8. April 1889 zu Berlin. Ausgezeichneter Militärarzt. 1829 Charitéchirurg, 1861 Generalarzt, 1879 Generalstabsarzt der Armee. 1880 ordentlicher Honorar-Prof., 1881 Rang als Generalleutnant. Seit 1844 Leibarzt des Prinzen Wilhelm, des späteren Kaisers Wilhelm. — Am dänischen Kriege 1848 nahm er als Truppenarzt, an den Kriegen 1866 und 1870—71 im Großen Hauptquartiere teil. — Im Militär-Sanitätswesen wurden unter seiner Leitung die unter Grimm eingeleiteten Reformen weiter fortgeführt.

103. K l a p r o t h II, H e i n r i c h*, geb. 28. Dezember 1799 zu Gotha, gest. 19. Oktober 1879 zu Berlin. Sohn von Klaproth I (1). Er studierte in Berlin und war lange Zeit Famulus bei Hufeland. 1826 approbiert. Arzt in Berlin. Geh. Hofr.

104. H a m m e r I, A u g u s t F e r d i n a n d, geb. 11. Juli 1810 zu Werneuchen, gest. 20. Mai 1873 zu Berlin. 1835 approbiert. 1855 Bezirksphysikus zu Berlin. 1859 Polizei-Stadtphysikus. 1853 Sanitätsr. 1861 Geh. Sanitätsr.

105. B a r t e l s II, C h r i s t i a n A u g u s t*, geb. 19. September 1805 zu Helmstedt, gest. 21. September 1872 zu Berlin. Sohn von Bartels I (67). Seit 1838 Arzt in Berlin, seit 1847 dirigierender Arzt des Krankenhauses Bethanien in Berlin. Geh. Sanitätsr.

106. W e g s c h e i d e r, E r n s t H e i n r i c h G u s t a v*, geb. 8. Juni 1819 zu Halle a. S., gest. 5. April 1893 zu Berlin. Seit 1843 als Arzt in Berlin tätig, 1872 Geh. Sanitätsr.

107. S c h i e l e, A u g u s t, geb. 7. Januar 1811 zu Stolp, gest. 7. Oktober 1887 zu Lauenburg i. P. Militärarzt. 1844 Stabsarzt, 1848 Oberstabsarzt, 1858 Generalarzt II. Kl., 1868 Generalarzt I. Kl. Korpsgeneralarzt des IV. Armeekorps. 1874 z. D. gestellt. Kommandiert 1841—46 zum Friedrich-Wilhelms-Institute. 1863—67 zum Medizinalstabe der Armee. — Er nahm teil 1848 am Feldzuge in Schleswig-Holstein, 1849 in Baden und am Kriege 1870—71 (zuerst als Armeegeneralarzt der I. Armee, später der Maasarmee, 1871 der Okkupationsarmee in Frankreich).

108. P e t e r s, W i l h e l m K a r l H a r t w i g*, geb. 22. April 1815 zu Coldenbüttel, gest. 20. April 1883 zu Berlin. Nach ausgedehnten wissenschaftlichen Reisen 1838—47 1848 Prosektor am Anatomischen Institute zu Berlin, 1853 außerordentlicher Prof. der Medizin, 1858 ordentlicher Prof. der Zoologie. Sein Hauptwerk ist „Naturwissenschaftliche Reise nach Mozambique."

109. v o n L a n g e n b e c k, B e r n h a r d*, geb. 8. November 1810 zu Padingbüttel, gest. 29. September 1887 zu Wiesbaden. 1836 in Göttingen habilitiert, 1842 ordentlicher Prof. in Kiel, 1848 in Berlin, wo er bis 1882 wirkte. — Am Kriege

Schleswig-Holsteins gegen Dänemark nahm er als Generalstabsarzt der Armee teil, an den Kriegen 1864, 1866 und 1870—71 als Generalarzt und konsultierender Chirurg. Bei seiner Amtsniederlegung 1882 wurde er Wirklicher Geh. Rat. — Von den zahlreichen Fortschritten, die die Chirurgie ihm verdankt, seien hier nur erwähnt: Die Einführung der konservativen Richtung in der Chirurgie durch die Anwendung der Gelenkresektionen, von denen er bei Schussverletzungen in ausgedehntem Maße in segensreichster Weise in den Kriegen Gebrauch machte, ferner die subkutane Osteotomie, die Uranoplastik, die osteoplastische Resektion des Oberkiefers, neue Methoden der Cheilo- und Rhinoplastik. Er war ein vorzüglicher Lehrer und als Mensch von höchster Zuverlässigkeit und bezaubernder Liebenswürdigkeit des Charakters.

110. E r b k a m , B e r n h a r d *, geb. 12. November 1808 zu Glogau, gest. 28. September 1886 zu Berlin. Nach einer längeren wissenschaftlichen Reise seit 1835 Arzt in Berlin. 1837—40 Assistenzarzt an der Geburtshilflichen Klinik. 1840—61 Arzt der Geburtshilflichen Abteilung des Elisabethkrankenhauses. Geh. Sanitätsr.

111. M ü l l e r II, E d u a r d H e i n r i c h , geb. 15. Juli 1809 zu Gumbinnen, gest. 20. Februar 1875 zu Berlin. Als Arzt und Kreisphysikus an verschiedenen Orten tätig, seit 1849 als Regierungs- und Medizinalr. in Berlin, 1858 Geh. Medizinalr. und Direktor des Kgl. Impfinstitutes. Er verfaßte eine größere Reihe von Schriften über Epidemiologie, Statistik, Hygiene und Impfwesen.

112. H a m m e r II, W i l h e l m F e r d i n a n d , geb. 13. Dezember 1811 zu Bennungen, gest. 29. März 1878 zu Erfurt. Militärarzt. 1836 Kompanie-Chirurgus. 1844 approbiert, Bataillonsarzt. 1857 Oberstabsarzt und Regimentsarzt in Königsberg, seit 1865 in Düsseldorf. 1873 Divisionsarzt der 14. Division. 1875 als Generalarzt verabschiedet. — Er nahm an den Feldzügen 1849 in Baden, 1866 bei der Main-Armee und 1870—71 teil.

113. S c h u l t z II, A u g u s t W i l h e l m F e r d i n a n d , geb. 27. September 1805 zu Stettin, gest. 4. Dezember 1890 zu Berlin. 1838 Gesandtschaftsarzt in Rom, seit 1847 Arzt in Berlin. 1855˙ Bezirksphysikus, 1859 Medizinal-Assessor beim Medizinalkollegium, 1875 Geh. Medizinalr. 1846 erhielt er die Große Goldene Medaille für Wissenschaft. Seine Veröffentlichungen sind sozialmedizinischen und meteorologischen Inhaltes.

114. M e c k e l v o n H e m s b a c h , H e i n r i c h *, geb. 8. Juni 1821 zu Bern, gest. 30. Januar 1856 zu Berlin. Er entstammte einer angesehenen Medizinerfamilie. 1847 Privatdozent in Halle, seit 1852 in Berlin als Prosektor an der Charité und Lehrer der pathologischen Anatomie. Er starb an einer ererbten Lungenkrankheit, nachdem er kurz zuvor außerordentlicher Prof. geworden war. Seine zahlreichen Veröffentlichungen behandeln Gegenstände der normalen und pathologischen Anatomie, der Pathologie und der Entwicklungsgeschichte.

115. H o u s s e l l e , K a r l *, geb. 12. Juni 1799 zu Elbing, gest. 18. März 1885 zu Berlin. 1823—54 Arzt, seit 1845 Kreisphysikus in Elbing, 1853—54 Abgeordneter zur preuß. Ersten Kammer, 1854 Regierungs- und Medizinalr. in Stralsund, 1856—82 Vortragender Rat im Kultusministerium in Berlin, Direktor der medizinischen Ober-Examinations-Kommission. 1861 Geh. Obermedizinalr., 1882 Wirklicher Geh. Obermedizinalr.

116. W i l m s , R o b e r t F e r d i n a n d *, geb. 9. September 1824 zu Arnswalde, gest. 23. September 1880 zu Berlin. Seit 1848 Arzt in Berlin, zuerst als Assistenzarzt, seit 1852 als ordinierender, seit 1862 als dirigierender Arzt der Chirurgischen Station von Bethanien. Geh. Sanitätsr. Er war der beschäftigteste praktische Chirurg Berlins und machte Bethanien zu einem der berühmtesten Krankenhäuser Deutschlands und zum Sammelpunkte strebsamer junger Ärzte, denen er bereitwilligst von dem reichen Schatze seiner Erfahrungen und Kenntnisse mitteilte. An den Kriegen 1866 und 1870—71 nahm er als konsultierender Generalarzt teil.

117. du **B o i s - R e y m o n d**, **E m i l e***, geb. 7. November 1818 zu Berlin, gest. 26. Dezember 1896 ebenda. Studierte zuerst seit 1837 Philosophie und Naturwissenschaften, seit 1839 Medizin und trieb unter Johannes Müllers Leitung besonders Anatomie und Physiologie. Seit 1851 Mitglied der Akademie der Wissenschaften, seit 1867 Beständiger Sekretär derselben. 1855 außerordentlicher, 1858 als Nachfolger Johannes Müllers ordentlicher Prof. der Physiologie. Geh. Medizinalr. — Müller hatte ihn schon früh auf elektrophysiologische Untersuchungen hingewiesen, und die Beschäftigung mit ihnen wurde das Hauptwerk seines Lebens. Er schuf eine neue Wissenschaft, die Nerven- und Muskelphysik, die in seinen „Untersuchungen über tierische Elektrizität" ausführlich behandelt ist. — Er war einer der beliebtesten Lehrer der Berliner Universität, namentlich zogen seine allgemeinnaturwissenschaftlichen Vorlesungen einen außerordentlich großen Zuhörerkreis aus allen Fakultäten an.

118. **L a e h r I**, **H e i n r i c h***, geb. 10. März 1820 zu Sagan, gest. 18. **August** 1905 zu Zehlendorf. Nach Beendigung seiner Studien wandte er sich **der** Psychiatrie zu und begründete 1853 das Privatasyl Schweizerhof, die erste Anstalt für Gemütskranke bei Berlin unter ärztlicher Leitung. Sie ist in den mehr als fünfzig Jahren, in denen er sie leitete, zu hoher Blüte und Berühmtheit gelangt. Auch bei dem Bau zahlreicher anderer öffentlicher Irrenanstalten hat Laehr als sachverständiger Berater mitgewirkt. Viele Jahre war er (mit den Titeln Geh. Sanitätsr. und Prof.) einer der Führer der deutschen Irrenärzte und nicht nur von ihnen, sondern von allen, die mit ihm in Berührung kamen, geliebt und hochverehrt als „der alte Laehr" wegen der Liebenswürdigkeit seines Wesens und seiner humanen und vornehmen Gesinnung. Seine zahlreichen Veröffentlichungen beziehen sich auf die Irrenanstalten Deutschlands, das Asyl Schweizerhof und die **Literatur** der Psychiatrie.

119. von **W e g n e r**, **A u g u s t***, geb. 29. Oktober 1819 zu Berlin, gest. 10. Juni 1905 ebendort. Militärarzt. 1846 Assistenzarzt. Als Stabsarzt zum Friedrich-Wilhelms-Institute kommandiert. 1871 Generalarzt, 1871—79 des III. Armeekorps, 1879—89 des Gardekorps. 1887 Rang als Generalmajor, 1888 Verleihung des Adels. 1889 Verabschiedung als Generalstabsarzt. Seit 1860 Leibarzt des Kronprinzen Friedrich Wilhelm, späteren Kaisers Friedrich und seiner Gemahlin. Als solcher begleitete er denselben auf allen größeren Reisen und nahm an den Kriegen 1866 und 1870—71 im Hauptquartier des Kronprinzen teil, 1870 zugleich als konsultierender Chirurg der III. Armee.

120. **G u r l t II**, **E r n s t J u l i u s***, geb. 13. September 1825 zu Berlin, gest. 18. Januar 1899 ebenda. Sohn von Gurlt I (86). 1853 Privatdozent, 1862 außerordentlicher Prof. der Chirurgie in Berlin. Geh. Medizinalr. — Er war einer der gelehrtesten und literarisch tätigsten Chirurgen der Neuzeit. Die Zahl seiner Schriften ist sehr groß, es sind zumeist literarhistorische und Sammelarbeiten. Sein Hauptwerk ist „Die Geschichte der Chirurgie" in drei Bänden, das bisher in seiner Art einzig dasteht. — An den Kriegen 1848, 64, 66, 70—71 nahm er als Arzt teil. — Vize-Sekretär der Gesellschaft 1886—99.

121. **K l a a t s c h II**, **A u g u s t H e r m a n n M a r t i n***, geb. 10. November 1827 zu Berlin, gest. 31. Oktober 1885 ebenda. Sohn von Klaatsch I (42). Einer der beschäftigtesten und beliebtesten Ärzte Berlins seit 1857. Geh. Sanitätsr. Mehrere literarische Arbeiten behandeln neuropathologische Gegenstände, die letzte, 1885, die Röteln, die damals in Berlin — seit langer Zeit zum ersten Male wieder — epidemisch auftraten.

122. **R e i c h e r t**, **K a r l B o g i s l a u s***, geb. 20. Dezember 1811 zu Rastenburg, gest. 21. Dezember 1883 zu Berlin. Zuerst Prosektor am Anatomischen Institute in Berlin, 1843 Prof. in Dorpat, 1853 Direktor des Physiologischen Institutes in Breslau, 1858 als Nachfolger Johannes Müllers Prof. der Anatomie in Berlin. Geh. Medizinalr. Seine Hauptverdienste liegen auf dem Gebiete der Entwicklungsgeschichte und Histologie, zu deren eifrigsten und erfolgreichsten Förderern er gezählt werden muß. Auf diese Gebiete beziehen sich auch die meisten seiner zahl-

reichen Arbeiten, von denen die bekannteste „Der Bau des menschlichen Gehirns" ist. Als Lehrer war er bei seinen Schülern hochverehrt und geliebt. Vize-Sekretär 1873—75; Sekretär 1875—79; Präsident der Gesellschaft 1879—83.

123. W e n d t, C a r l J o h a n n W i l h e l m*, geb. 30. Juli 1821 zu Perleberg, gest. 24. Mai 1879 zu Berlin. Militärarzt. 1848 Assistenzarzt, 1850 Stabsarzt beim Friedrich-Wilhelms-Institute, 1854 in der Charité, 1859 Oberstabsarzt. 1860 Reise nach Syrien zur Errichtung eines Johanniterhospitales. 1862 Leibarzt des Prinzen Georg von Preußen. An den Kriegen 1866 und 1870—71 nahm er teil, 1871 wurde er Feld-Korpsgeneralarzt des IV. Armeekorps. Eine schwere Beschädigung des Oberschenkels, die er im Felde erlitt, führte 1876 Dienstunfähigkeit herbei. Beim Abschiede erhielt er den Charakter als Generalarzt.

124. v o n B e s s e r, O t t o L o u i s H e i n r i c h F e r d i n a n d, geb. 20. Januar 1808 zu Limbsee, gest. 6. März 1864 zu Berlin. Militärarzt. 1831 promoviert. 1832—34 Reise um die Erde auf dem Schiffe Prinzeß Louise der Seehandlungsgesellschaft. 1837 approbiert, Pensionärarzt im Friedrich-Wilhelms-Institute. 1843 Oberstabsarzt und Regimentsarzt im 2. Garde-Dragoner-Regimente.

125. H a r t m a n n I, R o b e r t*, geb. 1. Oktober 1831 zu Blankenburg a. H., gest. 20. April 1893 zu Neu-Babelsberg. Nach Beendigung seiner Studien unternahm er eine zweijährige Reise nach Ägypten, Nubien und Ost-Sudan als Begleiter des Freiherrn v. Barnim 1860—61; 1864—65 Privatdozent der Anatomie und Physiologie in Berlin, 1865—67 Lehrer der landwirtschaftlichen Zoologie zu Proskau, 1867—93 außerordentlicher Prof. und Prosektor am Anatomischen Institute zu Berlin, Geh. Medizinalr. — Von seinen zahlreichen Schriften seien genannt: Reisen des Freiherrn v. Barnim durch Nordostafrika; Medizinisch-naturgeschichtliche Skizze der Nilländer; Handbuch der Anatomie des Menschen. — Sekretär der Gesellschaft 1879—84, Präsident 1884—93.

126. B o e g e r, C a r l*, geb. 23. Juni 1813 zu Berlin, gest. 10. August 1875 ebendort. Militärarzt. 1839 approbiert. 1841—1848 Stabsarzt im Friedrich-Wilhelms-Institute. 1848 Regimentsarzt, 1858 Generalarzt, 1859 dem Medizinalstabe der Armee attachiert, 1864 Korpsgeneralarzt des II. Armeekorps. 1874 Subdirektor des Friedrich-Wilhelms-Institutes. 1858—61 Leibarzt Friedrich Wilhelms IV., seit 1861 Leibarzt König später Kaiser Wilhelms I. — An den Kriegen 1866 und 1870—71 nahm er teil.

127. L o h d e, H e r m a n n*, geb. 24. Dezember 1814 zu Berlin, gest. 24. Oktober 1877 ebenda. 1842—46 Arzt in Zeitz, 1846—1877 sehr beliebter Arzt in Berlin, Geh. Sanitätsr. Er war viele Jahre Geschäftsführer der Hufelandschen Stiftungen.

128. B e r g e r, E d u a r d*, geb. 27. November 1803 zu Traschen, gest. 2. Juni 1879 zu Berlin. Militärarzt. 1830 Pensionärarzt. 1833 Oberstabsarzt, 1852 Generalarzt. Später Korpsgeneralarzt des III. Armeekorps. 1871 in den Ruhestand getreten. Im Feldzuge 1863—64 Generalarzt des ersten kombinierten Armeekorps. 1851—52 verfaßte er einen Leitfaden zum Unterrichte der Lazarettgehilfen.

129. v o n C h a m i s s o, H e r m a n n F r e i m u n d*, geb. 16. Oktober 1832 zu Berlin, gest. 24. Februar 1886 ebendort. Approbiert 1856; 1874 Medizinalassessor beim Medizinalkollegium, 1875 Medizinalr., 1877 Bezirksphysikus in Berlin, 1881 Polizei-Stadt-Physikus. 1879—1886 Vize-Sekretär der Gesellschaft.

130. G r ü t t n e r, A d o l f*, geb. 14. April 1822 zu Breslau, gest. 29. Mai 1872 zu Berlin. Militärarzt. 1849 Assistenzarzt. 1866 Oberstabsarzt, 1853—57 Oberarzt am Friedrich-Wilhelms-Institute. — Er nahm teil 1848 an den Kämpfen in Posen, 1849 in Breslau und an den Kriegen 1866 und 1870—71.

131. V a l e n t i n i, F r a n z*, geb. 17. November 1817 zu Berlin, gest. 16. August 1895 ebenda. Militärarzt. 1846 Oberarzt. 1864 Oberstabsarzt, 1880 Generalarzt. 1890 der Abschied bewilligt. Seit 1877 Leibarzt des Prinzen Karl

von Preußen. — Er nahm teil 1848 am Feldzuge in Schleswig-Holstein, 1849 in Baden, an den Kriegen 1864, 1866, 1870—71.

132. R o s e II, E d m u n d*, geb. 10. Oktober 1836 zu Berlin. 1861—64 Assistent in Bethanien unter Wilms. 1865 Privatdozent der Chirurgie und Augenheilkunde in Berlin, 1867—81 ordentlicher Prof. der Chirurgie in Zürich, Direktor der Chirurgischen Abteilung des Kantonspitals, Mitglied des Medizinalrates des Kantons Zürich. — 1881—1903 dirigierender Arzt der Äußeren Station von Bethanien in Berlin. 1881 ordentlicher Honorarprof. an der Universität. Geh. Medizinalr. 1897—1908 Stadtverordneter von Charlottenburg. Lebt im Ruhestande in Grunewald b. Berlin. — Seine wissenschaftliche Tätigkeit ist sehr vielseitig gewesen. Ohne auf Einzelnes eingehen zu können, nennen wir seine Untersuchungen über die Farbenkrankheiten 1858—65, über die Mechanik des Hüftgelenkes, über das Delirium tremens, den chronischen Alkoholismus, über Schleimhautverschiebung, über den Kropftod, über die Operation am hängenden Kopfe. — Von seinen zahlreichen Veröffentlichungen seien nur erwähnt: Beobachtungen über den Bruchschnitt, Der Starrkrampf; Delirium tremens und Delirium traumaticum; Der Kropftod und die Radikalkur der Kröpfe; Die Herztamponade; Jubiläumsfestschrift des Krankenhauses Bethanien. — An den Kriegen 1864, 66, 70—71 nahm er hervorragenden Anteil, 1870 leitete er als Chefarzt das Barackenlazarett auf dem Tempelhofer Felde zu Berlin, 1871 wirkte er an der Lisaine. — Mitglied der Gesellschaft seit 1864, Vize-Sekretär 1899—1904, Sekretär 1904—07.

133. H o f m e i e r I, C a r l*, geb. 7. Juli 1822 zu Merseburg, gest. 20. Januar 1890 in Berlin. Seit 1846 Arzt in Berlin und dirigierender, später (seit 1872) Oberarzt am Elisabethkrankenhause. Geheimer Sanitätsr. — Im Kriege 1870—71 leitete er ein Lazarett im Elisabethkrankenhause.

134. B o e h r II, M a x A u g u s t L u d w i g*, geb. 1. Juli 1830 zu Berlin, gest. 21. Januar 1879 ebenda. Er gehört einer Aerztefamilie an. Sohn von Boehr I (35). 1856—65 Militärarzt, seit 1865 prakt. Arzt in Berlin, 1876—79 Kreisphysikus des Kreises Nieder-Barnim. Sanitätsr. Von seinen Veröffentlichungen seien erwähnt die auf die Sanitätspolizei bezüglichen, besonders die über die Bekämpfung des Kindbettfiebers. Vize-Sekretär 1875—79.

135. L o e f f l e r, G o t t f r i e d F r i e d r i c h F r a n z*, geb. 1. November 1815 zu Stendal, gest. 22. Februar 1874 zu Berlin. Ausgezeichneter Militärarzt. 1838 Eskadronchirurg, 1847 Stabsarzt, 1849 Regimentsarzt, 1860 Korps-Generalarzt in Posen, 1861 in Magdeburg. Seit 1867 Subdirektor der Militärärztlichen Bildungsanstalten und Prof. der Kriegsheilkunde. Um die Reformen des preußischen und deutschen Militärmedizinalwesens hat er sich ganz besondere Verdienste erworben, die schon lange von ihm angestrebte Schöpfung eines Sanitätsoffizierkorps sah er noch verwirklicht. Einen wesentlichen Anteil hatte er auch an den Verhandlungen 1863, 64, 68, die zum Abschlusse der Genfer Konvention führten. Von seinen Schriften sei nur genannt „Das Preußische Militär-Sanitätswesen und seine Reform nach der Kriegserfahrung von 1866". — In den Kriegen 1864, 1866 und 1870—71 war er in hervorragender Weise tätig.

136. R o t h I, W i l h e l m A u g u s t*, geb. 19. Juni 1833 zu Lübben, gest. 12. Juni 1892 zu Dresden. Hervorragender Militärhygieniker. 1857 Assistenzarzt, 1867 Oberstabsarzt und Lehrer an der Kriegsakademie in Berlin. Seit 1870 Korps-Generalarzt des XII. Armeekorps in Dresden und Chef des Kgl. Sächsischen Militärsanitätswesens, im Kriege 1870—71 Armee-Generalarzt der Maas-Armee. Seit 1873 Prof. der Gesundheitspflege am Polytechnikum in Dresden. Von seinen zahlreichen Schriften zur Militär-Medizin und -Hygiene sei nur das „Handbuch der Militärgesundheitspflege" genannt, das er mit Lex herausgab.

137. v o n B a r d e l e b e n, A d o l f*, geb. 1. März 1819 zu Frankfurt a. O., gest. 24. September 1895 zu Berlin. 1843 Assistent und Prosektor bei Th. Bischoff in Gießen, 1848 außerord. Prof. 1849—1868 ordentlicher Prof. der Chirurgie in Greifswald, seit 1868 in Berlin. Geh. Obermedizinalr. Er war einer der hervor-

ragendsten deutschen Chirurgen und klinischen Lehrer der Chirurgie, letzteres sowohl durch seinen höchst anregenden persönlichen Unterricht als auch durch sein Lehrbuch der Chirurgie und Operationslehre. Große Verdienste erwarb er sich auch durch die Einführung und Vereinfachung der antiseptischen Wundbehandlung. — An den Kriegen 1866 und 1870—71 nahm er als konsultierender Generalarzt teil.

138. **H a h n I, G u s t a v***, geb. 23. Juni 1834 zu Zehdenick, gest. 7. September 1891 zu Berlin. Militärarzt. 1861 Assistenzarzt. 1872 Oberstabsarzt. — An den Kriegen 1864, 1866 und 1870—71 nahm er teil, ebenso am russisch-türkischen Kriege 1877—78.

139. **B r e c h t, P a u l H e i n r i c h***, geb. 26. März 1838 zu Battmersdorf, gest. 13. August 1886 zu Berlin. Seit 1865 Arzt in Berlin, seit 1870 als Schüler v. Gräfes Spezialarzt für Augenkrankheiten. 1884 Sanitätsr. Er beschäftigte sich viel mit Studien über die Anwendung des Magneten zur Extraktion von Fremdkörpern aus dem Auge und veröffentlichte eine Anzahl von Arbeiten ophthalmologischen Inhaltes.

140. **C a m m e r e r, R u d o l f***, geb. 4. Dezember 1830 zu Hornberg, gest. 16. Juni 1905 zu Altona. Militärarzt. 1855 Assistenzarzt. 1864 Regimentsarzt des Kaiser-Alexander-Garde-Grenadierregiments. 1874 Generalarzt und Korpsarzt des IX. Armeekorps. 1892 Rang als Generalmajor. 1858—1861 kommandiert zur Dienstleistung bei König Friedrich Wilhelm IV. — Er veröffentlichte: „Zur Frage der Dienstbeschädigung bei Pneumonie und Tuberkulose" und „Kriegserinnerungen". In seinem Berichte über seine Tätigkeit im türkischen Kriege teilte er die ersten Erfahrungen über die Anwendung der Antisepsis auf dem Kriegsschauplatze mit. — An den Kriegen 1866 und 1870—71 nahm er als Feldarzt teil, ebenso 1877 am russisch-türkischen Kriege in rumänischen Diensten.

141. **B a r t e l s III, M a x i m i l i a n***, geb. 26. September 1843 zu Berlin, gest. 22. Oktober 1904 ebenda. Sohn von Bartels II (105). Assistent bei Wilms und A. Bartels in Bethanien 1869—72, seitdem Arzt in Berlin, 1899 Geh. Sanitätsr., 1902 Prof. Seine zahlreichen Veröffentlichungen betrafen chirurgische, besonders aber anthropologische Gegenstände. Genannt seien „Die Medizin der Naturvölker" und das große, zuerst von Ploß herausgegebene Werk „Das Weib", daß B. seit 1887 neu bearbeitete und außerordentlich erweiterte. — B., von seiner zahlreichen Klientel wie von seinen Kollegen sehr hochgeschätzt und geliebt, hat sich um die Gesellschaft, deren Sekretär er 1884—1904 war, hohe Verdienste erworben.

142. **G o e s c h e n, A l e x a n d e r**, geb. 12. März 1813 zu Berlin, gest. 2. März 1875 ebenda. Bedeutender medizinischer Publizist. 1838—1843 Arzt in Magdeburg, 1843—49 in Leipzig, wo er Schmidts Jahrbücher redigierte, seit 1849 in Berlin, wo er die „Deutsche Klinik" gründete und bis zu seinem Tode herausgab.

143. **v o n L e u t h o l d, R u d o l f***, geb. 20. Februar 1832 zu Zobeltitz, gest. 3. Dezember 1905 zu Berlin. 1857 Assistenzarzt. Als Stabsarzt war er zur Charité kommandiert als Assistent von Traube und später von Jüngken. 1867 Oberstabsarzt, 1880 Generalarzt. 1889 Korpsgeneralarzt des Gardekorps. 1891 Rang als Generalmajor. 1897 Verleihung des Adels. 1898 Rang als Generalleutnant. 1901 Generalstabsarzt der Armee und Chef des Sanitätskorps, und damit Direktor der Kaiser-Wilhelms-Akademie, Vorsitzender des Wissenschaftlichen Senats derselben. Bald darauf ordentlicher Honorarprof. an der Universität. — Seit 1885 Leibarzt Kaiser Wilhelms I. und später Kaiser Wilhelms II. (bis 1889 neben von Lauer). — 1872 Gründung der Deutschen militärärztlichen Zeitschrift, deren Redakteur von L. bis 1901 war. 1874 außerordentlicher, 1879—92 ordentlicher Prof. der Kriegsheilkunde am Friedrich-Wilhelms-Institute. — Im Kriege 1866 leitete er ein Choleralazarett in Danzig, den Krieg 1870—71 machte er als Feldarzt mit.

144. **O c h w a d t, A l e x a n d e r***, geb. 28. Februar 1813 zu Leobschütz, gest. 1. Dezember 1891 zu Berlin. Militärarzt. 1846 Assistenzarzt. 1859 Oberstabs-

arzt. 1886 als Generalarzt verabschiedet. — Er nahm am badischen Feldzuge 1849 und an den Kriegen 1864, 1866 und 1870—71 teil.

145. M e h l h a u s e n, G u s t a v*, geb. 26. November 1823 zu Gerdauen. Entstammt einer Ärztefamilie. Militärarzt. 1850 Assistenzarzt, 1860 Oberstabsarzt, 1872 Generalarzt des VII. Armeekorps. 1873—92 Ärztlicher Direktor der Charité in Berlin. Geh. Obermedizinalr. 1892 auf eigenen Antrag z. D. gestellt. — Seit 1892 Ehrenpräsident der Ges. der Charitéärzte, deren Gründer er ist. Langjähriger Vorsitzender, seit 1892 Ehrenmitglied der Deutschen Gesellschaft für öffentliche Gesundheitspflege. Seit 1875 Mitglied des Zentral-Komitees der deutschen Vereine vom Roten Kreuz. — 1866 Chefarzt des 2. schweren Feldlazarettes des Gardekorps, 1870—71 Generalarzt der General-Etappen-Inspektion der II. Armee. — Mitglied der Gesellschaft seit 1874.

146. v o n S t e i n b e r g - S k i r b s, A u g u s t, geb. 5. März 1816 zu Heinrichswalde b. Tilsit, gest. 11. April 1888 zu Königsberg. Der erste Marinearzt Preußens und der erste Generalarzt der Marine. Assistenzarzt 1845, nachdem er vorher schon Fahrten auf Kauffahrteischiffen gemacht hatte. 1849 Oberstabsarzt. 1856 Generalarzt. 1856—66 Dezernent bei der Admiralität, später dem Marineministerium. 1875 wurde er z. D. gestellt. — Im Schleswig-Holsteinschen Kriege 1849 nahm er am Seegefecht bei Brüsterort am 29. Juni teil (Adler gegen die dänische Brigg Ste. Croix). 1866 war er stellvertretender Lazarettdirektor bei den Reservelazaretten in Berlin.

147. C u r s c h m a n n, H e i n r i c h*, geb. 28. Juni 1846 zu Gießen. 1875 Privatdozent in Berlin, 1875—79 dirigierender Arzt des Barackenlazarettes Moabit. 1879—88 Direktor der Hamburger Staatskrankenhäuser. Seit Oktober 1888 ordentlicher Prof. der speziellen Pathologie und Therapie, Direktor der Medizinischen Klinik in Leipzig. Geh. Rat. — Seine wissenschaftliche Tätigkeit erstreckt sich auf die verschiedenen Gebiete der klinischen Medizin (akute Infektionskrankheiten, Krankheiten der Zirkulations- und Respirationsorgane, experimentelle und topographische klinische Studien) und auf das Krankenhauswesen. Seine zahlreichen Veröffentlichungen behandeln dieselben Gebiete, genannt seien: Die Pocken; Fleckfieber; Die funktionellen Störungen der männlichen Genitalien; Der Unterleibstyphus. — 1870—71 im Kriege Krankenhausarzt in Mainz. — Mitglied der Gesellschaft seit 1874.

148. S c h u b e r t, H e r m a n n*, geb. 28. September 1827 zu Berlin, gest. 22. Dezember 1888 ebendort. Militärarzt. 1852 Assistenzarzt. 1860 Oberstabsarzt. 1872 Generalarzt II. Kl., 1883 Generalarzt I. Kl. 1855—59 Oberarzt im Friedrich-Wilhelms-Institute. 1867 kommandiert zum Medizinalstabe der Armee. 1868—75 Referent in der Medizinalabteilung des Kriegsministeriums. 1875—88 Subdirektor des Friedrich Wilhelms-Institutes. — Am Kriege 1866 nahm er teil.

149. S k r z e c z k a, K a r l*, geb. 29. März 1833 zu Königsberg i. Pr., gest. 20. Mai 1902 zu Steglitz. 1861—65 Privatdozent in Königsberg, seit 1865 außerordentlicher Prof. für Staatsarzneikunde in Berlin, 1891 ordentlicher Honorarprof. 1865—75 Gerichtlicher Physikus, 1875—82 Regierungs- und Medizinalr. beim Polizei-Präsidium, 1882 Geh. Medizinalr. und Vortragender Rat im Kultusministerium, 1888 Geh. Obermedizinalr. 1898 nahm er aus Gesunhheitsrücksichten seinen Abschied. Seine zahlreichen Veröffentlichungen behandeln gerichtsärztliche Themata.

150. P e l k m a n n I, T h e o d o r*, geb. 2. Mai 1816 zu Berlin, gest. 5. Dezember 1894 ebenda. Nach mehrjähriger Assistentenzeit an der Geburtshilflichen Klinik der Charité als Arzt, besonders Gynäkologe, in Berlin tätig. 1879 Geh. Sanitätsr.

151. Z o b e r, H u g o*, geb. 20. April 1837 zu Berlin, gest. 23. März 1897 in Jena. Seit 1862 Arzt in Berlin, 1882 Sanitätsr., seit 1883 Badearzt in Kissingen, wohin er 1888 ganz übersiedelte. 1893—97 lebte er in Jena im Ruhestande. — An den Kriegen 1864, 1866 und 1870—71 nahm er als Arzt teil.

152. E g g e l, F r a n z G e o r g F r i e d r i c h*, geb. 18. Dezember 1835 zu Stuttgart, gest. März 1882 in München (?) Approbiert 1861. Arzt in Berlin, siedelte Oktober 1881 nach München über.

153. **S o l g e r, E d u a r d***, geb. 28. Mai 1834 zu Düsseldorf. Arzt in Berlin, Geh. Sanitätsr. Armenarzt, Arzt am Frauensiechenhause Bethesda, am Domhospital, am Heiligen-Geist- und St. Georgen-Hospital. 1887—96 Mitglied der Ärztekammer. — In den Kriegen 1864, 66, 70—71 als Feldarzt tätig. — Mitglied der Gesellschaft seit 1876.

154. **N a c h t i g a l, G u s t a v***, geb. 23. Februar 1834 zu Eichstedt, gest. 20. April 1885 an Bord S. M. S. Möwe an der westafrikanischen Küste, begraben am 21. April auf Kap Palmas; 1888 wurden seine Gebeine nach Kamerun übergeführt und dort bestattet. Einer der bedeutendsten und erfolgreichsten Afrikaforscher. 1858—61 Militärarzt in Köln, mußte er wegen eines Lungenleidens südliches Klima aufsuchen. Von 1861—74 machte er ausgedehnte Reisen durch Nordafrika. 1875—1882 in Berlin. 1882 Konsul in Tunis. 1884 als Kaiserlicher Kommissar in Oberguinea, wo er das Togogebiet und Kamerun unter deutschen Schutz stellte. Auf der Rückreise von dort starb er am Tropenfieber. Sein Hauptwerk über seine Reisen ist „Sahara und Sudan".

155. **R a b l - R ü c k h a r d, H e r m a n n***, geb. 1. September 1839 zu Potsdam, gest. 10. Dezember 1905 zu Berlin. Militärarzt. 1863 Assistenzarzt. 1876 Oberstabsarzt. Kommandiert 1867—71 zum Friedrich-Wilhelms-Institute, 1873—85 zum Kriegsministerium (Departement für das Invalidenwesen). 1893 verabschiedet. 1875—82 Kustos und Assistent am Anatomischen Institute der Universität Berlin. 1881 Privatdozent, 1884 Prof. Er lebte die letzten Jahre seines Lebens aus Gesundheitsrücksichten in Meran. — Seine literarischen Arbeiten betrafen anatomische, militärmedizinische, gynäkologische und ophthalmologische Gegenstände. — An den Kriegen 1864, 1866 und 1870—71 nahm er teil.

156. **B u r c h a r d t, M a x***, geb. 15. Januar 1831 zu Naugard, gest. 25. September 1897 zu Berlin. Militärarzt. 1864—66 Privatdozent in Berlin, 1867 in Königsberg, von 1874 wieder in Berlin, hier zugleich Chefarzt des I. Garnisonlazarettes und dirigierender Arzt der Augenkrankenabteilung der Charité. 1891 Prof. Er veröffentlichte eine Reihe von Aufsätzen pathologischen und ophthalmologischen Inhaltes und erfand einen neuen Refraktions-Augenspiegel.

157. **E d l e r   v o n   H o f f m a n n I,   G e o r g**, geb. 11. Januar 1843 in Lippe, gest. 24. September 1907 zu Kassel. War, bevor er sich dem Studium der Medizin zuwandte, kurze Zeit Offizier. Approbiert 1871. Zunächst Assistent am Anatomischen Institute der Universität zu Berlin. Später Arzt in Wiesbaden, Meinberg, Bentheim und in seinen letzten Jahren in Kassel. Fürstlich Lippescher Sanitätsr.

158. **B o e h r III,   E r n s t***, geb. 4. November 1844 zu Berlin. Er entstammt einer Ärztefamilie. Sohn von Boehr I (35), Bruder von Boehr II (134). Militärarzt 1870—73. 1873—85 Marinearzt (1873—76 Teilnahme an der Erdumsegelung der Arkona), 1885—1907 wieder Militärarzt, seit 1901 Leiter der Militärkuranstalt in Kreuznach. Lebt seit 1907 im Ruhestande als Generaloberarzt in Halle a. S. Spezialarzt für Hals- und Lungenkrankheiten. — Veröffentlichte eine Reihe von Aufsätzen aus dem Gebiete der inneren Medizin. — Am Kriege 1870—71 nahm er teil. — Mitglied der Gesellschaft seit 1877.

159. **V a t e r, M o r i t z***, geb. 29. Juni 1834 zu Berlin, gest. 2. Juli 1894 ebenda. Militärarzt. 1859 Assistenzarzt, 1874 Oberstabsarzt. 1891 in den Ruhestand getreten. Er beschäftigte sich eifrig mit anthropologischen und prähistorischen Studien. — An den Kriegen 1866 und 1870—71 nahm er teil.

160. **H a h n II,   E u g e n***, geb. 7. April 1841 zu Ortelsburg, gest. 1. November 1902 zu Berlin. Hervorragender Chirurg in Berlin, Schüler und langjähriger Assistent von Wilms. Seit 1880 Direktor der Chirurgischen Abteilung des städtischen Krankenhauses Friedrichshain. Prof. und Geh. Sanitätsr. Er veröffentlichte eine große Zahl zum Teil wichtiger chirurgischer Arbeiten.

161. **K ü s t e r, E r n s t***, geb. 2. November 1839 zu Kalkofen (Usedom-Wollin). 1865—70 Assistent in Berlin (St.-Hedwigs-Krankenhaus, Bethanien), 1871—90 leitender Chirurg am Augusta-Hospitale in Berlin, 1875 Privatdozent,

1879 außerordentlicher Prof., 1890—1907 ordentlicher Prof. der Chirurgie und Direktor der Chirurgischen Klinik in Marburg. Geh. Medizinalr. Seit Oktober 1907 im Ruhestande in Charlottenburg. — Seine Hauptschriften sind: Die Chirurgie der Nieren; Fünf Jahre im Augusta-Hospital; Ein chirurgisches Triennium; Die Tumoren der Harnblase. — Nahm an den Kriegen 1866 und 70—71 als Feldarzt teil. — Mitglied der Gesellschaft seit 1878.

162. L e h n e r d t , O t t o*, geb. 15. Juli 1838 zu Berlin. 1861 Assistenzarzt am städtischen Krankenhause in Danzig (Chir. Abteilung), 1863 Assistent an der Universitäts-Entbindungs-Anstalt in Berlin. Seit 1865 Arzt in Berlin, 1868—87 am Elisabethkrankenhause, zuerst als Assistenz-, später als Ober- und als leitender Arzt. Geh. Sanitätsr. — An den Kriegen 1864 und 1870—71 nahm er als Feldarzt teil, 1866 in dem Privatlazarett des Elisabethkrankenhauses. — Mitglied der Gesellschaft seit 1878.

163. B r o e s i k e , G u s t a v*, geb. 7. Mai 1853 zu Puppen, Ostpr. 1875—76 Assistenzarzt am Berliner städtischen Barackenlazarett in Moabit. 1876 türkischer Militärarzt im serbisch-türkischen Kriege. Seit 1877 Assistent, seit 1878 zugleich auch Kustos, seit 1893 Zweiter Prosektor am Anatomischen Institute in Berlin, seit 1886 Vortragender Arzt an der Kgl. Turnlehrerbildungsanstalt. Er veröffentlichte u. a.: Über intraabdominale (retroperitoneale) Hernien und Bauchfelltaschen; Lehrbuch der normalen Anatomie; Die Lageverhältnisse der wichtigsten Körperregionen; Anatomischer Atlas des gesamten menschlichen Körpers. Mitglied der Gesellschaft seit 1878.

164. S c h r o e d e r , K a r l*, geb. 11. September 1838 zu Neu-Strelitz, gest. 7. Februar 1887 zu Berlin. Bedeutender Gynäkologe und Geburtshelfer. Assistent von Veit in Bonn, 1866 habilitiert, 1869 ordentlicher Prof. in Erlangen, seit 1876 in Berlin, wo er den Neubau der neuen Geburtshilflich-gynäkologischen Klinik leitete, die 1882 bezogen wurde. Geh. Medizinalr. Er war ein genialer Operateur, seine Leistungen waren epochemachend. Besondere Verdienste erwarb er sich durch die Verbesserung der Methoden bei Ovariotomien und Laparotomien, durch die Einführung und Vervollkommnung der vaginalen Uterusexstirpation. Auch in der Geburtshilfe leistete er Ausgezeichnetes, sein „Lehrbuch der Geburtshilfe" legt noch heute Zeugnis davon ab. Als Lehrer war er sehr beliebt, ebenso als Mensch wegen seiner Humanität und Selbstlosigkeit.

165. v o n S t r u b e , O t t o*, geb. 17. Januar 1838 zu Sargstedt, gest. 5. September 1904 zu Halensee. Militärarzt. 1862 Assistenzarzt; 1876 Oberstabsarzt der Hauptkadettenanstalt, 1880—1885 Referent in der Medizinalabteilung des Kriegsministeriums, 1885 Generalarzt und Korpsarzt des VI. Armeekorps, 1893 bis 1903 Korpsarzt des XIV. Korps, 1896 Rang als Generalmajor. 1901 Verleihung des Adels. Seit 1903 im Ruhestande. Seit 1901 Mitglied und Zweiter Vorsitzender des Wissenschaftlichen Senates der Kaiser-Wilhelms-Akademie. — An den Kriegen 1866 und 1870—71 nahm er als Feldarzt teil.

166. V o g e l , R u d o l f*, geb. 12. Oktober 1821 zu Hettstedt, gest. 10. Februar 1895 zu Berlin. Militärarzt. 1849 Assistenzarzt. 1860 Oberstabsarzt. 1878 als Generalarzt II. Kl. z. D. gestellt. — Er nahm teil an den Kriegen 1866 und 1870—71.

167. G u s s e r o w , A d o l f L u d w i g S i g i s m u n d*, geb. 8. Juli 1836 zu Berlin, gest. 6. Februar 1906 ebenda. 1865 habilitiert in Berlin, 1867 ordentlicher Prof. der Geburtshilfe in Utrecht, 1867—72 in Zürich, 1872—78 in Straßburg. 1878—1906 in Berlin als Direktor der Geburtshilflichen Klinik der Charité. Geh. Medizinalr. — Er war ein vortrefflicher Lehrer und stellte in seiner Lehrtätigkeit die Geburtshilfe stets voran als das dem praktischen Arzte Wichtigste. Unter seinen zahlreichen Schriften ist die bedeutendste „Die Neubildungen des Uterus".

168. R o l o f f , F r i e d r i c h H e i n r i c h , geb. 19. Mai 1830 zu Badersleben, gest. 22. Dezember 1885 zu Berlin. Sehr verdienter Tierarzt. Zunächst praktisch tätig, 1862—1865 Assistent an der Tierarzneischule in Berlin, 1865 Dozent am Landwirtschaftlichen Institute in Halle, 1866 außerordentlicher Prof.

an der Universität. 1876 Regierungsr. und Mitglied des Reichsgesundheitsamtes in Berlin, 1878 Direktor der Tierarzneischule und Geh. Medizinalr. Neben seiner sehr ausgedehnten praktischen Tätigkeit in allen Fächern der Veterinärmedizin fand er Zeit zu ausgiebiger wissenschaftlicher Arbeit, wovon seine zahlreichen Schriften zeugen.

169. F i n k e l n b u r g, K a r l M a r i a*, geb. 16. Juni 1832 zu Marialinden, gest. 11. Mai 1896 zu Godesberg. 1857—61 Assistent in Siegburg, 1862 Privatdozent für Psychiatrie und Gerichtliche Medizin in Bonn, las seit 1863 über öffentliche Gesundheitspflege. 1872 außerordentlicher Prof. 1876—80 Mitglied des Reichsgesundheitsamtes. 1880 kehrte er in seine frühere Stellung in Bonn zurück, von der er 1893 zurücktrat. — Er verfaßte zahlreiche Schriften zuerst psychiatrischen Inhaltes, später über Gegenstände der öffentlichen Gesundheitspflege, um deren Förderung er sich hohe Verdienste erwarb.

170. O h r t m a n n II, W i l h e l m*, geb. 26. Oktober 1829 zu Berlin, gest. 19. Mai 1899 ebendort. Entstammte einer Ärztefamilie, Sohn von Ohrtmann I (65). 1854 approbiert. Zunächst Assistent von Wilms in Bethanien, sodann sehr beschäftigter Arzt in Berlin. — Im Kriege 1870—71 war er als Arzt im städtischen Barackenlazarette in Tempelhof tätig.

171. R u g e I, C a r l*, geb. 24. September 1846 zu Berlin. Entstammt einer bekannten Berliner Ärztefamilie. Arzt in Berlin. Seit 1871 pathologischer Anatom an der Universitäts-Frauenklinik (Martin, Schröder, Olshausen). Hält für Ärzte Kurse über mikroskopische Diagnostik. Geh. Sanitätsr., Prof. Von seinen Veröffentlichungen seien genannt: Pathologie der Vaginalportion; Erosion und beginnender Krebs; Der Krebs der Gebärmutter; Harn und Nieren der Neugeborenen; Lehrbuch der gynäkologischen Diagnostik. — Im Kriege 1870—71 Feldassistenzarzt bei den Garde-Husaren. — Mitglied der Gesellschaft seit 1880.

172. I d e l e r II, K a r l*, geb. 26. Februar 1829 zu Berlin, gest. 27. September 1904 zu Wiesbaden. Sohn von Ideler I (75). 1857 approbiert. Psychiater. Direktor der Irrenanstalt in Neu-Ruppin. 1879 Direktor der städtischen Irrenanstalt in Dalldorf. 1886 Übertritt in den Ruhestand. Geh. Sanitätsr. Seit 1889 lebte er in Wiesbaden. — Am Feldzuge 1870—71 nahm er als Assistenzarzt teil.

173. B e u s t e r, E m i l*, geb. 8. Juni 1836 zu Lenzen a. E., gest. 18. März 1906 zu Berlin. 1860—66 Arzt in Putlitz (Priegnitz), seit 1866 in Berlin, besonders für Nervenkrankheiten. Geh. Sanitätsr. — An den Kriegen 1864, 66 und 70—71 nahm er als Arzt teil.

174. v o n S t u c k r a d, H e r m a n n*, geb. 3. Dezember 1820 zu Königsberg, gest. 5. Oktober 1897 zu Potsdam. Militärarzt. 1847 Oberarzt. 1860 Oberstabsarzt, 1867 Generalarzt II. Kl., 1883 Generalarzt I. Kl. Korpsgeneralarzt des III. Armeekorps. 1889 z. D. gestellt. Kommandiert 1867 zum Medizinalstabe der Armee, 1868—70 zur Medizinalabteilung des Kriegsministeriums. — An den Kriegen 1864, 1866, 1870—71 nahm er teil.

175. G o l t d a m m e r, E d u a r d*, geb. 10. April 1842 zu Berlin, gest. 18. April 1891 ebenda. 1866—69 Assistent und seit 1873 dirigierender Arzt der Inneren Abteilung von Bethanien in Berlin. Geh. Sanitätsr. Er verfaßte eine Anzahl von Schriften meist klinischen Inhaltes.

176. V o l b o r t h, F r a n z*, geb. 13. April 1843 zu Lüneburg. Arzt in Berlin, Geh. Sanitätsr. Seit 1899 Mitglied der städtischen Verwaltung als Bürgerdeputierter. — Am Kriege 1866 nahm er im hannoverschen Lazarett in Merxleben nach der Schlacht bei Langensalza teil. — Mitglied der Gesellschaft seit 1882.

177. L o e h l e i n, H e r m a n n*, geb. 26. Mai 1847 zu Koburg, gest. 25. November 1901 zu Gießen. Tüchtiger Gynäkologe. 1875—88 Privatdozent in Berlin, 1888—1901 ordentlicher Prof. in Gießen, Geh. Medizinalr. Seine literarischen Arbeiten behandeln geburtshilfliche und gynäkologische Themata, besonders genannt sei „Über das Verhalten des Herzens bei Schwangeren und Wöchnerinnen."

178. v o n B e r g m a n n, E r n s t*, geb. 16. Dezember 1836 zu Riga, gest. 25. März 1907 zu Wiesbaden. 1864 Privatdozent für Chirurgie in Dorpat. 1871—78

ordentlicher Prof. ebenda, 1878—82 in Würzburg, seit 1882 in Berlin, zuletzt als Wirklicher Geh. Rat. — Er war gleich ausgezeichnet als Arzt, als Lehrer und als Mensch, mit gleicher Verehrung und Liebe hingen seine Kranken, seine Schüler und seine Kollegen an ihm. Seine literarische Tätigkeit war sehr ausgedehnt und erstreckte sich fast auf alle Gebiete der Chirurgie; überall wirkte er befruchtend und fördernd. Seine eigentliche Domäne aber war die Hirnchirurgie, in der er bahnbrechend war. Sehr hohe Verdienste erwarb er sich auch um die Kriegschirurgie. — An den Kriegen 1866 und 1870—71 nahm er in preußischen und badischen Diensten teil. Besonders hervorragend war seine Tätigkeit im russisch-türkischen Kriege 1877—78, den er als Konsultant-Chirurg bei der russischen Donauarmee mitmachte.

179. W a l d e y e r, W i l h e l m*, geb. 6. Oktober 1836 zu Hehlen a. d. Weser. 1862—64 Assistent in Königsberg und Breslau, 1864 in Breslau habilitiert. 1865 außerordentlicher Prof., Direktor des Pathologisch-anatomischen Institutes in Breslau, 1867 ordentlicher Prof. 1872—83 ordentlicher Prof. und Direktor des Anatomischen Institutes in Straßburg. Seit 1. Oktober 1883 in gleicher Stellung in Berlin. Seit 1884 Mitglied der Akademie der Wissenschaften, seit 1896 Beständiger Sekretär derselben. Ehren- oder korrespondierendes Mitglied von 51 Akademien und gelehrten Gesellschaften. Geh. Medizinalr. — Die Hauptgebiete seiner Tätigkeit sind: Die menschliche Anatomie in allen ihren Zweigen, die Entwicklungsgeschichte und die somatische Anthropologie. Von seinen zahlreichen Veröffentlichungen seien genannt: Über den Krebs; Über Eierstockskystome; Eierstock und Ei; Hernia retroperitonealis; Beiträge zur Kenntnis der Lage der weiblichen Beckenorgane; Das Becken topographisch-anatomisch dargestellt; Die Geschlechtszellen. — In den Kriegen 1866 und 1870—71 war er als Arzt in Kriegslazaretten tätig. — Mitglied der Gesellschaft seit 1884, Präsident der Gesellschaft seit 3. Oktober 1893.

180. W u t z e r, H e r m a n n*, geb. 14. Februar 1839 zu Berlin. Seit 1865 Arzt in Berlin, Geh. Sanitätsr. Arzt des St.-Gertraudt-Hospitales. Mitglied der Gesellschaft seit 1885.

181. A s c h e n b o r n, O s k a r*, geb. 16. Juli 1851 zu Berlin. 1875—77 Assistenzarzt in Bethanien, seit 1877 Arzt in Berlin. Seit 1899 Hilfsarbeiter in der Medizinalabteilung des Kultusministeriums. 1901 Geh. Sanitätsr. 1908 Geh. Medizinalr. Seit 1897 Mitglied der Ärztekammer. Besonders tätig im ärztlichen Unterstützungs- und Versicherungswesen und in den ärztlichen Standesangelegenheiten. Seit 1908 Mitglied der städtischen Verwaltung als Bürgerdeputierter. — Am Kriege 1870—71 nahm er teil als Einjährig-Freiwilliger im 2. Garde-Regiment z. F. — Mitglied der Gesellschaft seit 1885. Vize-Sekretär 1904—07, Sekretär seit 1907.

182. H o f m e i e r II, J o h a n n e s*, geb. 18. Februar 1854 zu Potsdam. Seit 1878 Arzt in Berlin. 1878—81 Assistenzarzt, 1881—87 Sekundärarzt, 1887—1906 dirigierender Arzt der Inneren Abteilung des Elisabethkrankenhauses. Geh. Sanitätsr. Lebt seit 1906 im Ruhestande in Nikolassee b. Berlin. Mitglied der Gesellschaft seit 1885.

183. H o f m e i e r III, M a x*, geb. 28. Januar 1854 zu Zudar a. Rügen. 1877—87 Assistent an der Universitäts-Frauenklinik in Berlin, 1887—88 ordentlicher Prof. der Geburtshilfe und Gynäkologie in Gießen, seit 1888 in Würzburg. Geh. Hofr. Er gibt seit 1887 mit Olshausen die Zeitschrift für Geburtshilfe und Gynäkol. heraus. Von seinen Schriften seien erwähnt: Handbuch der Krankheiten der weiblichen Geschlechtsorgane (ursprünglich von Schröder) und Grundriß der gynäkologischen Operationen. — Mitglied der Gesellschaft seit 1885.

184. P i s t o r, M o r i t z*, geb. 27. September 1836 zu Brüssow. Seit 1861 Arzt in Brüssow. 1867—73 Kreisphysikus in Demmin, 1874—80 Regierungs- und Medizinalr. in Oppeln, 1880—82 in Frankfurt a. O., 1882—91 beim Polizei-Präsidium in Berlin. 1892—1904 Vortragender Rat im Kultusministerium. Geh. Obermedizinalr. Seit 1. April 1904 im Ruhestande. 1882—1904 Mitglied der

Wissenschaftlichen Deputation für das Medizinalwesen. 1880—1904 außerordentliches Mitglied des Kaiserlichen Gesundheitsamtes und später des Reichsgesundheitsrates. — Seit 1886 Mitredakteur der Deutschen Vierteljahrsschrift für öffentl. Gesundheitspflege. — Er veröffentlichte u. a.: Die Verbreitung der Cholera in Oberschlesien, Die Behandlung Verletzter und Verunglückter bis zur Ankunft des Arztes, Das Apothekenwesen in Preußen, Das Gesundheitswesen in Preußen. — Mitglied der Gesellschaft seit 1885.

185. L u c a e, A u g u s t*, geb. 24. August 1835 zu Berlin. 1865 Privatdozent für Ohrenheilkund ein Berlin, 1871 außerordentlicher Prof., 1893 Geh. Medizinalr., 1899 ordentlicher Honorarprof. Seit 1874 Leiter der neugegründeten Universitätspoliklinik für Ohrenkranke, 1881 Leiter der stationären (ebenfalls neugegründeten) Ohrenklinik. Seit 1. April 1906 im Ruhestande. — Mitgründer der Deutschen und der Berliner otologischen Gesellschaft (in dieser seit 1905 Ehrenvorsitzender). Außer zahlreichen anderen Veröffentlichungen schrieb er: Die Schall-Leitung durch die Kopfknochen; Die Entstehung und Behandlung der subjektiven Gehörsempfindungen; Die chronische progressive Schwerhörigkeit. — An den Kriegen 1864 und 1870—71 nahm er als Feldarzt teil. — Mitglied der Gesellschaft seit 1885.

186. P e l k m a n n II, M a x*, geb. 24. November 1854 zu Berlin, gest. 7. Juni 1903 ebenda. Sohn von Pelkmann I (150). 1883—85 Assistenzarzt in Bethanien in Berlin, seit 1885 als Arzt in Berlin tätig. 1903 Sanitätsr.

187. K r o c k e r, A r t h u r*, geb. 25. August 1846 zu Czernitz, gest. 28. September 1906 zu Berlin. Militärarzt. 1870 Assistenzarzt. 1878 Stabsarzt im Friedrich-Wilhelms-Institute. 1882 Kommando zur Medizinalabteilung des Kriegsministeriums behufs Beteiligung an der Herausgabe des Kriegssanitätsberichtes 1870—71. 1886 Hilfsreferent in der Medizinalabteilung, 1889 Oberstabsarzt und Garnisonarzt von Berlin, 1902 Generaloberarzt. Seit 1885 Lehrer der Militärgesundheitspflege an der Kriegsakademie, 1897 Prof. Literarisch betätigt hat er sich bei der Herausgabe des Kriegssanitätsberichtes und durch eine Reihe hauptsächlich biographischer Artikel in der von ihm seit 1901 herausgegebenen Militärärztlichen Zeitschrift. — Den Krieg 1870—71 machte er als Assistenzarzt mit.

188. V i r c h o w, H a n s*, geb. 10. September 1852 zu Würzburg. Zuerst Assistent, dann Prosektor am Anatomischen und später am Histiologisch-embryologischen Institute in Würzburg, seit 1884 Zweiter, seit 1893 Erster Prosektor am Anatomischen Institute in Berlin. Außerordentlicher Prof. Geheimer Medizinalr. Er arbeitete hauptsächlich über Gelenklehre, vergleichende und menschliche Anatomie des Auges und Entwicklungsgeschichte. Mitglied der Gesellschaft seit 1886.

189. J e n s e n, J u l i u s*, geb. 30. Juli 1841 zu Kiel, gest. 24. April 1891 zu Charlottenburg. 1866—75 Zweiter Arzt, 1875—85 Direktor der Irrenanstalt Allenstein in Ostpreußen. 1886 als Direktor der Irrenanstalt in Dalldorf nach Berlin berufen, erkrankte er schon 1887 und wurde zur Disposition gestellt. Seine zahlreichen Schriften sind psychiatrischen Inhaltes. — Den Krieg 1866 machte er als Arzt mit.

190. B o k e l m a n n, W i l h e l m*, geb. 11. April 1856 zu Rethwischhöhe (Schleswig-Holstein). Zunächst $1^1/_2$ Jahre Prosektor am Anatomischen Institute in Tübingen. Dann 3 Jahre Assistenzarzt an den Frauenkliniken in Breslau und Berlin. Seit 1886 Frauenarzt in Berlin, Sanitätsr. Mitglied der Gesellschaft seit 1887.

191. von C o l e r, Alwin*, geb. 15. März 1831 zu Gröningen, gest. 26. August 1901 zu Berlin. Hochverdienter Militärarzt. 1857 Assistenzarzt, 1868 bei Gründung der Medizinalabteilung des Kriegsministeriums Dezernent in derselben. 1874 Generalarzt, 1889 Generalstabsarzt der Armee, 1891 Rang als Generalleutnant. 1892 ordentlicher Honorarprof. an der Universität. An der außerordentlichen Entwicklung des deutschen Heeressanitätswesens in sachlicher wie persönlicher Beziehung ist ihm ein sehr hohes Verdienst zuzuschreiben. — 1864, 1866, 70—71 nahm er an den Kriegen bei den kämpfenden Heeren teil.

192. M a y e r II, L o u i s*, geb. 9. April 1829 zu Berlin, gest. 13. Dezember 1890 ebenda. Sohn von Karl Mayer I (62). Frauenarzt in Berlin, seit 1872 Privatdozent. Seine literarischen Arbeiten behandeln gynäkologische Themata.

193. H i r s c h f e l d, E r n s t*, geb. 11. Juli 1834 zu Freystadt, gest. 3. März 1909 zu Berlin. 1859 Assistenzarzt. Als Oberstabsarzt seit 1887 in Berlin beim 2. Garde-Ulanen-Regiment, zugleich Divisionsarzt der 2. Garde-Infanterie-Division. 1897 Übertritt in den Ruhestand als Generalarzt. — In den Kriegen 1864, 66, 70—71 Feldarzt. Am 21. Januar 1871 wurde er bei Dijon mit seinem ganzen Lazarette widerrechtlich gefangen genommen und bis Ende Februar in Gefangenschaft gehalten.

194. F ü r b r i n g e r, P a u l*, geb. 7. August 1849 zu Delitzsch. 1874—77 Assistent von Friedreich in Heidelberg, dort 1876 habilitiert. 1879 außerordentlicher Prof. für Haut- und Kinderkrankheiten in Jena, hielt dort seit 1881 als Amtsphysikus auch Vorlesungen über Gerichtliche Medizin und Hygiene. 1886—1903 Direktor der Inneren Abteilung des Krankenhauses Friedrichshain in Berlin, 1890 Medizinalr. beim Provinzial-Medizinalkollegium. Lebt seit 1903 als Konsiliarius in Berlin. Geh. Medizinalr. Seine zahlreichen Veröffentlichungen beziehen sich auf die Krankheiten des Urogenitalsystems, über die er zwei Lehrbücher verfaßte, Quecksilberwirkung, akute Infektionskrankheiten, Händedesinfektion, Klimatotherapie usw. — Jm Kriege 1870—71 war er als Hilfsarzt tätig. — Mitglied der Gesellschaft seit 1888.

195. S c h r a d e r, F r i e d r i c h*, geb. 15. August 1837 zu Göddeckenrode, gest. 8. November 1896 zu Goslar. Militärarzt. Assistenzarzt 1864. 1868—1871 kommandiert zum Friedrich-Wilhelms-Institute. 1880 Oberstabsarzt. 1888 Generalarzt. 1890 Korpsarzt des V. Armeekorps. 1894 verabschiedet. Er war häufig Reisebegleiter des Kronprinzen Friedrich Wilhelm (des späteren Kaisers Friedrich) und seiner Familie, zu deren ärztlicher Behandlung er auch 1870—71 in Berlin zurückblieb. — An den Feldzügen 1864 und 1866 nahm er teil.

196. R u g e II, P a u l*, geb. 15. Dezember 1847 zu Berlin. Einer bekannten Ärztefamilie angehörig, Bruder von Ruge I (171). 1870—73 Assistenzarzt an der Kgl. Entbindungsanstalt in Berlin. Seit 1873 Frauenarzt in Berlin. Seit 1897 Mitglied des Medizinalkollegiums, 1901 Medizinalr., 1907 Geh. Medizinalr. — Nahm am Kriege 1870—71 als Arzt teil. — Mitglied der Gesellschaft seit 1889.

197. W e r n e r I, A d o l f E m i l F r i e d r i c h*, geb. 25. Juni 1837 zu Berlin, gest. 6. September 1900 ebenda. Seit 1860 Arzt in Berlin. 1894 Geh. Sanitätsr. Seit 1876 Arzt des St.-Gertraudt-Stiftes. — Am Kriege 1864 nahm er als Feldarzt teil, 1866 und 1870—71 war er in Lazaretten in Berlin tätig.

198. B e n a r y, O t t o*, geb. 4. September 1853 zu Berlin. Arzt in Berlin, nachdem er vorher $1\frac{1}{2}$ Jahr Assistent von Curschmann im städt. Barackenlazarett in Berlin und $1\frac{1}{2}$ Jahre Assistent von Langenbeck gewesen war. Sanitätsr. Mitglied der Gesellschaft seit 1889.

199. H o r s t m a n n, C a r l*, geb. 14. Juni 1847 zu Dillenburg. 1873—79 Assistenzarzt an der Universitäts-Augenklinik in Berlin, 1879 habilitiert für Augenheilkunde. 1888 Prof., 1898 außerordentlicher Prof. Er schrieb u. a. über Sehstörungen nach Blutverlust, über die Tiefe der vorderen Augenkammer, über Myopie, Anaesthesia retinae, Netzhautablösung, Glaukom, Farbenblindheit. — Im Kriege 1870—71 als Arzt tätig. — Mitglied der Gesellschaft seit 1889.

200. S t r i c k e r, F r a n z*, geb. 4. Februar 1842 zu Allendorf (Kr. Arnsberg). Militärarzt, zuletzt Generalarzt und Sanitätsinspekteur in Kassel, lebt seit 1907 wieder in Berlin im Ruhestande. Er veröffentlichte: Die Behandlung des akuten Gelenkrheumatismus mit Salizylsäure; im Kriegssanitätsberichte Bd. VII: Die Erkrankungen des Nervensystems; Über Herzkrankheiten in der Armee; Die Blinddarmentzündung in der Armee; Über Lungenblutungen in der Armee; Militärdienst und Schwachsinn. — Er nahm teil am Kriege 1870—71 und am russisch-türkischen Kriege 1877—78. — Mitglied der Gesellschaft seit 1890.

201. **H e r t w i g, O s k a r***, geb. 21. April 1849 zu Friedberg i. Hessen. 1875 Privatdozent der Anatomie in Jena, 1881 dort ordentlicher Prof. Seit 1888 ordentlicher Prof. für Allgemeine Anatomie und Entwicklungslehre, Direktor des Anatomisch-biologischen Institutes in Berlin. Geh. Medizinalr. Mitglied der Akademie der Wissenschaften in Berlin, Mitglied und Ehrenmitglied zahlreicher anderer Akademien und gelehrter Gesellschaften. Dr. hon. c. von Bologna und Upsala. — Unter seinen zahlreichen Veröffentlichungen seien genannt: Über das Zahnsystem und seine Bedeutung für das Skelett der Mundhöhle; Das mittlere Keimblatt der Wirbeltiere; Lehrbuch der Entwicklungsgeschichte des Menschen und der Wirbeltiere; Zelle und Gewebe (1906 in 2. Aufl. unter dem Titel ,,Allgemeine Biologie"); Die Entwicklung der Biologie im 19. Jahrhundert. Mitglied der Gesellschaft seit 1890.

202. **L a e h r II, H a n s***, geb. 6. Dezember 1856 zu Schweizerhof bei Zehlendorf. Entstammt einer Ärztefamilie, Sohn von Laehr I (118). 1880—84 Assistent in Kiel bei Quincke, in Bonn bei Nasse, in Berlin bei Rose, seit 1884 Assistent seines Vaters in Schweizerhof. Seit 1889 dort dirigierender Arzt. Sanitätsr. Er schrieb: Die Wirkung der Tragödie nach Aristoteles; Die Darstellung krankhafter Geisteszustände in Shakespeares Dramen; Die Heilung des Orest in Goethes Iphigenie; Die Anstalten für Psychisch-Kranke in Deutschland usw. Mitglied der Gesellschaft seit 1890.

203. **S c h ü l e i n, W i l h e l m***, geb. 27. Juni 1849 zu Berlin. 1876—79 Assistent an der Kgl. Universitäts-Frauenklinik bei Schröder; seitdem als Frauenarzt in Berlin tätig. Sanitätsr. Er veröffentlichte mehrere kleinere Arbeiten in der Zeitschrift für Geburtshilfe und Gynäkologie und Schmidts Jahrbüchern. — Im Kriege 1870—71 war er Einjährig-Freiwilliger im Kaiser-Alexander-Garde-Grenadier-Regiment Nr. 1. — Mitglied der Gesellschaft seit 1890.

204. **A m e n d e, B e n n o***, geb. 14. November 1851 zu Myslowitz, Militärarzt. Zuletzt Generaloberarzt und Divisionsarzt der 2. Garde-Infanterie-Division in Berlin. Seit 1908 im Ruhestand als Generalarzt. Mitglied der Gesellschaft seit 1890.

205. **R i n n e, F r i e d r i c h***, geb. 2. Januar 1852 zu Eilsen. 1876—82 Assistenzarzt an der Chirurgischen Station des Krankenhauses Friedrichshain in Berlin. 1883—89 außerordentlicher Prof. der Chirurgie in Greifswald. Seit 1889 dirigierender Arzt der Chirurgischen Abteilung des Elisabeth-Krankenhauses in Berlin. Seit 1890 Mitglied des Medizinal-Kollegiums. Geh. Medizinalr. Mitglied der Gesellschaft seit 1891.

206. **K o e r t e, W e r n e r***, geb. 21. Oktober 1853 zu Berlin. Er gehört einer Ärztefamilie an. 1875—77 Assistent von Lücke in Straßburg, 1877—80 von Wilms in Bethanien in Berlin. Seit 1880 als Chirurg in Berlin tätig, seit 1889 als Direktor der Chirurgischen Abteilung des städtischen Krankenhauses am Urban. Geh. Sanitätsr. Prof. Seit 1899 Erster Schriftführer der Deutschen Gesellschaft für Chirurgie, Redakteur von Langenbecks Archiv für klinische Chirurgie. Sein Hauptgebiet ist die Chirurgie der Brust- und Bauchorgane. Er schrieb außer vielem anderen: Die Chirurgie des Pankreas; Chirurgie des Peritoneums; Beiträge zur Chirurgie der Gallenwege und der Leber. — Im Kriege 1870—71 war er freiwilliger Krankenpfleger. — Mitglied der Gesellschaft seit 1891.

207. **J o l l y, F r i e d r i c h***, geb. 24. November 1844 zu Heidelberg, gest. 4. Januar 1904 zu Berlin. 1871 in Würzburg habilitiert. 1873 außerordentlicher, 1875 ordentlicher Prof. der Psychiatrie und Nervenheilkunde in Straßburg, seit 1890 in Berlin. Geh. Medizinalr. Seine literarische Tätigkeit ist nicht sehr umfangreich gewesen.

208. **S c h w e i g g e r, K a r l E r n s t T h e o d o r***, geb. 20. Oktober 1830 zu Halle a. S., gest. 24. August 1905 zu Berlin. 1857—64 Assistent bei Albrecht von Gräfe. 1860 Privatdozent. 1868 außerordentlicher Prof. der Augenheilkunde in Göttingen, seit 1871 in Berlin. 1873 ordentlicher Prof. 1885 Geh. Medizinalr. Von seinen zahlreichen Schriften zur Augenheilkunde sei nur genannt sein vortreffliches ,,Handbuch der Augenheilkunde".

209. A s c h o f f I, L u d w i g*, geb. 26. Oktober 1838 zu Bielefeld. Als Arzt in Berlin tätig. Geh. Sanitätsr. Mitglied der Gesellschaft seit 1891.

210. H a r t m a n n II, A r t h u r*, geb. 1. Januar 1849 zu Heidenheim. 1873—75 Militärarzt. Seitdem als Ohrenarzt in Berlin tätig. Prof. 1909 Geh. Sanitätsr. 1898 Bürgerdeputierter der Schuldeputation der Stadt Berlin. — Dirigierender Arzt am Rudolf-Virchow-Krankenhause zu Berlin. Er verfaßte: Experimentelle Studien über die Funktion der Eustachischen Röhre; Taubstummheit und Taubstummenbildung; Die Krankheiten des Ohres und deren Behandlung; Die Reform des medizinischen Unterrichts; Atlas der Anatomie der Stirnhöhle; Grundregeln der Gesundheitspflege. — Im Kriege 1870—71 Feldarzt. — Mitglied der Gesellschaft seit 1892.

211. V a h l, O t t o*, geb. 20. November 1841 zu Demmin. Militärarzt. 1866 Assistenzarzt. 1871—74 als Stabsarzt kommandiert zur Schweiggerschen Augenklinik, wo er ophthalmoskopische Kurse hielt. 1883 Oberstabsarzt. Seit 1895 als Generalarzt im Ruhestande. — Er nahm teil an den Kriegen 1866 und 1870—71 und am russisch-türkischen Kriege 1877—78 (zur Prüfung der Frage der Einführung der antiseptischen Wundbehandlung bei der Feldorganisation). — Mitglied der Gesellschaft seit 1892.

212. K o e h l e r, R u d o l f*, geb. 22. Dezember 1841 zu Alt-Salze. Militärarzt. 1867 Assistenzarzt. Generalarzt à la suite, Geh. Medizinalr., Kurator des Augusta-Hospitales und des Elisabeth-Kinderhospitales. Er war viele Jahre dirigierender Arzt der Äußeren Abteilung des Charité-Krankenhauses, ordentl. Prof. der Kriegsheilkunde und Leiter der militärärztlichen Operationskurse. Er schrieb: Lehrbuch der allgemeinen Kriegschirurgie und zahlreiche kleinere Aufsätze. — Am Kriege 1870—71 nahm er teil. — Mitglied der Gesellschaft seit 1893.

213. R o t t e r, J o s e f*, geb. 21. Januar 1857 zu Gläsendorf b. Mittelwalde. 1883—87 Assistenzarzt an den chirurgischen Universitätskliniken in Würzburg und Berlin. 1887—90 Leiter einer Privatklinik in München. Seit 1890 in Berlin als Chirurgischer Chefarzt des St.-Hedwigs-Krankenhauses. 1896 Prof. Seine zahlreichen wissenschaftlichen Arbeiten betreffen besonders: Strumen, Mamma-Karzinome, operative Behandlung der Hernien, Arthropathien der Tabiker, Aktinomykose, Karzinom des Mastdarmes, Perityphlitis. Im Lehrbuche der Chirurgie von v. Bergmann, v. Mickulicz und Bruns bearbeitete er die Krankheiten des Mastdarmes. Mitglied der Gesellschaft seit 1893.

214. S c h a p e r, H e r m a n n*, geb. 10. September 1840 zu Elbing, gest. 25. September 1905 zu Berlin. Militärarzt. 1866 Assistenzarzt. Als Stabsarzt zur Charité kommandiert, war er Assistent von Bardeleben, Schöller und Henoch. 1883 Oberstabsarzt. 1892 Generalarzt. 1892 unter Stellung à la suite des Sanitätskorps Ärztlicher Direktor der Charité. Geh. Obermedizinalr. Unter ihm begann der große Neubau der Charité, von dem ohne Unterbrechung des Betriebes ein großer Teil noch unter seiner Leitung ausgeführt wurde. 1901 Rang als Generalmajor. 1904 Übertritt in den Ruhestand wegen schwerer Erkrankung. Seit 1873 Leibarzt des Prinzen Albrecht v. Preußen. — In Hannover war er Mitbegründer des Clementinenhauses und der dazu gehörigen Schwesternschaft, in Berlin veranlaßte er die Gründung einer eigenen Schwesternschaft der Charité. — Er war Mitglied des Zentralkomitees der deutschen Vereine vom Roten Kreuz, Vorsitzender der Gesellschaft für öffentliche Gesundheitspflege, Ehrenmitglied des Vereins für innere Medizin und Ehrenvorsitzender der Gesellschaft der Charitéärzte. Er veröffentlichte eine Anzahl von Schriften über Kinderpflege, Krankenhausverwaltung, Krankenhausbau und Gesundheitspflege. — Am Kriege 1866 nahm er als Assistenzarzt, 1870—71 als Feldstabsarzt teil.

215. K r o e n i g, G e o r g*, geb. 22. April 1856 zu Potsdam. 1882—85 Assistenzarzt an der Frerichsschen Klinik. 1885—88 mikroskopische Arbeiten im Waldeyerschen Laboratorium. 1888 Habilitation. 1888—90 Assistent an der Gerhardtschen Klinik. Seit 1894 dirigierender Arzt der zweiten Medizinischen Abteilung des Krankenhauses Friedrichshain. 1895 Prof. Er arbeitete über chronische

interstitielle Phosphor-Hepatitis, Wirbel-Erkrankung bei Tabes, klinische Studien über Cerebrospinaldruck, Histologie der Lumbalpunktate, Blutdegeneration bei Vergiftungen, über Venäsektion u. a. Mitglied der Gesellschaft seit 1893.

216. von Steinau-Steinrück III, Johannes*, geb. 5. April 1849 zu Berlin, gest. 7. Januar 1900 ebenda. Sohn von v. Steinau-Steinrück II (90). Arzt in Berlin, seit 1891 dirigierender Arzt der Inneren Station von Bethanien. Sanitätsr. — Am Kriege 1870—71 nahm er als Einjährig-Freiwilliger im 2. Garde-Regiment z. F. teil.

217. Martin, August*, geb. 14. Juli 1847 zu Jena. 1872—76 Assistent an der Universitäts-Frauenklinik in Berlin (bei seinem Vater E. Martin). 1876 Habilitierung. 1876—99 als Frauenarzt in Berlin tätig, 1892 Prof. 1899—1907 ordentlicher Prof. in Greifswald. Seit 1907 im Ruhestande in Berlin. Geh. Medizinalr. Ehrenmitglied zahlreicher Gesellschaften und Akademien der Medizin. Dr. jur. utr. h. c. von Edinburgh. Seine Hauptarbeitsgebiete sind: Diagnose und Operation der Tubenerkrankungen, Operation der Myome und Karzinome, Laparotomie, die vaginalen Operationen. Er verfaßte: Lehrbücher der Geburtshilfe, der Gynäkologie. Handbuch der Erkrankungen der Adnexorgane usw. — Im Kriege 1870—71 war er Feldassistenzarzt. — Mitglied der Gesellschaft seit 1894.

218. Krause II, Wilhelm*, geb. 12. Juli 1833 zu Hannover. Zuerst hannoverscher Militärarzt. 1860 außerordentlicher Prof. der Medizin in Göttingen, seit 1893 in Berlin als Laboratoriumsvorstand im Anatomischen Universitäts-institute. Geh. Medizinalr. Er verfaßte neben etwa 350 Journalartikeln und Monographien (1854—1907): Die Brechungsindices des menschlichen Auges; Anatomie des Kaninchens; Handbuch der Anatomie des Menschen (mit der neuen Baseler Nomenklatur). — Am Kriege 1870—71 nahm er als Feldarzt teil. — Mitglied der Gesellschaft seit 1894.

219. Moeli, Carl*, geb. 10. Mai 1849 zu Kassel. Seit 1874 Assistent an den Medizinischen Kliniken in Rostock und München und an der Nerven- und Psychiatrischen Klinik in Berlin, später Oberarzt und dann dirigierender Arzt der Anstalt Dalldorf (Berlin), 1884 außerordentlicher Prof. an der Universität Berlin, 1893 Direktor der Anstalt Herzberge in Lichtenberg (Berlin), 1893 Mitglied der Wissenschaftlichen Deputation f. d. Medizinalwesen. Hilfsarbeiter in der Medizinalabteilung des Kultusministeriums. Geh. Medizinalr. Seine Schriften betreffen Gegenstände der Neuropathologie und Psychiatrie. — Im Kriege 1870—71 war er Feldassistenzarzt. — Mitglied der Gesellschaft seit 1894.

220. Wulffert, Friedrich*, geb. 31. Januar 1854 zu Soest, gest. 4. November 1902 zu Berlin. 1879—81 Assistenzarzt in Görbersdorf und Falkenstein, 1881—87 in den Irrenanstalten in Nietleben, Bonn, Düren, Merzig und Grafenberg, 1887—89 Gefängnisarzt in Moabit. Seit 1889 als Nervenarzt in Berlin tätig. 1900 Sanitätsr. Er wirkte besonders in der Wohlfahrtspflege, hauptsächlich im Kampfe gegen den Alkoholmißbrauch.

221. Schütte, Paul*, geb. 3. Mai 1847 zu Berlin, gest. 16. Oktober 1895 ebendort. Arzt in Berlin seit 1875, nachdem er vorher Assistent von Wilms in Bethanien gewesen war. Später dirigierender Arzt des Elisabeth-Kinderhospitales. Sanitätsr. Wegen Erblindung mußte er seine Praxis niederlegen. — Am Kriege 1870—71 nahm er teil.

222. Sommerbrodt, Max*, geb. 15. April 1847 zu Liegnitz, gest. 12. November 1897 zu Breslau. Militärarzt. 1870 Assistenzarzt, 1877—1881 kommandiert zum Friedrich-Wilhelms-Institute. 1889 Oberstabsarzt. — 1879 Mitglied der deutschen Reichskommission, die zum Studium der Pest nach Astrachan entsandt wurde. — Am Kriege 1870—71 nahm er teil.

223. Großheim II, Carl*, geb. 11. August 1843 zu Schönlanke. Militärarzt, 1867 Assistenzarzt. 1872 Stabsarzt am Friedrich-Wilhelms-Institute. 1874 Hilfsreferent in der Medizinalabteilung des Kriegsministeriums. 1889 Generalarzt und Abteilungschef in dieser Abteilung. 1897 Korpsgeneralarzt des IV., 1899 des XVIII. Armeekorps. 1898 Rang als Generalmajor. Lebt seit 1904 im

Ruhestande in Berlin. 1907 Mitglied des Zentralkomitees der deutschen Vereine vom Roten Kreuz. — Er hatte wesentlichen Anteil an der Bearbeitung der Kriegssanitätsordnung von 1878, der Krankenträgerordnung von 1888, der Friedenssanitätsordnung 1891, des Kriegssanitätsberichtes für 1870—71. Er veröffentlichte eine Anzahl von Aufsätzen über chirurgische, hygienische und militärärztliche Themata. — Am Kriege 1870—71 nahm er als Feldarzt teil. — Mitglied der Gesellschaft seit 1895.

224. S c h o e t z, P a u l*, geb. 30. Juli 1850 zu Cossenblatt. Seit 1877 als Arzt in Berlin tätig, seit 1885 als Spezialarzt für Rhino- und Laryngologie. 1908 Geh. Sanitätsr. — Am Kriege 1870—71 nahm er teil als Einjährig-Freiwilliger im Jägerbataillon Nr. 3. — Mitglied der Gesellschaft seit 1896.

225. R i e d e l, B e r n h a r d*, geb. 29. April 1852 zu Berlin. Als Arzt in Berlin tätig nach 1$^{1}/_{2}$ jähriger Assistentenzeit an der Chirurgischen Klinik in Jena. Geh. Sanitätsr. — Im Kriege 1870—71 Einjährig-Freiwilliger beim Kaiser-Franz-Garde-Grenadier-Regiment Nr. 2. — Mitglied der Gesellschaft seit 1896.

226. S c h m i d t m a n n, A d o l f*, geb. 13. Februar 1851 zu Waßmuthshausen b. Homberg (Kassel). 1876—79 Assistent an der Chirurgischen, Geburtshilflichen und Augenklinik in Marburg. 1879—90 Arzt und Kreisphysikus des Jadegebietes und später in Wittmund. 1890—94 Regierungs- und Medizinalr. in Oppeln, zuletzt in Breslau. Seit 1895 Geh. Medizinalr. und Vortragender Rat im Kultusministerium. 1898 Geh. Obermedizinalr. 1902 Prof. Mitglied des Reichsgesundheitsrates, der Wissenschaftlichen Deputation für das Medizinalwesen, der Technischen Deputation für das Veterinärwesen. Seit 1901 Leiter der Kgl. Versuchs- und Prüfungsanstalt für Wasserversorgung und Abwässerbeseitigung usw. 1909 Wirkl. Geh. Obermedizinalr. Korrespondierendes und Ehrenmitglied mehrerer gelehrter Gesellschaften. Er veröffentlichte zahlreiche Abhandlungen, darunter Generalbericht über das Gesundheitswesen des Regierungsbezirkes Oppeln 1886 bis 1891, über Miesmuschelvergiftung, über die Schlammkrankheit, über Dampfdesinfektion im Lichte der Wirklichkeit und gab neu heraus das Handbuch der gerichtlichen Medizin von Casper-Liman. — Mitglied der Gesellschaft seit 1896.

227. H e u b n e r, O t t o*, geb. 21. Januar 1843 zu Mühltroff i. Sachsen. 1866—71 Assistent der Medizinischen Klinik in Leipzig, 1873 außerordentlicher Prof., 1876—91 Direktor der Distrikts-Poliklinik der Universität Leipzig, seit 1887 Direktor der Universitäts-Kinderpoliklinik. 1891—94 Direktor der Universitätskinderklinik. 1893 ordentlicher Honorarprof. Seit 1894 ordentlicher Prof. und Direktor der Kinderklinik an der Universität Berlin. Er verfaßte außer zahlreichen anderen Arbeiten ein Lehrbuch der Kinderheilkunde. Mitglied der Gesellschaft seit 1896.

228. F l a i s c h l e n, N i k o l a u s*, geb. 18. Dezember 1854 zu Neamzu (Rumänien). 1879—80 Assistent von v. Dusch in Heidelberg, 1880—83 an der Universitäts-Frauenklinik in Berlin bei Schröder. Seitdem Frauenarzt in Berlin. Sanitätsr. Von seinen Veröffentlichungen sind besonders zu nennen: Zur Lehre von der Entwicklung der Kystome des Ovariums; Über Schwangerschafts- und Geburtsniere; Zur Komplikation der Schwangerschaft und Geburt durch Ovarialtumoren; Über den primären Hornkrebs des corpus uteri; Zur Dauerheilung des Uteruskarzinoms. — Mitglied der Gesellschaft seit 1897.

229. T i l m a n n, O t t o*, geb. 17. August 1862 zu Neuwied a. Rh. 1875 bis 1901 aktiver Militärarzt. 1897 außerord. Professor der Chirurgie in Greifswald. 1904 Prof. für Chirurgie an der Akademie für praktische Medizin in Köln. 1907 Generaloberarzt d. L. — Seine Hauptarbeitsgebiete sind: Hirn- und Bauchchirurgie sowie Kriegschirurgie. — Er ist Mitarbeiter an dem großen vom Kriegsministerium herausgegebenen Werke: Die Wirkung der modernen Handfeuerwaffen und ihre kriegschirurgische Bedeutung, sowie Verfasser mehrerer Lehrbücher der Chirurgie und veröffentlichte außerdem zahlreiche Einzelarbeiten. Mitglied der Gesellschaft seit 1897.

230. S c h m i e d e n, W a l t e r*, geb. 15. September 1861 zu Berlin. Arzt seit 1889. Zunächst Assistenzarzt im Krankenhause am Urban, dann praktischer Arzt in Berlin. Mitglied der Gesellschaft seit 1898.

231. v o n R e n v e r s, R u d o l f*, geb. 18. Februar 1854 zu Aachen, gest. 22. März 1909 zu Berlin. Zuerst Militärarzt, 1886 Assistent am Anatomischen Institute in Berlin, 1888—92 wissenschaftlicher Assistent an der ersten Medizinischen Universitätsklinik. Seit 1892 Direktor des städtischen Krankenhauses Moabit. Geh. Medizinalr., Prof. Er bearbeitete vorzugsweise die Grenzgebiete der inneren Medizin und der Chirurgie.

232. S e l l e r b e c k, H e i n r i c h*, geb. 15. Dezember 1842 zu Mülheim a. d. Ruhr. Militärarzt 1867—99; lebt seit 1899 in Berlin im Ruhestande als Generalarzt, ist aber noch als Augenarzt tätig. — Er schrieb: Über Keratoplastik; Über bandförmige Hornhauttrübungen; Über Simulation von Fieber. — Am Kriege 1870—71 nahm er als Feldarzt teil. — Mitglied der Gesellschaft seit 1898.

233. L a e h r III, M a x*, geb. 9. November 1865 zu Zehlendorf bei Berlin. Er gehört einer Ärztefamilie an, ist der Sohn von Laehr I (118), Bruder von Laehr II (202). 1893—99 Oberarzt der Nervenklinik der Charité bei Jolly. Seit 1899 Leiter der Heilstätte für Nervenkranke Haus Schönow. 1896 Privatdozent. 1902 Prof. Seine Arbeiten erstrecken sich auf die Gebiete der inneren Medizin, Neurologie, Unfallheilkunde, Lepra, Beschäftigungstherapie, Organisation der Volksheilstättenbehandlung Nervenkranker. Mitglied der Gesellschaft seit 1898.

234. S a l z w e d e l, R u d o l f*, geb. 4. März 1854 zu Kolberg. 1879—96 aktiver Militärarzt (1886 Assistent bei v. Volkmann in Halle, 1888 bei Oskar Fräntzel, 1888—91 bei v. Bardeleben in Berlin). Zuletzt Oberstabsarzt in Köln a. Rh. Seit 1900 Vorstand der Sanitätsstatistischen Abteilung der Kaiser-Wilhelms-Akademie. Prof. Seit 1892 Lehrer der Krankenpflegeschule der Charité. Er veröffentlichte: Handbuch der Krankenpflege, mehrere Arbeiten über Behandlung der Entzündung mit Spiritus-Dauerverbänden u. a. Mitglied der Gesellschaft seit 1899.

235. A s c h o f f II, A l b r e c h t*, geb. 31. Juli 1868 zu Dievenow. Sohn von Aschoff I (209). Seit 1892 als Arzt in Berlin tätig. Mitglied der Gesellschaft seit 1899. Vize-Sekretär seit 1907.

236. R i e b e l, O s k a r*, geb. 26. September 1847 zu Droschkau i. Schl. Militärarzt. 1873 Assistenzarzt, 1881—84 Stabsarzt im Friedrich-Wilhelms-Institute. 1892 Oberstabsarzt, seit 1896 beim Invalidenhause in Berlin, 1906 Generaloberarzt. 1888—92 Lehrer der Krankenwartschule der Charité in Berlin. Er verfaßte einen Leitfaden der Krankenwartung. — Am Kriege 1870—71 nahm er teil. — Mitglied der Gesellschaft seit 1899.

237. P u p p e, G e o r g*, geb. 4. Februar 1867 zu Kratzen (Kr. Soldin). 1896—1900 Assistent an der Unterrichtsanstalt für Staatsarzneikunde in Berlin. 1898 Habilitation für Gerichtliche Medizin. 1899 dirigierender Arzt des Untersuchungsgefängnisses in Berlin. 1900 Gerichtsarzt. 1903 außerordentlicher Prof. in Königsberg i. Pr. 1905 Direktor des dort neugegründeten Instituts für Gerichtliche Medizin. Er veröffentlichte neben zahlreichen Aufsätzen gerichtlich-medizinischen Inhalts Atlas und Grundriß der Gerichtlichen Medizin. — Mitglied der Gesellschaft seit 1899.

238. K i r c h n e r, M a r t i n*, geb. 15. Juli 1854 zu Spandau. 1880 Assistenzarzt. 1887—89 als Stabsarzt Assistent am Hygienischen Universitätsinstitute in Berlin (bei Robert Koch). 1894 Privatdozent für Hygiene an der Technischen Hochschule in Hannover. 1896 Oberstabsarzt. 1. Oktober 1896 Hilfsarbeiter im Kultusministerium in Berlin. 1897 Prof. 1898 Geh. Medizinalr. und Vortragender Rat im Kultusministerium. Mitglied der Wissenschaftlichen Deputation und des Reichsgesundheitsrates. 1900 außerordentlicher Prof. für Hygiene und Staatsarzneikunde an der Universität. 1901 Geh. Obermedizinalr. Seit Ostern 1906

beauftragt mit Vorlesungen über soziale Medizin. — Er verfaßte unter vielem anderen „Grundriß der Militärgesundheitspflege" und „Hygiene und Seuchenbekämpfung". Mitglied der Gesellschaft seit 1900.

239. von Schjerning, Otto*, geb. 4. Oktober 1853 zu Eberswalde. 1878 Assistenzarzt. Seit 1889 in der Medizinalabteilung des Kriegsministeriums nach einander als Hilfsreferent, Referent, Abteilungschef. Seit 7. Dezember 1905 Generalstabsarzt der Armee, Chef des Sanitätskorps und der Medizinalabteilung des Kriegsministeriums, Direktor der Kaiser-Wilhelms-Akademie für das militärärztliche Bildungswesen. 1905 Honorar-Prof. an der Universität. 1907 Rang als Generalleutnant. 1909 Verleihung des Adels. Mitglied der Wissenschaftlichen Deputation, Vorsitzender des Wissenschaftlichen Senats der Kaiser-Wilhelms-Akademie. Mitglied und Ehrenmitglied zahlreicher Vereine und Gesellschaften. — Neben seiner Haupttätigkeit, der Verwaltung des Militärsanitätswesens, beschäftigt er sich besonders mit der Kriegschirurgie. — Von seinen zahlreichen Veröffentlichungen seien genannt: Die Lehre von den Mikroorganismen in ihrem Einfluß auf die Gesundheitspflege; Die Grippe-Epidemie im deutschen Heere 1889—90; Über die Wirkung und kriegschirurgische Bedeutung der neuen Handfeuerwaffen; Die Tuberkulose in der Armee; Die Schußverletzungen der modernen Feuerwaffen; Die Schußverletzungen (mit Thöle und Voß). Er ist Herausgeber der Bibliothek von Coler. — Mitglied der Gesellschaft seit 1900.

240. Stadelmann, Ernst*, geb. 8. Dezember 1853 zu Insterburg. Privatdozent in Königsberg und Heidelberg. 1888—95 Dozent der klinischen Propädeutik in Dorpat. 1895—1903 dirigierender Arzt der Inneren Abteilung des städt. Krankenhauses am Urban. 1895 Habilitation in Berlin. Seit 1903 Direktor der Inneren Abteilung des Krankenhauses Friedrichshain. Hofr. Prof. — Er veröffentlichte zahlreiche Aufsätze aus dem Gebiete der inneren Medizin und von größeren Arbeiten: Über den Einfluß der Alkalien auf den Stoffwechsel des Menschen; Der Icterus und seine verschiedenen Formen; Untersuchungen über die Peptonurie; Krankheiten der Leber und des Pankreas (in Leydens Handbuch der Diätetik); Chronische Leberentzündungen (Deutsche Klinik am Anfange des 20. Jahrhunderts). — Mitglied der Gesellschaft seit 1900.

241. Doenitz, Wilhelm*, geb. 27. Juni 1838 zu Berlin. 1864—73 Assistent am Anatomischen Institute in Berlin. 1873—85 in Japan, zuerst Prof. der Anatomie und Physiologie in Tokio, später Leiter des Provinzialkrankenhauses zu Saga. 1886—92 Privatgelehrter in Berlin. 1893 Leiter des Choleralaboratoriums in Bonn. 1896—99 Mitglied des Institutes für Serumforschung. Seit 1900 Abteilungsvorsteher und stellvertretender Direktor im Institute für Infektionskrankheiten in Berlin. Geh. Medizinalr., Prof. — Er veröffentlichte Arbeiten über Doppelmißgeburten, Hemmungsgelenke bei Fischen, Entwicklung des Frosches, über bakteriologische und hygienische Themata, über Zwischenwirte bei Infektionskrankheiten. — Am Kriege 1870—71 nahm er beim Rothen Kreuz teil, 1877 am Satsuma-Aufstande in Japan als Chirurg. — Mitglied der Gesellschaft seit 1901.

242. Zinn, Wilhelm*, geb. 18. Dezember 1869 zu St. Pirminsberg (Schweiz). Entstammt einer Ärztefamilie. 1895—1900 Assistent der zweiten Med. Universitätsklinik in Berlin (Gerhardt). 1898 Privatdozent. Seit 1900 dirigierender Arzt der Inneren Abteilung von Bethanien in Berlin. 1902 Prof. 1909 dirig. Arzt der Inneren Abteilung des Krankenhauses Moabit. Seine Hauptarbeitsgebiete sind: Herz- und Lungenkrankheiten, Parasitenlehre, Ernährungslehre. Er veröffentlichte zahlreiche Aufsätze aus obengenannten Gebieten, besonders über Ankylostomum duodenale und über andere Parasiten, über Lungensyphilis, Emphysem, über neuere Anschauungen auf dem Gebiete der Ernährungslehre. — Mitglied der Gesellschaft seit 1901.

243. von Michel, Julius*, geb. 5. Juli 1843 zu Frankenthal (Rheinpfalz). 1868—70 Assistent an der Züricher Augenklinik. 1872 Privatdozent der

Augenheilkunde in Leipzig. 1873—79 ordentlicher Prof. der Augenheilkunde in Erlangen, 1879—1900 in Würzburg, seit 1900 in Berlin. Geh. Medizinalr. Er verfaßte ein Lehrbuch der Augenheilkunde, einen klinischen Leitfaden der Augenheilkunde und zahlreiche ophthalmologische Aufsätze. — An den Kriegen 1866 und 1870—71 nahm er als Arzt teil. — Mitglied der Gesellschaft seit 1901.

244. G r a s n i c k, P a u l*, geb. 26. März 1834 zu Jauer, gest. 20. Januar 1904 zu Berlin. Militärarzt. 1858 Assistenzarzt. 1876 Garnisonarzt von Berlin. 1889 Generalarzt und Subdirektor des Friedrich-Wilhelms-Institutes. 1898 Rang als Generalmajor. Seit 20. November 1900 im Ruhestande. — An den Kriegen 1864, 1866 und 1870—71 nahm er als Arzt in Lazaretten des Gardekorps teil.

245. K o r t u m, F r i e d r i c h*, geb. 18. August 1856 zu Stolberg (Aachen). Entstammt einer Ärztefamilie 1883—85 Assistenzarzt an der Staatsirrenanstalt Friedrichsberg-Hamburg. 1885—93 Arzt und später Direktor des Landeshospitals Merxhausen. 1893—1906 Oberarzt an der städt. Irrenanstalt Herzberge-Berlin. 1906 Erster Arzt an der Irrenanstalt Dalldorf-Berlin. 1902 Sanitätsr. — Mitglied der Gesellschaft seit 1901.

246. K e l l e r, K a r l*, geb. 8. Januar 1859 zu Köln a. Rh. 1887—88 Assistent der Medizinischen Universitätspoliklinik in Würzburg. 1888—91 Assistent der Universitäts-Frauenklinik zu Berlin. Seit 1891 als Frauenarzt in Berlin tätig. 1905 Oberarzt der Geburtshilflichen Abteilung des städtischen Krankenhauses Charlottenburg (Kirchstr. 19—20), seit 1906 leitender Arzt des Krankenhauses. — Von seinen Veröffentlichungen seien genannt: „Wanderniere der Frauen" und „Die Krankheiten der Neugeborenen in den ersten Lebenstagen". — Mitglied der Gesellschaft seit 1901.

247. B o r c h e r t, E b e r h a r d*, geb. 13. Februar 1853 zu Sonnenberg (Randow), gest. 24. Mai 1909 zu Berlin. 1879—1884 Assistent am städtischen Krankenhause Friedrichshain; dann halbjähriger Aufenthalt in Wien. Seit 1884 als Spezialarzt für Krankheiten der Harnorgane in Berlin tätig. Sanitätsr.

248. D i e t r i c h, E d u a r d*, geb. 10. Oktober 1860 zu Sittendorf (Kr. Sangerhausen). 1889 Kreisphysikus in Liebenwerda, 1896 in Merseburg. 1900 Regierungs- und Medizinalrat in Marienwerder. 1901 Geh. Medizinalr. und Vortragender Rat im Kultusministerium in Berlin, Mitglied der Wissenschaftlichen Deputation und des Reichsgesundheitsrates. 1904 Geh. Obermedizinalr. 1909 Prof. Er entfaltete eine ausgedehnte schriftstellerische Tätigkeit auf dem Gebiete der Sanitäts- und Medizinalpolizei, des Hebammenwesens, der Krankenpflege und -fürsorge, der Bekämpfung der Säuglingssterblichkeit. — Mitglied der Gesellschaft seit 1902.

249. G r o s s e, K u r t*, geb. 25. November 1866 zu Berlin. 1892—96 Marinearzt. 1896—98 Assistent an der Universitäts-Frauenklinik in Gießen. Seitdem Frauenarzt in Berlin. — Mitglied der Gesellschaft seit 1902.

250. P i e l k e, W a l t e r*, geb. 25. Februar 1848 zu Dessau. Studierte zuerst Naturwissenschaften, mußte wegen schweren Nervenleidens das Studium aufgeben, bildete sich zum Sänger aus und war 1874—80 lyrischer Tenor am Stadttheater in Leipzig. Wegen nervöser Stimmerkrankung mußte er der Sängerlaufbahn entsagen, studierte Medizin und ist als Spezialarzt für Hals-, Nasen- und Ohrenleiden in Berlin tätig. Sanitätsr. — Am Kriege 1870—71 nahm er als Freiwilliger im 107. Regimente teil. — Mitglied der Gesellschaft seit 1902.

251. R i e s e, H e i n r i c h*, geb. 29. März 1863 zu Berlin. Entstammt einer Ärztefamilie. Assistent, später Prosektor am Anatomischen Institute in Freiburg, dort Privatdozent für Anatomie. Darauf Assistent der Chirurgischen Klinik in Würzburg. Dort Privatdozent für Chirurgie. 1897—1906 dirigierender Arzt des Kreiskrankenhauses in Britz bei Berlin. Seit 1906 Direktor des Kreiskrankenhauses in Groß-Lichterfelde. Sanitätsr., Prof. Er veröffentlichte zahlreiche Aufsätze anatomischen und chirurgischen Inhaltes. — Mitglied der Gesellschaft seit 1902.

252. H o f f m a n n II, H e r m a n n*, geb. 24. Juli 1858 zu Breitungen. Zuerst Arzt in Halle a. S. Dort seit 1885 Kreiswundarzt und später Gefängnisarzt.

1901—03 Gerichts- und Gefängnisarzt in Elberfeld. Seit 1903 in Berlin als Gerichtsarzt und Erster Arzt am Untersuchungsgefängnis Moabit. Medizinalr. — Mitglied der Gesellschaft seit 1904.

253. **S t r a u c h, C u r t***, geb. 20. März 1868 zu Frankfurt a. O. Zunächst Assistent an der Kinderklinik in Heidelberg, der Medizinischen Universitätspoliklinik in Berlin, am Pathologischen Institute und am Institute für Gerichtliche Medizin ebendort. 1903 Habilitation in Berlin. Seit 1905 Gerichtsarzt in Berlin. Seine Lehr- und Hauptarbeitsgebiete sind: Gerichtliche Medizin und Anthropologie; aus beiden Gebieten veröffentlichte er verschiedene Abhandlungen. — Mitglied der Gesellschaft seit 1904.

254. **S t a h r, F r a n z***, geb. 9. Juli 1842 zu Zielonka, gest. 11. April 1904 zu Berlin. Militärarzt. 1866 Assistenzarzt. Als Stabsarzt längere Zeit Hausstabsarzt des Friedrich-Wilhelms-Institutes. Mit einem Stipendium desselben machte er eine sechsmonatige Studienreise nach Frankreich, der Schweiz und Italien. 1883 Oberstabsarzt. Garnisonarzt von Kassel. 1889 Referent in der Medizinalabteilung des Kriegsministeriums. 1890 Generalarzt. Bis 1897 Korpsarzt des I. Armeekorps. 1897—1900 Abteilungschef in der Medizinalabteilung des Kriegsministeriums. 1900—1903 Subdirektor der Kaiser-Wilhelms-Akademie. 1901 Rang als Generalmajor. — Die Kriege 1866 und 1870—71 machte er als Assistenzarzt mit.

255. **P f u h l, E d u a r d***, geb. 28. Juni 1852 zu Berszienen. Militärarzt. 1878 Assistenzarzt, mehrere Jahre Assistent am Krankenhause der Barmherzigkeit in Königsberg. Als Stabsarzt vier Jahre zum Friedrich-Wilhelms-Institute und drei Jahre zum Kochschen Institute für Infektionskrankheiten kommandiert. Als Oberstabsarzt in Straßburg Mitglied des Gesundheitsrates der Stadt Straßburg und des Unter-Elsaß. Seit 1898 Vorstand des Hygienisch-chemischen Laboratoriums der Kaiser Wilhelms-Akademie in Berlin. Generaloberarzt. Seit 1909 im Ruhestande. Prof. Seine wissenschaftlichen Arbeiten beziehen sich auf Desinfektion (mit Kalk, Formalin, Dampf), Grundwasserversorgung, Typhus, Cholera, Ruhr, die Untersuchung der Fleischkonserven u. a. — Mitglied der Gesellschaft seit 1905.

256. **U t h e m a n n, W a l t h e r***, geb. 28. September 1863 zu Montjoie. Marinearzt. 1888 Assistenzarzt. 1901 Oberstabsarzt. 1903—07 Dezernent in der Medizinalabteilung des Reichsmarineamtes in Berlin. Seit 1907 Geschwaderarzt des I. Geschwaders in Kiel. 1909 Generaloberarzt, Gouvernementsarzt in Tsingtau. — Mitglied der Gesellschaft seit 1905.

257. **R o t h II, E m a n u e l***, geb. 14. Oktober 1850 zu Gohren (Kr. Stolp). 1875 Arzt in Belgard i. P., dort seit 1881 Kreisphysikus. Regierungs- und Medizinalrat 1892 in Köslin, 1894 in Oppeln, 1898 in Potsdam. 1899 Geh. Medizinalr. — Seine Hauptarbeitsgebiete sind die gewerbliche und soziale Hygiene, mit denen sich auch die Mehrzahl seiner zahlreichen Veröffentlichungen beschäftigt. Von diesen seien genannt: Historisch-kritische Studien über Vererbung; Über den gegenwärtigen Stand der Frage der Vererbung erworbener Eigenschaften und Krankheiten; Arbeiterschutz und Unfallverhütung; Allgemeine Gewerbehygiene und Fabrikgesetzgebung; Armenfürsorge und Armenkrankenpflege; Schutzmaßregeln bei ansteckenden Krankheiten. Ferner gab er neu heraus: Schlockow, Der Kreisarzt. — Am Kriege 1870—71 nahm er als Einjährig-Freiwilliger im Garde-Füsilier-Regimente teil. — Mitglied der Gesellschaft seit 1906.

258. **Z i e h e n, T h e o d o r***, geb. 12. November 1862 zu Frankfurt a. M. Assistent bei Kahlbaum in Görlitz und Binswanger in Jena. 1887 Privatdozent, 1892 außerordentlicher Prof. in Jena. Seit 1904 ordentlicher Prof. und Direktor der Psychiatrischen und Nervenklinik in Berlin. Geh. Medizinalr. Mitglied der Wissenschaftlichen Deputation. Er veröffentlichte außer anderem: Psychiatrie (Lehrbuch); Leitfaden der physiolog. Psychologie; Physio-psychologische Erkenntnistheorie; Handbuch der Anatomie des Zentralnervensystems. — Mitglied der Gesellschaft seit 1906.

259. **R u b n e r, M a x***, geb. 2. Juni 1854 zu München. 1883 Privatdozent für Physiologie in München. 1885 außerordentlicher Prof. der Hygiene in Marburg. 1887 ebendort ordentlicher Prof. Seit 1891 in Berlin als Prof. der Hygiene, Direktor des Hygienischen Institutes, Mitglied der Akademie der Wissenschaften, der Wissenschaftlichen Deputation, des Wissenschaftlichen Senates der Kaiser-Wilhelms-Akademie, des Reichs-Gesundheitsrates. Seit 1909 ordentlicher Prof. der Physiologie in Berlin. Geh. Medizinalr. — Seine wissenschaftlichen Arbeiten betreffen Physiologie der Ernährung, Wärmelehre, Bekleidung, Körperpflege, Biologie der Mikroorganismen, Ventilation, Beleuchtung. Von seinen zahlreichen Schriften seien genannt: Biologische Gesetze; Physiologie der Ernährung (in Leydens Handbuch); Die Ernährung im Knabenalter; Unsere Nahrungsmittel; Lehrbuch der Hygiene. — Mitglied der Gesellschaft seit 1906.

260. **S c h e i b e, O s k a r***, geb. 12. Mai 1848 zu Kemberg. Militärarzt. 1875 Assistenzarzt. Als Stabarzt Hilfsreferent in der Medizinalabteilung des Kriegsministeriums. 1892 Oberstabsarzt. 1900 Generalarzt des XV. Armeekorps. Seit 1904 à la suite des Sanitätskorps, Ärztlicher Direktor der Charité mit dem Range als Generalmajor. 1906 Sanitätsinspekteur. Mitglied des Wissenschaftlichen Senats der Kaiser-Wilhelms-Akademie, des Reichsgesundheitsrates, des Zentralkomitees der deutschen Vereine vom Roten Kreuz. Herausgeber der Charité-Annalen. — Am Kriege 1870—71 nahm er teil als Unter-Lazarettgehilfe. — Mitglied der Gesellschaft seit 1906.

261. **M a r t e n s, M a x***, geb. 7. März 1869 zu Christinenhof bei Malchin. Zunächst Militärarzt. 1893 Assistenzarzt. Als Stabsarzt 1895—97 zur Chirurg. Klinik in Göttingen, 1897—1903 zur Chirurgischen Klinik der Charité in Berlin kommandiert. Seit 1903 dirigierender Arzt der Chirurgischen Abteilung von Bethanien in Berlin. 1901 Privatdozent. 1904 Prof. Er veröffentlichte zahlreiche Arbeiten aus den verschiedenen Gebieten der Chirurgie, über Chorioidealsarkome, maligne Oberkiefertumoren, Behandlung der Harnröhrenverletzungen und -verengerungen, Wirbelaktinomykose, Ileus bei akuten Bauchfellentzündungen, Nierenchirurgie und viele andere. — Mitglied der Gesellschaft seit 1906.

262. **L a n d g r a f, W i l h e l m***, geb. 3. Juli 1850 zu Genthin. Militärarzt. 1876 Assistenzarzt, 1895 Oberstabsarzt. 1905 Generalarzt des III. Armeekorps. 1885—88 Assistent der zweiten Med. Klinik der Charité bei Gerhardt. Er beschäftigt sich speziell mit den Erkrankungen der Nase, des Rachens und des Kehlkopfes und veröffentlichte außer mehreren einschlägigen Beiträgen in den Charité-Annalen „Die Nasen-, Rachen- und Kehlkopf-Erkrankungen bei akuten Infektionskrankheiten" (in Heymanns Handbuch der Laryngologie und Rhinologie) und die „Therapie der Diphtherie" (Bibliothek v. Coler, Bd. 8) und war Mitarbeiter an Villarets Handwörterbuche der gesamten Medizin. — Im Kriege 1870—71 war er Einjährig-Freiwilliger im Kaiser Franz-Garde-Grenadier-Regiment Nr. 2. — Mitglied der Gesellschaft seit 1906.

263. **S c h u s t e r, F r i e d r i c h***, geb. 9. Juli 1844 zu Berlin. Militärarzt. 1869 Assistenzarzt. 1888 Oberstabsarzt. 1895 Divisions- und Generaloberarzt. 1899 als Generalarzt verabschiedet. Lebt seitdem im Ruhestande in Charlottenburg. — Am Kriege 1870—71 nahm er als Feldarzt teil. — Mitglied der Gesellschaft seit 1906.

264. **B a r t e l s IV, P a u l***, geb. 7. Dezember 1874 zu Berlin. Sohn von Max Bartels III (140). 1899—1900 und seit 1902 wiederum Volontärassistent am Anatomischen Institute der Universität Berlin, dazwischen 1900—1902 Assistent am Anatomischen Institute in Greifswald. 1908 Privatdozent. Er arbeitet speziell über Anthropologie und Ethnologie, anatomisch über Injektionstechnik und veröffentlichte zahlreiche in diese Gebiete einschlägige Arbeiten. — Mitglied der Gesellschaft seit 1906.

265. **W e r n e r II, O t t o***, geb. 14. November 1847 zu Bunzlau. Militärarzt. 1873 Assistenzarzt. 1890 Oberstabsarzt. 1898 Generalarzt, 1898—1905 Korpsarzt des III. Armeekorps. 1882—98 Hilfsreferent, später Referent in der

Medizinalabteilung des Kriegsministeriums. Seit 1905 im Ruhestande. Mitglied des Zentralkomitees der deutschen Vereine vom Roten Kreuz. Er veröffentlichte außer anderem: „Die Pocken bei den deutschen Heeren im Kriege gegen Frankreich 1870—71" (Kriegs-Sanitätsbericht Bd. VI) und „Die transportable Lazarettbaracke" (mit v. Langenbeck und v. Coler). — Im Kriege 1870—71 war er Feldassistenzarzt. — Mitglied der Gesellschaft seit 1906.

266. B u r g h a r t, H a n s*, geb. 26. November 1862 zu Berlin. 1889—1901 Militärarzt, 1896—1901 Assistent der ersten Med. Universitätsklinik in Berlin. 1901 Privatdozent in Berlin. 1901—1905 dirigierender Arzt der Inneren Abteilung des städtischen Krankenhauses in Dortmund, seit 1906 dirigierender Arzt der Inneren Abteilung des Elisabeth-Krankenhauses in Berlin. Er veröffentlichte u. a. Arbeiten über das Kochsche Tuberkulin, die Ehrlichsche Diazoreaktion, Organotherapie und Lebensregeln zur Verhütung der Ansteckung mit Tuberkulose. Mitglied der Gesellschaft seit 1907.

267. A b e l, R u d o l f*, geb. 21. Dezember 1868 zu Frankfurt a. O. Entstammt einer Ärztefamilie. 1891 Assistent am Hygienischen Institute zu Greifswald. 1893 Privatdozent. 1896 Assistent am Hygienischen Institute zu Hamburg. 1899 Physikus ebendort. 1902 Regierungs- und Medizinalrat beim Polizeipräsidium in Berlin, 1903 in Oppeln, 1906 Geh. Medizinalr. und Vortragender Rat im Kultusministerium. Mitglied der Wissenschaftlichen Deputation. Außer etwa 50 hygienischen und bakteriologischen Arbeiten verfaßte er „Bakteriologisches Taschenbuch". — Mitglied der Gesellschaft seit 1908.

268. S c h m i d t III, P a u l*, geb. 29. April 1856 zu Merseburg. Marinearzt. 1880 Assistenzarzt. 1893 Oberstabsarzt. 1903 Generalarzt. 1904 Generalstabsarzt der Marine, Chef des Marine-Sanitätskorps, Vorstand der Medizinalabteilung des Reichs-Marine-Amtes. 1907 Rang als Vize-Admiral. — Auslandsreisen 1880 bis 1882 in die Südsee, 1884—85 Nordatlantik, 1886—88 Ostasien und Südsee. 1889 bis 1895 Dezernent in der Medizinalabteilung des Reichsmarineamtes. — Mitglied der Gesellschaft seit 1908.

269. B r a n d e n b u r g, K u r t*, geb. 24. Oktober 1868 zu Posen. Seit 1893 Assistent an der Med. Klinik in Gießen, später an der zweiten Med. Klinik der Charité in Berlin. 1900 Privatdozent in Berlin. 1905 Prof. Seit 1906 dirigierender Arzt der Inneren Abteilung des Kreiskrankenhauses in Groß-Lichterfelde. Er arbeitete über Krankheiten des Magens, Veränderungen des Blutes bei krankhaften Störungen, über die Frühdiagnose der Lungentuberkulose, über die Wirkung von Galle und Digitalis auf das Herz und veröffentlichte eine Reihe von Aufsätzen über diese Themata. Seit 1904 gibt er die „Medizinische Klinik" heraus. — Mitglied der Gesellschaft seit 1908.

270. G a f f k y, G e o r g*, geb. 17. Februar 1850 zu Hannover. 1875—1885 aktiver Militärarzt, dann zur Reserve übergetreten. Seit 1905 Generalarzt der Reserve. 1880—1885 kommandiert zum Kaiserlichen Gesundheitsamte, 1885—1888 Mitglied desselben als Kaiserlicher Regierungsrat. 1888—1904 ordentlicher Prof. der Hygiene in Gießen. Seit 1904 Direktor des Kgl. Institutes für Infektionskrankheiten in Berlin. Geheimer Obermedizinalr. Seit 1888 außerordentliches Mitglied des Kaiserlichen Gesundheitsamtes bzw. Reichsgesundheitsrates. Seit 1906 Mitglied der Wissenschaftlichen Deputation für das Medizinalwesen. — Das Hauptgebiet seiner wissenschaftlichen Tätigkeit sind die Infektionskrankheiten. Er veröffentlichte u. a.: 1881 Experimentell erzeugte Septicämie mit Rücksicht auf progressive Virulenz und akkommodative Züchtung; 1884 Zur Ätiologie des Abdominaltyphus; 1887 Bericht über die Tätigkeit der zur Erforschung der Cholera 1883 nach Ägypten und Indien entsandten Kommission; 1894 Die Cholera in Hamburg 1892—1893; 1898 Bericht über die Tätigkeit der zur Erforschung der Pest 1897 nach Indien entsandten Kommission. — Am Feldzuge 1870—71 nahm er teil als Unter-Lazarettgehilfe. — Mitglied der Gesellschaft seit 1909.

271. S c h w e c h t e n, E r n s t *, geb. 25. November 1852 zu Alt-Ruppin. Assistent 1877 an der Brechtschen Augenklinik. 1878 — 80 an der Irrenanstalt zu Owinsk, 1881 — 88 an der Kinderklinik der Charité. Arzt in Berlin. 1899 Sanitätsrat, 1905 Geh. Sanitätsrat. Seit 1904 Hilfsarbeiter im Ministerium für die öffentlichen Arbeiten. Von seinen Veröffentlichungen seien genannt: 1894 Kompendium der Kinderheilkunde; 1904 Handbuch der Eisenbahnhygiene. Mitglied der Gesellschaft seit 1909.

272. M o m m s e n, E r n s t *, geb. 8. Juli 1863 zu Berlin. Seit 1891 Arzt in Charlottenburg. Mitglied der Gesellschaft seit 1909.

273. S e y d e l, O t t o E m i l *, geb. 12. Juni 1863 zu Berlin. Assistent am Anatomischen Institut in Amsterdam. Lektor für topographische Anatomie und Entwicklungsgeschichte. 1898 als prakt. Arzt in Berlin niedergelassen. Schularzt in Berlin, später Schularzt der höheren Lehranstalten in Charlottenburg. Während des Weltkrieges leitender Arzt in Vereinslazaretten. Veröffentlichte eine Reihe von vergleichend-anatomischen Arbeiten über Nasenhöhle und Jacobson'sches Organ in der Wirbeltierreihe und über das Muskelsvstem der Wirbeltiere. Pathalog.-anatom. Arbeiten über Erkrankungen der weiblichen Geschlechtsorgane und Arbeiten aus dem Gebiet der Schulhygiene. — Mitglied der Gesellschaft seit 1911. — Gestorben im Jahre 1926.

274. D o r e n d o r f, H a n s *, geb. 29. März 1866 zu Aken a/Elbe. Sanitätsoffizier. Professor. Von 1898 — 1902 als Stabsarzt zur Kaiser Wilhelms-Akademie kommandiert, gleichzeitig Assistent am Anatomischen Institut bei Waldeyer und später an der II. Inn. Klinik bei Gerhardt. 1905 — 1906 Leibarzt des Prinzen Albrecht von Preußen, 1907 — 1909 Regimentsarzt. Seit 1909 dirigierender Arzt der Inneren Abteilung des Bethanien-Krankenhauses in Berlin. Während des Weltkrieges Chefarzt eines Reserve-Feldlazaretts. Von 1915 ab beratender Innerer Mediziner bei der Armee Mackensen, 1916 fachärztlicher Beirat im Bereich des 9. und 3. Armeekorps. 1917/18 beratender Innerer Mediziner der 8. Armee, der Militärverwaltung in Rumänien und der Heeresgruppe Mackensen. Verfasser zahlreicher Veröffentlichungen aus dem Gebiet der inneren Medizin, darunter besonders aus dem Gebiet der Infektionskrankheiten, der Erkrankungen des Kehlkopfs, der Lungen und des Herzens. — Mitglied der Gesellschaft seit 1911.

275. B u m m, E r n s t *, geb. 15. April 1858 zu Würzburg. Ordentlicher Professor für Geburtshilfe und Gynäkologie. Assistent bei Scanzoni. Habilitierte sich 1885 in Würzburg. 1894 Ordinarius in Basel, 1900 in Halle, 1904 als Nachfolger Gusserows nach Berlin an die Charité-Klinik berufen. 1910 Nachfolger Olshausens an der Universitäts-Frauenklinik. Ausgezeichneter Lehrer und Operateur. Arbeitete auf bakteriologisch- und klinisch-gynäkologischem Gebiet. Besonders bekannt ist sein mit eigenen Illustrationen ausgestattetes Lehrbuch der Geburtshilfe. — Mitglied der Gesellschaft seit 1911. — Gestorben im Jahre 1925.

276. S e e f i s c h, G ü n t h e r *, geb. 10. Dezember 1869 zu Frankfurt a/O. 1893/94 Assistent an der Universitätsklinik Greifswald, von 1895 — 1902 an der chirurgischen Abteilung des Krankenhauses Friedrichshain, Berlin und Privatassistent bei Eugen Hahn. Von 1905 — 1912 Dirigierender Arzt im Auguste-Viktoria-Krankenhaus v. R.Kr., Weißensee. Seit 1912 Dirigierender Arzt der Chirurgischen Abteilung des Lazarus-Krankenhauses, Berlin. Während des Weltkrieges 1914/1915 Chefarzt eines Feldlazaretts. Danach Leiter der chirurgischen Station am Militärhospital in Gent und beratender Chirurg im Etappengebiet der 4.Armee. Blieb nach Abschluß des Waffenstillstandes als Chirurg des Kriegslaza-

retts in Antwerpen zurück und wurde bis Anfang des Jahres 1919 interniert. Professor. Sanitätsrat. Verfasser zahlreicher chirurgischer Arbeiten, insbesondere aus dem Gesamtgebiet der Bauchchirurgie und Kriegschirurgie. — Mitglied der Gesellschaft seit 1911. Vize-Sekretär der Gesellschaft seit 1933.

277. **H i l d e b r a n d, O t t o***, geb. 15. November 1858 zu Bern. Prof. der Chirurgie. 1886 Assistent der chirurgischen Klinik in Göttigen unter König. 1888 Privatdozent. 1899 Ordinarius für Chirurgie in Basel. 1904 als o. Prof. und Direktor der chirurgischen Universitätsklinik nach Berlin berufen. Verfasser vieler chirurgischer Arbeiten, insbesondere über Tuberkulose und Skrofulose. Schrieb ein Lehrbuch über Allgemeine Chirurgie. Im Weltkriege als Generalarzt d. R. auf dem westlichen und östlichen Kriegsschauplatz tätig gewesen. — Mitglied der Gesellschaft seit 1912. — Gestorben im Jahre 1927.

278. **W e b e r, H e r m a n n***, geb. 6. November 1865 zu Landau, Pfalz. Assistent am Pathologischen Institut zu Straßburg, an der chirurgischen Abteilung des Allgemeinen Krankenhauses zu Hamburg-Eppendorf, an den medizinischen Kliniken zu Breslau und Marburg. Dirigierender Arzt der Inneren Station am Auguste-Viktoria-Krankenhaus in Berlin-Weißensee. Seit 1912 Dirigierender Arzt der Inneren Abteilung des Lazarus-Kranken- und Diakonissenhauses in Berlin. Veröffentlichte eine Reihe von Arbeiten aus dem Gebiet der Inneren Medizin, der medizinischen Technik, Therapie und Begutachtung. Während des Weltkrieges ununterbrochen Chefarzt eines Vereinslazaretts. — Mitglied der Gesellschaft seit 1912.

279. **K o p s c h, F r i e d r i c h***, geb. 24. März 1868 zu Saarbrücken. Prof. der Anatomie an der Universität Berlin. War zunächst Assistent am II., dann am I. Anatomischen Institut in Berlin. Habilitierte sich für Anatomie im Jahre 1898. Titularprofessor 1908. Seit 1921 beamteter a. o. Professor und 1. Prosektor des Instituts. 1926 Mitglied der Akademie der Naturforscher zu Halle. Verfasser zahlreicher Arbeiten aus dem Gebiet der Anatomie, insbesondere entwicklungsgeschichtlicher Arbeiten und der Kinematographie von Entwicklungsvorgängen. Herausgeber der Internationalen Monatsschrift für Anatomie und Physiologie (bis 1918) und des weitverbreiteten Lehrbuches der Anatomie des Menschen von Rauber und Kopsch, das in der 14. Auflage vorliegt. — Mitglied der Gesellschaft seit 1912.

280. **J o l l y, R u d o l f***, geb. 22. Dezember 1875 zu Straßburg i. E. Gynaekologe. Nach Assistentenjahren am Pathologischen Institut in Leipzig und der Inneren Abteilung des Krankenhauses Moabit in Berlin zunächst Assistent, dann Oberarzt der Universitätsfrauenklinik in Berlin, wo er sich habilitierte und den Titel als Univ.-Prof. erhielt. Später Spezialarzt für Gynaekologie und Geburtshilfe in Berlin. Während des Weltkrieges als Stabsarzt einer Sanitätskompagnie im Felde. Seit 1915 infolge schweren Sturzes im Sanitätsdienst des Heimatgebietes tätig gewesen. Verfasser gynaekologischer und geburtshilflicher Arbeiten, darunter Atlas für mikroskopische Diagnostik der Gynaekologie. Beschrieb neue chirurgische Instrumente. — Mitglied der Gesellschaft seit 1912. — Gestorben im Jahre 1922.

281. **H a m a n n, R i c h a r d***, geb. am 16. März 1868 zu Bensberg bei Köln Sanitätsoffizier. Assistenzarzt bei verschiedenen Regimentern der Rheinprovinz und beim Kaiser-Franz-Garde-Gren.-Regmt. Kommando zur spezialistischen Ausbildung an die Psychiatrische Klinik der Universität Jena. 1901 — 1905 Hilfsreferent bei der Medizinalabteilung des Kriegsministeriums. Regimentsarzt der Garde-Kürassiere. Von 1905 — 1914 Personalreferent für das Sani-

tätskorps in der Medizinalabteilung des Kriegsministeriums. 1913 Generaloberarzt. Während des Weltkrieges Chef des Stabes beim Chef des Feldsanitätswesens. Nach dem Krieg als Generalarzt a. D. ausgeschieden. Seitdem als gerichtlicher Sachverständiger und Gutachter tätig. — Veröffentlichte verschiedene Abhandlungen, vorwiegend die Organisation des Sanitätskorps betreffend. — Mitglied der Gesellschaft seit 1912.

282. B r u h n s , C a r l *, geb. 24. November 1869 zu Leipzig. War von 1893 — 1895 Assistent der Medizinischen Klinik in Leipzig unter Curschmann, von 1895 — 96 Assistent der Dermatologischen Klinik und bis 1903 der Dermatologischen Poliklinik der Universität Berlin unter Lesser. Er habilitierte sich im Jahre 1900 und erhielt später den Professortitel. Von 1906 — 1908 war er leitender Arzt der syphilidologischen Station des Städt. Obdachs in Berlin und übernahm 1908 die Direktion der Dermatologischen Abteilung des Städt. Krankenhauses Berlin-Charlottenburg. Während des Weltkrieges fachärztlicher Beirat des Gardekorps und des III. A.-K. und leitender Arzt des Vereinslazaretts Charlottenburg, Kirchstr. Seine zahlreichen Veröffentlichungen befassen sich u. a. mit der Beschreibung der Lymphbahnen der Geschlechtsorgane, mit der Organsyphilis und insbesondere mit den Pilzerkrankungen und Pilzzüchtungen. — Mitglied der Gesellschaft seit 1913. — Gestorben am 27. Januar 1934.

283. F i n g e r , O t t o *, geb. 7. Mai 1863 zu Straßburg i/Westpreußen. Praktischer Arzt in Neuenkirchen bei Stettin und Deutsch-Krone in Westpreußen. 1904 Kreisphysikus in Straßburg/Westpreußen, später in Thorn. 1901 Hilfsarbeiter bei der Regierung in Potsdam und Coblenz. 1903 Regierungs- und Medizinalrat in Stade, 1908 in Arnsberg. 1910 Geh. Med.-Rat und vortragender Rat in der Medizinalabteilung des Kultusministeriums und seit 1919 des Ministeriums des Innern. Veröffentlichte Arbeiten aus dem Gebiet der Hygiene und der Medizinalverwaltung. — Mitglied der Gesellschaft seit 1913. — Gestorben im Jahre 1917.

284. F r a n z , K a r l *, geb. 6. April 1870 zu Arnstein i/Bayern. o. Professor der Gynaekologie. Assistent des Anatomischen Instituts in Zürich. Danach an den Gynaekologischen Kliniken bei Fehling in Halle und bei Bumm in Halle und Berlin. Wurde 1904 Titularprofessor und in demselben Jahre Ordinarius in Jena als Nachfolger von Krönig, 1910 zunächst nach Kiel, dann in demselben Jahre nach Berlin berufen als Nachfolger von Bumm. Veröffentlichte Arbeiten über die gynaekologische Bakteriologie, über die Physiologie des Uterus, über die Asepsis und insbesondere über die operative Gynaekologie. — Mitglied der Gesellschaft seit 1913. — Gestorben im Jahre 1926.

285. B i e r , A u g u s t *, geb. 24. November 1861 zu Helsen in Waldeck. Chirurg. Habilitierte sich bei v. Esmarch in Kiel im Jahre 1889. a. o. Professor 1894. Als ordentlicher Professor der Chirurgie 1899 in Greifswald, 1903 in Bonn und von 1907 bis 1932 in Berlin. Direktor der chirurgischen Universitätsklinik. Nachfolger v. Bergmanns. o. Professor an der Kaiser Wilhelms-Akademie. Generalarzt à la suite d. Marine-Sanitätskorps. Als solcher im Weltkriege zunächst in Wilhelmshafen, später bei der Armee des westlichen Kriegsschauplatzes tätig gewesen. Literarisch sehr vielseitig tätig. Verfaßte chirurgische Arbeiten über Hyperaemie, Rückenmarksanaesthesie, Kriegschirurgie, Reizlehre, Homoepathie, Blutkreislauf, Entzündung, über Philosophie, Geschichte der Medizin u. a. Auch auf forstwissenschaftlichem Gebiet mit botanischen und biologischen Untersuchungen beschäftigt. — Mitglied der Gesellschaft seit 1914.

286. v. I l b e r g , F r i t z *, geb. 10. August 1858 zu Crossen a/O. Sanitätsoffizier. Als Stabsarzt zur Kaiser Wilhelms-Akademie und an die II. Medi-

zinische Klinik der Charité unter Gerhardt kommandiert. Seit 1894 kaiserlicher Leibarzt. 1896 bis 1916 Dirigierender Arzt der inneren Abteilung des Paul Gerhardtstiftes in Berlin. Corpsarzt des Gardekorps. Generalarzt. Veröffentlichte Arbeiten über innere und Kehlkopfkrankheiten. — Mitglied der Gesellschaft seit 1914. — Gestorben im Jahre 1916.

287. **K a h l, W i l h e l m** *, geb. 17. Juni 1849 zu Kleinheubach in Franken. Jurist. D. Dr. jur., Dr. med. h.c., Dr. phil. Professor der Rechte. Ordinarius in Rostock, Erlangen, Bonn und Berlin. 1919 Mitglied der Nationalversammlung. 1920 Mitglied des Reichstages. Veröffentlichte zahlreiche Schriften über Staats-, Kirchen- und Strafrecht sowie über die Grenzgebiete der Medizin und Jurisprudenz, wie: Der Arzt im Strafrecht. Die Strafrechtsbehandlung der geistig Minderwertigen, Bekämpfung der Geschlechtskrankheiten, Künstlicher Abort, Trunkenheit und Trunksucht u. a. — Mitglied der Gesellschaft seit 1914. — Gestorben 14. Mai 1932.

288. **K i m m l e, L u d w i g** *, geb. 3. Oktober zu Bergzabern. Sanitätsoffizier. Professor. Als Stabsarzt 1893/94 im Choleraüberwachungsdienst tätig. 1903 als Generaloberarzt aus dem Sanitätsdienst ausgeschieden. Generalsekretär des Zentralkommitees vom Roten Kreuz, für das er auch während des Weltkrieges tätig war. Verfaßte zahlreiche Schriften aus dem Militärsanitätswesen und über Organisation und Tätigkeit des Roten Kreuzes. — Mitglied der Gesellschaft seit 1914. — Gestorben 27 Juni 1933.

289. **K r o h n e, O t t o** *, geb. 29. Mai 1868 zu Erfurt. Nach Assistentenzeit am Krankenhaus in Gotha Knappschaftsarzt und von 1901 ab Kreisarzt. 1904 Medizinalreferent der Regierung in Düsseldorf, später in Coblenz, Stade und Oppeln. 1911 in das Ministerium des Innern berufen. 1912 Geh. Mediz.-Rat und vortragender Rat. 1916 Geh. Obermedizinalrat. 1926 Ministerialdirektor des Ministeriums für Volkswohlfahrt. Bearbeitete erfolgreich das Gebiet der Seuchenbekämpfung, der Krankenpflege, Kinderfürsorge, des Hebammenwesens, der Krüppelfürsorge u. a. Setzte sich für Bevölkerungspolitik und Rassenhygiene ein. — Mitglied der Gesellschaft seit 1914. — Gestorben im Jahre 1928.

290. **L o e f f l e r, F r i e d r i c h** *, geb. 24. Juni 1852 zu Frankfurt a/O. Univ.-Professor, bekannter Bakteriologe und Hygieniker. Dr. med, Dr. jur. h. c. Dr. med. vet. h. c. Wurde als Sohn eines Generalarztes selbst Sanitätsoffizier. 1879 — 84 Hilfsarbeiter im Kaiserl. Gesundheitsamt. Mitarbeiter von **Robert Koch.** 1886 Privatdozent für Hygiene, Berlin. 1888 o. Prof. der Hygiene, Greifswald. Mitglied des Reichsgesundheitsrates und des wissenschaftlichen Senates der Kaiser Wilhelm-Akademie. 1913 Leiter des Robert Koch-Institutes. Geh. Obermedizinalrat, Generalarzt d. R. Entdeckte als junger Stabsarzt den Rotz-, Rotlauf-, Schweineseuche- und Diphtheriebazillus. Verfasser weiterer zahlreicher Arbeiten aus dem Gebiete der Bakteriologie, Immunbiologie, Serologie und Hygiene. — Mitglied der Gesellschaft seit 1914. — Gestorben 1915.

291. **P a a l z o w, F r i e d r i c h** *, geb. 12. August 1860 zu Prietzen bei Rathenow. Sanitätsoffizier. 1902 Referent und später Abteilungschef in der Medizinalabteilung des Kriegsministeriums. 1908 Generalarzt. War Mitglied des wissenschaftlichen Senats der Kaiser Wilhelms-Akademie und des Reichsgesundheitsrates. Während des Weltkrieges zunächst Chef der Medizinalabteilung des Preußischen Kriegsministeriums, sodann Armeearzt bei der 10. und 1. Armee und beim Generalgouvernement Warschau. 1918 Obergeneralarzt und Sanitätsinspekteur. 1920 aus dem Reichsheer ausgeschieden. Seitdem als Gutachter im Versorgungs- und Versicherungswesen tätig. Literarisch auf dem Gebiete des

Sanitäts- und Krankenhauswesens und in Gutachterfragen tätig. — Mitglied der Gesellschaft seit 1915.

292. **W a g n e r, G u s t a v** *, geb. 6. Dezember 1858 zu Ratibor. 1885 Assistent der gynaekologischen Klinik bei Schröder und im Krankenhause am Friedrichshain. Danach Gewerksarzt, Kreisarzt, Gerichtsarzt und Bahnarzt. 1904 Sanitätsrat. Seit 1911 Hilfsarbeiter im Ministerium der öffentlichen Arbeiten, später bei der Reichseisenbahn. 1912 Geheimer Medizinalrat. Während des Weltkrieges Regimentsarzt eines Landwehrregiments, Fachbeirat für innere Krankheiten an Heimatlazaretten und Hilfsreferent im Kriegsministerium. — Mitglied der Gesellschaft seit 1916. — Gestorben im Jahre 1930.

293. **H e i n, F e r d i n a n d** *, geb. 9. Dezember 1860 zu Schwartau i/Lübeck. Anatom. Seit 1895 im anatomischen Universitätsinstitut Berlin unter Waldeyer tätig, dessen Privatassistent er war. Erhielt 1911 den Professortitel. Veröffentlichte Arbeiten über Hernien und Fascien. — Mitglied der Gesellschaft seit 1916. — Gestorben im Jahre 1918.

294. **B o n h o e f f e r, K a r l** *, geb. 31. März 1868 zu Neresheim i/ Württemberg. Ordentlicher Professor der Psychiatrie. 1893 Assistent der psychiatrischen Klinik zu Breslau. Habilitierte sich im Jahre 1897. Von 1898 — 1903 Leiter der Beobachtungsstation für geisteskranke Verbrecher, Breslau. 1903 o. Professor in Königsberg, 1904 in Heidelberg, danach bis 1912 in Breslau. Seitdem o. Professor und Direktor der psychiatrischen und Nervenklinik der Charité in Berlin. Mitglied des Reichs- und Landesgesundheitsrates, des Senats des Heeressanitätswesens und des Erbgesundheitsobergerichtes. Ehrenmitglied in- und ausländischer wissenschaftlicher Gesellschaften. Seine wissenschaftlichen Arbeiten gelten der Erforschung der exogenen Psychosen, des chronischen Alkoholismus und behandeln zahlreiche Gebiete der Psychiatrie, Neurologie und Hirnpathologie. — Mitglied der Gesellschaft seit 1917.

295. **L e n t z, O t t o** *, geb. 7. Januar 1873 zu Culm a. W. In den Jahren 1896 bis 1901 Assistent am Hygienischen Institut, an der Psychiatrischen Klinik in Göttingen und am Krankenhaus Moabit in Berlin. Danach Hilfsarbeiter im Kultusministerium. Arbeitete später am Robert Koch-Institut und wurde Leiter der Bakteriologischen Untersuchungsanstalten in Idar a. d. Nahe und Saarbrücken, sowie 1906 der Wutschutzabteilung des Robert Koch-Institutes. 1908 — 1912 Vorsteher der Seuchenabteilung. 1912 — 1913 Direktor des Instituts für Hygiene und Infektionskrankheiten in Saarbrücken und von 1913 — 1915 der Bakteriologischen Abteilung des Reichsgesundheitsamtes. 1909 Professortitel. 1915 Geh. Med.-Rat und vortr. Rat im Ministerium d. I. 1918 Geh. Obermedizinalrat. Mitglied des Reichsgesundheitsrates, des Hauptvorstandes des Pr. Roten Kreuzes und der Akademie der Naturforscher in Halle. Vizepräsident des Pr. Landesgesundheitsrates. Seit 1934 im Reichs- und Preuß. Ministerium d. I. — Seine wissenschaftlichen, auch monographischen Abhandlungen betreffen das Gebiet der inneren Medizin und insbesondere der Bakteriologie, Epidemiologie und Bekämpfung der Infektionskrankheiten. — Mitglied der Gesellschaft seit 1917.

296. **R o t t, F r i t z** *, geb. 15. April 1878 zu Gleiwitz O/Schlesien. 1907 bis 1911 Assistent der Universitätskinderklinik der Charité unter Heubner. Von 1911 bis 1933 Direktor im Kaiserin Auguste-Viktoria-Haus, Berlin-Charlottenburg Habilitierte sich im Jahre 1928 für Soziale Hygiene an der Universität Berlin. Titularprofessor. Mitglied des Reichsgesundheitsrats. Referent im Reichsgesundheitsamt. Seine literarischen Arbeiten betreffen das Gebiet der Pädiatrie

und sozialen Hygiene, besonders den Kleinkinder- und Mütterschutz und die Gesundheitsfürsorge von Mutter und Kind. — Mitglied der Gesellschaft seit 1917.

297. Schlegtendal, Bernhard*, geb. 17. Mai 1859 zu Barmen. 1885 — 1887 Assistent am Henriettenstift in Hannover und am Pathologischen Institut der Universität Rostock. 1888 Kreisarzt. 1895 Reg.- und Medizinalrat in Aachen, später beim Polizeipräsidium in Berlin. Oberstabsarzt d. R. — Veröffentlichte Arbeiten aus dem Gebiet der inneren Medizin, Chirurgie und Augenkrankheiten und insbesondere aus dem Gebiet der Verwaltungsmedizin und Hygiene. — Mitglied der Gesellschaft seit 1917. — Gestorben im Jahre 1929.

298. Schwiening, Heinrich*, geb. 15. November 1870 zu Spremberg. Sanitätsoffizier. Als Stabsarzt an die sanitätsstatistische Abteilung der Kaiser Wilhelms-Akademie kommandiert. 1903 — 1909 Hilfsreferent in der Medizinalabteilung des Kriegsministeriums. 1909 — 1914 als Oberstabsarzt Vorstand der Sammlungen der Kaiser Wilhelms-Akademie. Während des Weltkrieges Referent und Abteilungschef im Kriegsministerium. o. Professor der Staatsarzneikunde an der Kaiser Wilhelms-Akademie, Berlin. Nach dem Kriege Leiter der ärztlichen Abteilung des Reichsarbeitsministeriums. Seine Arbeiten betreffen die verschiedensten Gebiete des deutschen und ausländischen Militärsanitätswesens, Statistik und Bevölkerungsfragen. — Mitglied der Gesellschaft seit 1917. — Gestorben im Jahre 1920.

299. Stöter, Carl Adalbert*, geb. 18. September 1851 in Durchholz i/Westfalen. Geh. Sanitätsrat. Praktischer Arzt in Berlin. Seit 1909 Vorsitzender des Ausschusses preußischer Ärztekammern. Mitglied des ärztlichen Ehrengerichtshofes. Unermüdlicher Förderer des Ärztestandes. — Mitglied der Gesellschaft seit 1918. — Gestorben im Jahre 1927.

300. Krückmann, Emil*, geb. 14. Mai 1865 zu Neukloster i/M. Professor der Augenheilkunde in Berlin. Begann seine Laufbahn als praktischer Arzt. Assistententätigkeit an den Universitätskliniken in Rostock und Leipzig und am Pathologischen Institut zu Rostock. 1896 habilitiert. a. o. Professor 1902. o. Professor und Direktor der Universitätsaugenklinik in Königsberg im Jahre 1907. Seit 1912 Ordinarius für Augenheilkunde in Berlin. Während des Weltkrieges fachärztlicher Beirat mehrerer Armeekorps und Leiter augenärztlicher Lazarette. Seine wissenschaftlichen Arbeiten betreffen die verschiedensten Fragen der Ophtalmologie, insbesondere auch die rheumatischen, luischen und tuberkulösen Erkrankungen des Auges. — Mitglied der Gesellschaft seit 1918.

301. Biesalski, Konrad*, geb. 14. November 1868 zu Osterode i/Ostpreußen. Assistent der Kinderklinik bei Heubner, der orthopädischen Klinik bei Hoffa und der chirurgischen Klinik bei Körte. Von 1899 ab prakt. Arzt in Berlin, Schularzt. Leitender Arzt der orthopädischen Abteilung des Urbankrankenhauses. 1906 Direktor der Brandenburgischen Krüppelheilanstalt, später des Oscar-Helene-Heims in Zehlendorf. Erhielt 1911 den Professortitel. Mitglied der Gesellschaft schwedischer Ärzte. Bekannt als Organisator der Krüppelfürsorge. Während des Weltkrieges besonders in der Organisation der Kriegskrüppelfürsorge und als Fachbeirat tätig. Förderte wesentlich die Prothesenkunde. Begründer der Zeitschrift für Krüppelfürsorge. Herausgeber der Zeitschrift für orthopädische Chirurgie. Veröffentlichte viele Abhandlungen aus dem Gebiet der Orthopädie. Mitglied der Gesellschaft seit 1918. — Gestorben im Jahre 1930.

302. Lautenschläger, Aloys Maria*, geb. 29. März 1870 zu Aschaffenburg. War als Assistent an der inneren Klinik zu Greifswald, an der

chirurgischen Universiätsklinik zu Berlin unter v. Bergmann und an der Universitätsohrenklinik zu Rostock unter Koerner tätig. Spezialarzt für Hals-, Nasen- und Ohrenkrankheiten in Berlin. Seine literarischen Arbeiten befassen sich mit diesem Spezialgebiet, insbesondere mit therapeutischen und operativen Fragen. — Mitglied der Gesellschaft seit 1918.

303. Neufeld, Fred*, geb. 17. Februar 1869 zu Neuteich, Westpreußen. Seit 1895 Mitarbeiter, seit 1897 Assistent am Robert Koch-Institut für Infektionskrankheiten. 1903/04 Begleiter Robert Kochs auf Forschungsreisen nach Rhodesia. 1904 Hilfsarbeiter, 1907 Regierungsrat im Kaiserlichen Gesundheitsamt. 1912 Abteilungsvorsteher, 1917 — 1933 Direktor, seit dem Ehrenmitglied des Instituts für Infektionskrankheiten „Robert Koch". Honorarprofessor der Universität Berlin. Geh. Medizinalrat. Seine wissenschaftlichen Arbeiten befassen sich mit zahlreichen Fragen der Bakteriologie, Epidemiologie und Immunität. — Mitglied der Gesellschaft seit 1919.

304. Adam, Curt*, geb. 11. Mai 1875 zu Berlin. Assistententätigkeit an der Universitätsaugenklinik in Berlin unter v. Michel. Privatdozent der Augenheilkunde an der Universität Berlin. Direktor des Kaiserin Friedrich-Hauses für ärztliche Fortbildung. Professor. Während des Weltkrieges Dirigierender Arzt eines Vereinslazaretts und Organisator der ärztlichen Fortbildung. Verfasser mehrerer augenärztlicher Bücher und Schriften. Leiter der Zeitschrift für ärztliche Fortbildung und Herausgeber kriegsärztlicher Vorträge. — Mitglied der Gesellschaft seit 1919.

305. Ringleb, Otto*, geb. 17. Mai 1875 zu Arneburg i/Altmark. War als Volontärassistent am Pathologischen Institut zu Halle, danach 4 Jahre als Privatassistent bei Professor Nitze und von 1912 ab als Leiter der urologischen Abteilung der chirurgischen Universitätspoliklinik der Charité tätig. 1912 Privatdozent. Erhielt 1918 den Professortitel, 1923 Extraordinarius, 1925 staatlicher Lehrauftrag für Urologie. — Seine wissenschaftlichen Arbeiten behandeln das Gebiet der Urologie, insbesondere der Kystoskopie und der intravesikalen Eingriffe. — Mitglied der Gesellschaft seit 1920.

306. Hamel, Carl*, geb. 19. Juni 1870 zu Düren/Rheinland. War in den Jahren 1894/95 Volontärassistent am Pathologischen Institut in München, von 1895 — 1897 Assistent am Berufsgenossenschaftskrankenhause in Wilhelmshaven, 1898 am Städtischen Krankenhause am Friedrichshain, bis 1901 am Städtischen Krankenhause Charlottenburg und 1901 bis 1902 Volontärassistent der II. Medizinischen Klinik der Charité unter Gerhardt. 1902 Hilfsarbeiter, 1906 Regierungsrat, 1916 Geh. Regierungsrat im Reichsgesundheitsamt. 1918 Geh. Reg.-Rat und vortragender Rat, 1922 Ministerialdirigent im Reichsministerium des Innern. 1926 bis 1933 Präsident des Reichsgesundheitsamtes. Dr. med., Dr. med. vet. h. c. Vorsitzender bzw. Mitglied zahlreicher nationaler und internationaler Körperschaften und Vereinigungen auf dem Gebiete des Gesundheitswesens. — Verfasser wissenschaftlicher Arbeiten aus dem Gebiet der inneren Medizin, insbesondere dem der Blutkrankheiten und der Tuberkulose und von Arbeiten medizinal-statistischen und sozialhygienischen Inhalts. — Mitglied der Gesellschaft seit 1920.

307. Helbron, Josef*, geb. 26. März 1873 zu Dormagen a/Rh. Augenarzt. Von 1896 bis 1900 Assistent der Universitätsaugenklinik in Würzburg, danach bis 1907 an der Universitätsaugenkiinik in Berlin unter v. Michel. Habilitierte sich 1904 für Augenheilkunde. 1907 Professortitel. Leitender Augenarzt am St. Hedwigs-Krankenhause in Berlin. 1921 a. o. Professor der Univer-

sität Berlin. Seine wissenschaftlichen Arbeiten befassen sich mit den verschiedensten Fragen der Ophthalmologie, insbesondere auch mit Augenoperationen. — Mitglied der Gesellschaft seit 1920.

308. V e l d e, G u s t a v *, geb. 23. Januar 1865 zu Wiesbaden. Sanitätsoffizier. Von 1894 — 1897 Assistent der Frauenklinik der Charité. Nahm 1897 am griechisch-türkischen Kriege teil. Von 1898 — 1902 Gesandschaftsarzt in Peking. Während des Weltkrieges Korps- und Etappenarzt. 1919 Subdirektor der Kaiser Wilhelms-Akademie in Berlin. — Seine wissenschaftlichen Arbeiten behandeln militärärztliche Fragen. — Mitglied der Gesellschaft seit 1920. — Gestorben im Jahre 1920.

309. W o l f f, H e i n r i c h *, geb. 27. November 1860 zu Quedlinburg. 1888 — 90 Assistent der Universitätsfrauenklinik in Gießen. Praktischer Arzt in Berlin. — Mitglied der Gesellschaft seit 1920. — Gestorben im Jahre 1927.

310. C l a u s, H a n s *, geb. 7. November 1873 zu Berlin. Von 1898 ab als Assistent tätig gewesen im Moabiter Krankenhaus unter Renvers, an der Univ.-Poliklinik für Hals- und Nasenkranke unter Fränkel, an den Ohrenkliniken unter Lucae und Passow. Seit 1911 Dirigierender Arzt der Abteilung für Hals-, Nasen- und Ohrenkranke am städtischen Rudolf Virchow-Krankenhause, Berlin. 1913 Professor. — Seine wissenschaftlichen Arbeiten befassen sich mit allen Fragen seines Spezialgebietes. Bekannt sind insbesondere die Arbeiten über die septischen Erkrankungen, ausgehend von den oberen Luftwegen, und deren Behandlung. — Mitglied der Gesellschaft seit 1921.

311. C o l l i n, R u d o l f *, geb. 28. September 1873 zu Danzig. Sanitätsoffizier. Augenarzt. 1904 bis 1908 Assistent der Universitätsaugenklinik Berlin, danach Dirigierender Arzt der Augenabteilung am Krankenhaus der Barmherzigkeit in Königsberg. 1914 als Oberstabsarzt Chefarzt eines Feldlazaretts. Von 1915 bis 1918 Leiter des deutschen Sanitätswesens bei der Türkischen Armee. 1920 als Generaloberarzt verabschiedet. — Seine wissenschaftlichen Arbeiten behandeln das Gebiet der Augenkrankheiten, besonders auch die Störungen des Farbensinnes. — Mitglied der Gesellschaft seit 1921.

312. K l e i n e, F r i e d r i c h - K a r l *, geb. 14. Mai 1869 zu Stralsund. Nach Assistententätigkeit am pharmakologischen Institut in Halle Sanitätsoffizier. Kommando zur Medizinischen Klinik in Kiel. Danach Kommando zum Institut für Infektionskrankheiten. Als Stabsarzt Mitglied der Deutschen Expedition zur Erforschung der Schlafkrankheit zur Begleitung von Robert Koch. Leiter mehrfacher Expeditionen nach Rhodesien, Belgisch-Kongo und Ostafrika in den Jahren 1921 — 1930. Während des Weltkrieges Chefarzt der Schutztruppe und Medizinalreferent beim Gouvernement von Kamerun. 1924 Honorarprofessor. Dr. med. h. c., Dr. med. vet. h. c. 1933 Präsident des Instituts „Robert Koch" Veröffentlichte zahlreiche Arbeiten aus dem Gebiet der Infektionskrankheiten, insbesondere über die Schlafkrankheit und andere Trypanosomenkrankheiten. — Mitglied der Gesellschaft seit 1921.

313. K o c h, W a l t e r *, geb. 3. Mai 1880 zu Dortmund. Sanitätsoffizier bis 1920. Als Oberstabsarzt verabschiedet. Kommando zum Pathologischen Institut, Freiburg i/Br. unter Aschoff und an die II. Medizinische Klinik der Charité unter Kraus. Stabsarzt a. d. Kaiser Wilhelms-Akademie. Während des Weltkrieges Truppenarzt, später Armeepathologe. Für Allgemeine Pathologie und Pathologische Anatomie habilitiert 1921. a. o. Professor 1922. Leiter der pathologisch-anatomischen Abteilung des Reichsgesundheitsamtes bis 1925. Seitdem Prosektor am Krankenhause Westend und Geschäftsführer der Staatsmedizinischen Akademie, Charlottenburg. — Seine wissenschaftlichen Ar-

beiten erstrecken sich auf das Gebiet der Pathologischen Anatomie, insbesondere der Herz- und Gefäßpathologie. — Mitglied der Gesellschaft seit 1921. Vize-Sekretär seit 1930, Sekretär der Gesellschaft seit 1932.

314. P a a s c h, R i c h a r d *, geb. 29. September 1854 zu Berlin. 1877 bis 1882 Unterarzt an der Charité und Assistenzarzt im 6. Bad. Inf.-Regt. 114 (Konstanz), darauf Assistent am Krankenhause Friedrichshain, Berlin. Seit 1882 über 48 Jahre hin städtischer Armenarzt. Während des Krieges ordinierender Arzt der inneren Abteilung eines Berliner Reservelazaretts. Von 1917 bis 1921 ständiger Mitarbeiter der Medizinalabteilung des Ministeriums für Volkswohlfahrt. Mitglied des ärztlichen Ehrengerichtshofes. Geh. Sanitätsrat. Geh. Medizinalrat. — Verfasser fachwissenschaftlicher Arbeiten, dramatischer Werke und von Veröffentlichungen aus der Geschichte der Medizin. — Mitglied der Gesellschaft seit 1921.

315. G r a b o w s k i, C a r l *, geb. 27. Februar 1884 zu Insterburg. Sanitätsoffizier. Als Stabsarzt verabschiedet. Als Assistent an der chirurgischen Abteilung des Augustahospitals in Berlin tätig gewesen. — Seine wissenschaftliche Tätigkeit befaßte sich mit der allgemeinen Chirurgie der Gehirnkrankheiten. — Mitglied der Gesellschaft seit 1922. — Gestorben im Jahre 1931.

316. H i s, W i l h e l m *, geb. 29. Dezember 1863 zu Basel. Universitätsprofessor, Geh. Medizinalrat. Dr. phil. h. c. Assistent an der Leipziger Inneren Klinik unter Curschmann. Habilitierte sich 1891, a. o. Professor 1895. Im Jahre 1901 als ordentlicher Professor für Innere Medizin nach Basel, 1905 nach Göttingen, 1907 nach Berlin auf den Lehrstuhl Ernst v. Leydens berufen. 1932 emeritiert. 1928/29 Rektor der Universität Berlin. Bekannt als Entdecker des His'schen Bündels des Herzens. Seine weiteren Arbeiten behandeln das Gebiet der Entwicklungsgeschichte, Physiologie, die verschiedensten Fragen der inneren Medizin, der Geschichte der Medizin. Während des Weltkrieges Generalarzt und beratender Innerer Mediziner der VIII. und der Bug-Armee. — Verfasser des Buches „Die Front der Ärzte". — Mitglied der Gesellschaft seit 1922. — Gestorben im Jahre 1934.

317. S c h l a y e r, K a r l R o b e r t *, geb. 21. Oktober 1875 zu Reutlingen. Sanitätsoffizier bis 1908. Teilnehmer am Chinafeldzug 1900 bis 1903. Privatdozent an der Tübinger Medizinischen Klinik 1907. A. o. Professor 1912. Später Oberarzt an der I. Medizinischen Klinik in München. Während des Weltkrieges Regimentsarzt und beratender Interner der 5. Armee und in der Heimat. Als Generaloberarzt verabschiedet. 1919 Nachfolger Ewalds als Dirigierender Arzt der Inneren Abteilung des Augustahospitals in Berlin. A. o. Professor der Universität Berlin. — Veröffentlichte zahlreiche Abhandlungen aus dem Gebiete der inneren Medizin, besonders der Nieren- und Herzkrankheiten. — Mitglied der Gesellschaft seit 1922.

318. S c h u l t z e n, W i l h e l m *, geb. 1. November 1863 zu Goslar a/H. Sanitätsoffizier. Seit 1902 in der Medizinalabteilung des Kriegsministeriums tätig gewesen. Von 1893 — 1896 Kommando zur II. Medizinischen Klinik der Charité. Mehrfach bei der Typhus- und Cholerabekämpfung verwandt worden. 1896 bis 1897 Chefarzt der Lungenheilstätte Grabowsee. Während des Weltkrieges zunächst Korpsarzt des Garde-Reservekorps, später Chef der Medizinalabteilung und Direktor des Sanitätsdepartements des Kriegsministeriums. Ende 1918 Chef des Sanitätskorps, später Sanitätsinspekteur im Reichswehrministerium. Generaloberstabsarzt, Honorarprofessor der Universität Berlin. — Seine wissenschaftlichen Arbeiten befassen sich mit dem Heeressanitätswesen und be-

sonders mit den verschiedensten Fragen der Tuberkulosebekämpfung. — Mitglied der Gesellschaft seit 1922. — Gestorben im Jahre 1931.

319. C e e l e n, W i l h e l m *, geb. 21. August 1883 zu Frankfurt a/M. 1908 bis 1911 Assistent, 1911 Abteilungsvorsteher am Pathologischen Institut der Universität Berlin. Prosektor der Charité. 1913 Habilitation. 1917 Professortitel. 1919 a. o. Professor. Von 1923 bis 1925 Direktor des Pathologischen Instituts des Krankenhauses Westend und Geschäftsführer der Sozialhygienischen Akademie, Charlottenburg. 1925 o. Professor für Allgemeine Pathologie und Pathologische Anatomie in Greifswald, seit 1926 in Bonn. Stabsarzt d. L. — Seine wissenschaftlichen Arbeiten behandeln die verschiedensten Fragen der Pathologischen Anatomie und Allgemeinen Pathologie. — Mitglied der Gesellschaft seit 1923.

320. K l e b e r g e r, K u r t, geb. 17. September 1889 zu Wesel. Sanitätsoffizier. 1916 — 1920 Oberarzt, bis 1921 Reg. Medizinalrat an der Pathologisch-Anatomischen Abteilung der Kaiser Wilhelms-Akademie. Im Weltkrieg zunächst Truppenarzt, 1918 Armeepathologe in Bukarest. 1920 als Stabsarzt verabschiedet. Praktischer Arzt in Berlin. — Veröffentlichte Arbeiten aus der Inneren Medizin und Pathologischen Anatomie. — Mitglied der Gesellschaft seit 1923.

321. L a n d o i s, F e l i x *, geb. 9. November 1879 zu Greifswald. Von 1905 — 1908 Assistent an den pathologischen Instituten von Tübingen und Greifswald unter v. Baumgarten und Grawitz. Von 1908 — 1920 Assistenzarzt der chirurgischen Universitätsklinik in Breslau unter Küttner. 1913 Privatdozent für Chirurgie. 1914 Austauschdozent an der Johns Hopkins University, Baltimore. Während des Weltkrieges als Stabsarzt d. R. im Feldlazarett im Westen tätig. 1918 Professor. Seit 1920 Chefarzt der Chirurgischen Abteilung des Elisabeth-Krankenhauses in Berlin. — Veröffentlichte chirurgische und kriegschirurgische Arbeiten. Mitarbeiter der „Deutschen Chirurgie", des Handbuches „Die Chirurgie" und des „Handbuches der ärztlichen Erfahrungen im Weltkriege". — Mitglied der Gesellschaft seit 1923.

322. R i e b e l, P a u l *, geb. 27. August 1885 zu Sagan. Sanitätsoffizier. 1919 als Stabsarzt verabschiedet, seitdem praktischer Arzt in Berlin und Reichsbahnarzt. Während des Weltkrieges zuletzt Regimentsarzt eines Infanterie-Regiments. — Mitglied der Gesellschaft seit 1923.

323. R u m p e l, O s k a r *, geb. 4. Oktober 1872 zu Cassel. Sanitätsoffizier. Von 1900 bis 1903 an das Eppendorfer Krankenhaus unter Professor Kümmell, 1903 an die Kaiser Wilhelms-Akademie, 1904 bis 1909 an die chirurgische Universitätsklinik, Berlin unter v. Bergmann und Bier kommandiert. 1908 Privatdozent für Chirurgie an der Universität Berlin. Professor. 1913 zweiter dirigierender Arzt der chirurgischen Abteilung der Charité. 1914 bis 1918 beratender Chirurg des III. A.-K. im Felde. Seit 1919 Chefarzt des Paul-Gerhardtstift-Krankenhauses in Berlin. 1921 a. o. Professor für Chirurgie an der Universität Berlin. 1922 Mitglied des wissenschaftlichen Senates für das Heeressanitätswesen. — Veröffentlichte Arbeiten aus den verschiedenen Gebieten der Chirurgie, besonders der Nierenchirurgie. Mitarbeiter der „Chirurgischen Operationslehre von Bier, Braun und Kümmell" und des Handbuches der Urologie. — Mitglied der Gesellschaft seit 1923.

324. U l r i c i, H e l l m u t h *, geb. 28. Oktober 1874 zu Seelow i. d. Mark. Als Assistent am Pharmakologischen Institut der Universität Marburg, an der Medizinischen Klinik in Halle unter v. Mering und an der Lungenheilstätte Friedrichsheim tätig gewesen. Als Oberarzt an den Lungenheilstätten Reiboldsgrün und Görbersdorf. Von 1907 bis 1912 Chefarzt der Heilstätte Müll-

rose. Ärztlicher Direktor des Tuberkulosekrankenhauses der Stadt Berlin „Waldhaus Charlottenburg" in Sommerfeld/Osthavelland. Leiter des Fürsorgeamtes für Lungenkranke in Charlottenburg und des Reichstuberkuloseausschusses Bezirk Brandenburg. Dozent an der Staatsmedizinischen Akademie Charlottenburg und an der Berliner Akademie für ärztliche Fortbildung. — Veröffentlichte Arbeiten und Monographien aus dem Gesamtgebiet der Tuberkulose. — Mitglied der Gesellschaft seit 1923.

325. S t i c k e l, M a x *, geb. 3. Mai 1876 zu Kaltennordheim. Assistententätigkeit am Pathologischen und Hygienischen Institut in Greifswald und an den Universitätsfrauenkliniken in Jena. Kiel und Berlin. Seit 1913 Privatdozent für Geburtshilfe und Gynaekologie in Berlin. 1916 Professor. 1917 stellvertretender Direktor der Charité-Frauenklinik. Seit 1922 Dirigierender Arzt der Geburtsh. gynaek. Abteilung des Virchow-Krankenhauses, Berlin. Oberstabsarzt d. R. a. D. — Seine wissenschaftlichen Arbeiten befassen sich mit klinischen, physiologischen und anatomischen Fragen der Frauenheilkunde. — Mitglied der Gesellschaft seit 1924.

326. T h i e l e n, H a n s p e t e r *, geb. 3. Oktober 1881 zu Berlin. Als Assistent an der inneren Abteilung des Krankenhauses Bethanien, der chirurgischen Abteilung des Krankenhauses Westend und der Universitätskinderklinik der Charité in Berlin tätig gewesen. Während des Weltkrieges von 1915 bis 1917 Truppenarzt beim Pionierregiment 36. Praktischer Arzt in Berlin-Zehlendorf. — Mitglied der Gesellschaft seit 1924.

327. B e n i n d e, M a x *, geb. 6. Januar 1874 zu Woiselwitz Kreis Strehlen in Schlesien. Assistententätigkeit am hygienischen Institut der Universität Breslau. 1901 bis 1907 praktischer Arzt und Kreisassistenzarzt in Carolath i. Schlesien. 1907 bis 1911 Kreisarzt in Liebenwerda, Bez. Merseburg. 1911 bis 1914 Hilfsarbeiter an der Regierung in Breslau. 1914 bis 1916 Regierungs- und Medizinalrat in Frankfurt a/O. 1916 Hilfsarbeiter, 1917 Geh. Med.-Rat und vortragender Rat im Preußischen Ministerium des Innern. 1919 Ministerialrat im Preußischen Ministerium für Volkswohlfahrt. 1921 bis 1934 Prof. und Präsident der Landesanstalt für Wasser-, Boden- und Lufthygiene in Dahlem. 1934 auf Antrag Versetzung in den Ruhestand. — Seine wissenschaftlichen Arbeiten behandeln Tuberkulosefragen, Volkshygiene und wasserhygienische Fragen. — Mitglied der Gesellschaft seit 1925.

328. M e r k e l, M a r t i n *, geb. 4. Juni 1865 zu Naumburg a/Bober. Sanitätsoffizier. 1895 Kommando an das medizinisch-chirurgische Friedrich-Wilhelms-Institut, Berlin und an die II. Medizinische Klinik der Charité unter Gerhardt. 1913 Generaloberarzt, von 1914 bis 1918 im Felde. 1920 Generalarzt und Wehrkreisarzt II. 1922 Generalstabsarzt und Gruppenarzt 1. Verabschiedet im Jahre 1925 als char. Generaloberstabsarzt. Jetzt Facharzt für Innere Krankheiten in Liegnitz. — Veröffentlichte Arbeiten aus dem Gebiet der inneren Medizin, insbesondere über Syphilis, Kehlkopf- und Nervenkrankheiten. — Mitglied der Gesellschaft seit 1925.

329. N a p p, O t t o *, geb. 25. Februar 1876 zu Baumholder, Bez. Trier. Militärarzt. 1904 — 1906 Kommando zum Pathologischen Institut des Krankenhauses am Friedrichshain, Berlin, 1906 — 1910 an die Kaiser Wilhelms-Akademie und die Universitäts-Augenklinik, Berlin. 1910 Verleihung des Professortitels. Während des Weltkrieges von 1914 — 1916 Stabsarzt beim Armeearzt der 2. Armee, danach Referent in der Medizinalabteilung des Kriegsministeriums. 1922 Chef des Stabes der Sanitäts-Inspektion. 1924 Generalarzt. 1927 Generalstabsarzt und Gruppenarzt beim Gruppenkommando 1. 1931 mit

dem Charakter als Generaloberstabsarzt verabschiedet. Außerordentliches Mitglied des wissenschaftlichen Senats für das Heeressanitätswesen und stellvertretender Kommissar der freiwilligen Krankenpflege. — Veröffentlichte Arbeiten aus dem Gebiete der Pathologischen Anatomie, insbesondere über Geschwulstfragen und Arbeiten aus dem Gebiet der Augenheilkunde. — Mitglied der Gesellschaft seit 1925.

330. R u g e II, C a r l *, geb. 24. September 1885 zu Berlin. 1910 Volontärassistent an der Universitätsfrauenklinik, Berlin. 1911 am Kreiskrankenhaus Lichterfelde. 1911 bis 1923 Assistent an der Universitätsfrauenklinik zu Berlin. Habilitierte sich 1923 für Geburtshilfe und Gynaekologie. 1924 zunächst Chefarzt des Wöchnerinnenheims am Urbankrankenhaus, danach Dirigierender Arzt der Frauenabteilung des Krankenhauses Berlin-Schöneberg. — Seine wissenschaftlichen Arbeiten befassen sich mit gynaekologischen Fragen, insbesondere den Fragen des Ovarialcyklus. — Mitglied der Gesellschaft seit 1925.

331. B o k e l m a n n, O t t o *, geb. 24. Mai 1890 zu Berlin. Als Unterarzt bezw. Feldhilfsarzt von 1914 bis 1919 in Militärdiensten. Seit 1920 Assistent der Frauenklinik der Charité in Berlin. 1926 habilitiert für das Fach der Geburtshilfe und Gynaekologie an der Universität Berlin. 1929 Oberarzt der Frauenklinik der Charité. 1930 zum a. o. Professor ernannt. — Veröffentlichte zahlreiche Arbeiten gynaekologischen und geburtshilflichen Inhaltes. — Mitglied der Gesellschaft seit 1926.

332. v. H o e s s l i n, H e i n r i c h *. geb. 9. Juli 1878 zu München. 1903 bis 1904 Schiffsarzt. Arbeitete 1905 am Chemischen Institut in Straßburg. 1905 bis 1907 Assistent der II. Medizinischen Klinik in München unter Friedrich Müller, bis 1908 am Institut Robert Koch, Berlin. 1908 bis 1918 Assistent und Oberarzt der Medizinischen Klinik in Halle. Hier Habilitation für Innere Medizin. Professor. 1914 bis 1918 im Felde. Seit 1919 Ärztlicher Direktor der inneren Abteilung des städtischen Oskar-Ziethen-Krankenhauses in Lichtenberg. — Veröffentlichte eine Reihe wissenschaftlicher Arbeiten aus der inneren Medizin, insbesondere über Stoffwechsel- und Herzkrankheiten. Schrieb eine Monographie über „das Sputum". — Mitglied der Gesellschaft seit 1926.

333. M ü l l e r, E r i c h G e o r g *, geb. 29. August 1868 zu Stanowitz i/Ober-Schlesien. Als Assistent am Pathologischen Institut Senkenberg unter Weigert, an den Universitäts-Kinderkliniken in Leipzig und Berlin unter Heubner und am Tierphysiologischen Institut der Landwirtschaftlichen Hochschule, Berlin, tätig gewesen. Von 1902 bis 1932 ärztlicher Direktor der Kinder-Krankenstation des Waisenhauses Berlin-Rummelsburg. 1932 bis 1933 Direktor des Kinderkrankenhauses Berlin-Lichtenberg. Professor. — Seine Veröffentlichungen betreffen das Gebiet der Kinderheilkunde, insbesondere Anaemie des Kindes, Stoffwechsel- und Ernährungsfragen, Syphilis des Kindes u. a. Verfasser des Buches „Briefe an eine Mutter". — Mitglied der Gesellschaft seit 1926.

334. O t t o, R i c h a r d *, geb. 9. November 1872 zu Zimmerhausen in Pommern. Sanitätsoffizier. 1913 als Oberstabsarzt verabschiedet. 1902 bis 1904 kommandiert zum Robert Koch-Institut, Berlin, 1904/1907 zum Institut für experimentelle Therapie in Frankfurt a/Main. 1908 Habilitation für Hygiene und Bakteriologie an der Technischen Hochschule zu Hannover. 1913 Direktor der Serologischen Abteilung des Institutes Robert Koch. Während des Weltkrieges beratender Hygieniker und Fleckfieberkommissar. Mitglied des wissenschaftlichen Senats für das Heeressanitätswesen. Ehrenmitglied ausländischer wissenschaftlicher Gesellschaften. — Verfasser zahlreicher Arbeiten aus dem Gebiete der Hygiene, Bakteriologie und Serologie, insbes. über Pest und Fleckfieber,

sowie über Anaphylaxie (akuter Schock beim Meerschweinchen, Entdeckung der Anti- und der passiven Anaphylaxie). — Mitglied der Gesellschaft seit 1926.

335. **Petermann, Johannes***, geb. 4. Februar 1878 zu Münster i/W. 1902 bis 1909 Assistent der chirurgischen Abteilung des St. Hedwig-Krankenhauses, Berlin, unter Rotter. 1909 bis 1922 Chefarzt der chirurgischen Abteilung des Franziskus-Hospitals in Bielefeld. Seit 1922 Chefarzt der chirurgischen Abteilung des Hedwig-Krankenhauses, Berlin. Während des Weltkrieges als Chirurg bei einer Sanitätskompagnie im Felde. — Verfasser zahlreicher chirurgischer Arbeiten, insbesondere über Bauchchirurgie. — Mitglied der Gesellschaft seit 1926.

336. **Brüning, Friedrich***, geb. 21. März 1879 zu Neumünster i/Holstein. Von 1903 bis 1907 Assistent am Diakonissenhaus in Freiburg i/Br. 1907 bis 1909 Chirurg in Freiburg. 1909 Militärarzt. 1914 Kommando als Stabsarzt an die Kaiser Wilhelms-Akademie und die chirurgische Universitätsklinik der Charité, Berlin. Im Weltkrieg Chefarzt eines Feldlazaretts. Von 1915 ab Mitglied der deutschen Militärmission für die Türkei und Lehrer für Chirurgie am Gülhane-Krankenhaus in Konstantinopel. Botschaftsarzt. 1919 Privatdozent für Chirurgie. 1920 bis 1921 Oberstabsarzt der Reichswehr. 1922 a. o. Professor. Seit 1922 Chirurg am Gräfin-Rittberg-Krankenhaus vom Roten Kreuz in Berlin-Lichterfelde. — Veröffentlichte Arbeiten aus dem Gebiet der Chirurgie, insbesondere der Chirurgie des vegetativen Nervensystems. — Mitglied der Gesellschaft seit 1927.

337. **Hoffmann, Wilhelm***, geb. 3. Mai 1872 zu Kassel. Sanitätsoffizier bis 1919. Als Generaloberarzt verabschiedet. Von 1902 bis 1905 Assistent am Hygienischen Institut der Universität Berlin. 1907 Professor. Vorstand des hygienisch-bakteriologischen Laboratoriums der Kaiser Wilhelms-Akademie, Berlin. Als Oberstabsarzt Referent der Medizinalabteilung des Kriegsministeriums. Während des Weltkrieges beratender Hygieniker beim Feldsanitätschef, beim Oberbefehlshaber-Ost und der 9. Armee, der Bugarmee und der Heeresgruppe Kiew. 1919 Direktor des Medizinalamtes. Von 1921 bis 1934 Direktor im Hauptgesundheitsamt der Stadt Berlin. Medizinischer Referent des Deutschen Gemeindetages. 1907 und 1910 Sekretär internationaler Hygienekongreße. — Verfasser zahlreicher Arbeiten aus dem Gebiete der Bakteriologie, der Hygiene und des Gesundheitswesens. Verantwortlicher Schriftleiter der „Zeitschrift für das gesamte Krankenhauswesen". Mitherausgeber des Lehrbuches der Militärhygiene, ferner des Bandes Hygiene in v. Schjernings „Handbuch der ärztlichen Erfahrungen im Weltkrieg" und „Die Deutschen Ärzte im Weltkrieg". — Mitglied der Gesellschaft seit 1927.

338. **Schäfer, Paul***, geb. 17. November 1881 zu Berka a/Werra. Als Assistent an den Universitätsfrauenkliniken in Jena, Kiel und in Berlin an der Charité unter Franz und an der Universitätsfrauenklinik, Berlin, unter Bumm tätig gewesen. Privatdozent für Frauenheilkunde und Geburtshilfe. A. o. Professor. Seit 1924 ärztlicher Direktor der städtischen Frauenklinik, Charlottenburg. — Verfasser von Arbeiten über Geburtshilfe, gynaekologische Operationen und Strahlenbehandlung. — Mitglied der Gesellschaft seit 1927.

339. **Wagner III, Ludwig***, geb. 9. Juli 1873 zu Karlsruhe i/B. Von 1897 bis 1920 aktiver Militärarzt. Als Generaloberarzt verabschiedet. Von 1904 bis 1906 an die Psychiatrische Klinik der Akademie in Köln, von 1907 bis 1910 zur II. Medizinischen Klinik der Charité, Berlin, kommandiert. Während des Weltkrieges Chefarzt eines Feldlazaretts und einer Sanitätskompagnie, zuletzt Divisionsarzt der 33. Division. Bis 1921 Oberregierungs-Medi-

zinalrat im Versorgungswesen. Seit 1921 Gesellschaftsarzt der Nordstern-Lebens-versicherungs-Bank, Berlin. — Seine wissenschaftlichen Arbeiten behandeln die Innere Medizin und Psychiatrie. — Mitglied der Gesellschaft seit 1927.

340. B u s c h , M a x *, geb. 2. November 1886 zu Arnsberg i/West-falen. Assistent der Medizinischen Universitätsklinik in Straßburg von 1911 bis 1912, am Pathologischen Institut, Straßburg, 1913 bis 1914. Im Weltkriege Assistenzarzt eines Infanterie-Regiments bis 1915. Von 1916 bis 1918 Armee-pathologe. 1919 bis 1920 Assistent am Kaiser Wilhelms-Institut für physika-lische Chemie in Berlin-Dahlem. 1920 bis 1925 Assistent des Pathologischen Instituts in Erlangen. Dort Habilitation für Pathologische Anatomie. 1926 a. o. Professor. Von 1925 ab Leiter der Pathologisch-anatomischen Abteilung des Reichsgesundheitsamtes. — Veröffentlichte Arbeiten aus dem Gebiet der Pathologischen Anatomie, insbesondere der Magenpathologie. — Mitglied der Gesellschaft seit 1928. — Gestorben im Jahre 1934.

341. v o n D o m a r u s , A l e x a n d e r *, geb. 1. September 1881 zu Berlin. Als Assistent am Krankenhause r. d. Isar und an der II. Medizinischen Klinik in München unter Friedrich Müller tätig gewesen. 1912 Direktor der Medizinischen Abteilung des Krankenhauses Berlin-Weißensee. 1931 für In-nere Medizin an der Universität Berlin habilitiert. Seit 1934 Direktor der Inne-ren Abteilung des Horst-Wessel-Krankenhauses, Berlin. A. o. Professor. – Ver-fasser von Arbeiten aus der Inneren Medizin, insbesondere über Blutkrankhei-ten und des „Grundrisses der inneren Medizin". Mitredakteur der „Klinischen Wochenschrift". — Mitglied der Gesellschaft seit 1928.

342. F r i k , K a r l *, geb. 30. November 1878 zu Hall i/Württemberg. Sanitätsoffizier. 1920 als Oberstabsarzt verabschiedet. 1905 bis 1910 Oberarzt in der Schutztruppe für Deutsch-Südwest-Afrika. 1911 Kommando an die Kaiser Wilhelms-Akademie, zur Poliklinik für Nervenmassage und an die I. Medizinische Universitätsklinik unter His. Von 1914 bis 1918 als aktiver Stabs-arzt im Felde. 1918 Hilfsreferent im Kriegsministerium. Bis 1924 abermals an der I. Medizinischen Klinik tätig. Seit 1924 Direktor des Werner Siemens-Instituts für Röntgenforschung, Berlin-Moabit. 1933 Honorarprofessor der Uni-versität Berlin. Leiter der Deutschen Röntgengesellschaft. Mitglied des wissen-schaftlichen Senats für das Heeressanitätswesen. — Seine wissenschaftlichen Ar-beiten liegen auf dem Gebiet der klinischen, theoretischen und technischen Rönt-genologie. — Mitglied der Gesellschaft seit 1928.

343. L a n g e , B r u n o *, geb. 20. Februar 1885 zu Berlin. Von 1910 bis 1920 aktiver Militärarzt. 1912 zum Hygienischen Institut, Berlin, kom-mandiert. Während des Weltkrieges Korpshygieniker. 1920 als Stabsarzt ver-abschiedet. 1920 Assistent am Hygienischen Institut und später am Robert-Koch-Institut, Berlin. Seit 1925 Abteilungsleiter am Institut Robert Koch. Professor. — Verfasser hygienisch-bakteriologischer Arbeiten, besonders von Ar-beiten über die Tuberkulose. — Mitglied der Gesellschaft seit 1928.

344. T a u t e , M a x *, geb. 22. Oktober 1878 zu Ulm a/Donau. Sani-tätsoffizier. 1903 bis 1906 kommandiert zum Reichsgesundheitsamt. 1907 bis 1919 Kommando zur Schutztruppe für Ostafrika zur Bekämpfung der Schlaf-krankheit. 1912 — 1913 Expedition nach Mozambique und Britisch Zentral-afrika. 1914 bis 1919 Teilnehmer am Feldzuge Lettow-Vorbecks als Feldhy-gieniker und leitender Sanitätsoffizier. 1919 Referent im Reichsministerium des Innern. Seit 1926 Generalreferent für ärztliche Fragen dieses Ministeriums. Professor. — Bearbeitete Fragen aus dem Gebiet der Bakteriologie, besonders der Tuberkulose. Verfasser zahlreicher Schriften über tropenärztliche Fragen

und über die Schlafkrankheit. — Mitglied der Gesellschaft seit 1929. — Gestorben im Jahre 1934.

345. B i e r m a n n, J o h a n n e s*, geb. 16. März 1880 zu Dom Brandenburg a/H. Sanitätsoffizier. 1919 als Oberstabsarzt verabschiedet. Von 1910 bis 1913 zur Medizinischen Klinik in Heidelberg, 1914 zur I. Medizinischen Klinik der Charité und an die Kaiser Wilhelms-Akademie, Berlin, kommandiert. 1914 bis 1915 als Stabsarzt im Felde. Von 1915 bis 1918 Referent in der Medizinal-Abteilung des Kriegsministeriums. Seit 1919 praktischer Arzt in Berlin-Wannsee. — Seine wissenschaftlichen Arbeiten behandeln Fragen aus der Inneren Medizin und Neurologie — Mitglied der Gesellschaft seit 1929.

346. G r u n o w, H e r m a n n*, geb. 30. Dezember 1870 zu Stettin. Aktiver Sanitätsoffizier bis 1900. Assistent der Schölerschen Augenklinik bis 1904. Während des Weltkrieges im Jahre 1916 reaktiviert und bis 1919 am Bezirkskommando Berlin tätig gewesen. Augenarzt in Berlin. — Mitglied der Gesellschaft seit 1922.

347. H u b e r t, O s k a r*, geb. 4. März 1871 zu Stuttgart. Von 1895 bis 1906 Sanitätsoffizier. Von 1901 bis 1905 Kommando an die I. Medizinische Universitätsklinik, Berlin. Seit 1906 Direktor der inneren Abteilung des Auguste-Viktoria-Krankenhauses in Berlin-Schöneberg. — Verfasser von Arbeiten aus dem Gebiet der Inneren Medizin, besonders der Blutkrankheiten, Amoebendysenterie u. a. — Mitglied der Gesellschaft seit 1929.

348. v o n B e r g m a n n, G u s t a v*, geb. 24. Dezember 1878 zu Würzburg. Als Assistent an der II. Medizinischen Klinik der Charité unter F. Kraus im Jahre 1908 habilitiert. 1910 Professor. Von 1912 bis 1916 Direktor der Inneren Abteilung des Krankenhauses in Altona. 1916 o. Professor und Direktor der Medizinischen Klinik in Marburg. Von 1920 bis 1927 Ordinarius in Frankfurt a/M. und seit 1927 in Berlin an der II. Medizinischen Klinik der Charité als Nachfolger von Kraus. — Verfasser zahlreicher Arbeiten aus dem Gebiet der inneren Medizin, Mitarbeiter an verschiedenen Handbüchern. Befaßte sich besonders mit der funktionellen Pathologie und den Erkrankungen des Abdomens. — Mitglied der Gesellschaft seit 1930.

349. N e u p e r t, E r i c h*, geb. 12. November 1873 zu Spandau. Chirurg. 1897 — 1898 Assistenzarzt am städtischen Krankenhause in Potsdam. Seit 1899 in Berlin-Charlottenburg tätig und zwar zuerst als Assistenzarzt der Chirurgischen Abteilung des Krankenhauses in der Kirchstraße. Seit 1904 Oberarzt der Chirurgischen Abteilung des Westend-Krankenhauses. 1912 dirig. Arzt der II. chirurgischen Abteilung und seit 1921 ärztlicher Direktor der I. chirurgischen Abteilung des Westend-Krankenhauses. Dozent an der Staatsmedizinischen Akademie. — Verfasser von Veröffentlichungen aus den verschiedensten Gebieten der Chirurgie, insbesondere der Leber- und Darmchirurgie. — Mitglied der Gesellschaft seit 1930.

350. W a l k h o f f, E r n s t*, geb. 15. November 1877 zu Helmstedt. Als Volontärassistent an den Anatomischen Instituten zu Halle und München, als Assistent an den Pathologischen Instituten zu Würzburg, Königsberg und Marburg tätig gewesen. Seit 1907 Prosektor des Krankenhauses Teltow, Berlin-Lichterfelde. Im Weltkrieg Armeepathologe. — Seine wissenschaftlichen pathologisch-anatomischen Arbeiten behandeln besonders die Knochen- und Gelenkerkrankungen. — Mitglied der Gesellschaft seit 1930.

351. H o f m e i e r IV, K u r t*, geb. 9. September 1896 zu Königsberg i/Pr. War bis 1919 aktiver Offizier und nahm am Weltkrieg von 1914 bis 1918 teil. 1922 Assistent an der Medizinischen Klinik, 1923 an der Universitäts-

Kinderklinik in Würzburg, 1924 bis 1926 am Hygienischen Universitätsinstitut in Frankfurt a/M. und bis 1927 an der Universitätskinderklinik in Leipzig. Seit 1927 als Facharzt für Kinderkrankheiten in Berlin-Zehlendorf tätig. Seit 1934 ärztlicher Direktor des Städtischen Mütter- und Kinderheims Charlottenburg. — Seine wissenschaftlichen Arbeiten befassen sich vorwiegend mit den Infektionskrankheiten. — Mitglied der Gesellschaft seit 1930.

352. F r e i h e r r v o n M a r e n h o l t z, M o r i t z *, geb. 29. November 1879 zu Hannover. Sanitätsoffizier bis 1911. Von 1908 bis 1910 Kommando an das Pathologische Institut des Virchow-Krankenhauses, Berlin, unter von Hansemann. An der Maximilianaugenheilanstalt in Nürnberg und der Universitätsaugenklinik in Wien tätig gewesen. Während des Weltkrieges Truppenarzt. 1919 Kreisarzt. 1925 bis 1927 Hilfsarbeiter beim Polizeipräsidium Berlin und Potsdam. Seit 1928 Gerichtsarzt in Berlin. — Veröffentlichte Arbeiten aus der Inneren Medizin und besonders über Augenkrankheiten. — Mitglied der Gesellschaft seit 1930.

353. S c h u l t z, W e r n e r *, geb. 3. Juli 1878 zu Ludwigslust i/M. 1902 Assistent am Anatomischen Institut, 1903 bis 1906 an der Medizinischen Klinik in Greifswald, bis 1907 am städtischen Krankenhaus in Posen. 1907 bis 1913 Oberarzt, seit 1913 Dirigierender Arzt der II. Inneren Abteilung des Krankenhauses Westend, Charlottenburg. 1930 Privatdozent für Innere Medizin an der Universität Berlin. 1931 a. o. Professor. — Verfasser von Arbeiten und Monographien aus der inneren Medizin, besonders der Hämatologie und der Infektionskrankheiten. Beschrieb erstmalig das Krankheitsbild der Agranulocytose. — Mitglied der Gesellschaft seit 1931.

354. H o r n e m a n n, O t t o *, geb. 24. Februar 1877 zu Niederndodeleben. Sanitätsoffizier von 1902 — 1932. Von 1908 — 1912 Kommando an das Hygienische Institut zu Berlin, von 1912 — 1914 an das Kaiserin Auguste-Viktoria-Haus zur Bekämpfung der Säuglingssterblichkeit in Berlin-Charlottenburg. Während des Weltkrieges von 1914 — 1918 im Felde. 1920 — 1924 an der Infanterieschule des Reichsheeres in München. 1924 — 1926 Standortarzt in Berlin. 1926 — 1927 Wehrkreisarzt in Stuttgart. 1927 — 1931 Wehrkreisarzt beim Wehrkreiskommando III in Berlin. 1927 Generalarzt. 1931 — 1932 Gruppenarzt beim Gruppenkommando I in Belin. 1931 Generalstabsarzt. 1932 verabschiedet mit dem Charakter als Generaloberstabsarzt. — Mitglied der Gesellschaft seit 1931.

355. R ö s s l e, R o b e r t *, geb. 19. August 1876 zu Augsburg. War als Assistent an den Pathologischen Instituten in Kiel und München tätig und bearbeitete zoologische Fragen bei Richard Hertwig und immunbiologische Fragen bei Max von Gruber. Habilitation 1904. A. o. Professor 1909 in München. 1911 als o. Professor für Pathologische Anatomie nach Jena, 1922 nach Basel, 1929 nach Berlin berufen. Mitglied des wissenschaftlichen Senates des Heeressanitätswesens und der Preußischen Akademie der Wissenschaften. Mitglied und Ehrenmitglied in- und ausländischer wissenschaftlicher Gesellschaften. — Seine zahlreichen wissenschaftlichen Arbeiten befassen sich mit den verschiedensten Fragen der Pathologischen Anatomie, besonders mit allgemein-pathologischen, mit Immunitäts- und Allergiefragen. Herausgeber von Virchows Archiv. — Mitglied der Gesellschaft seit 1931.

356. M a r t i n i, P a u l *, geb. 25. Jan. 1889 zu Frankenthal i/Pfalz. Von 1914 bis 1916 als Truppenarzt, bis 1918 im Lazarettdienst im Felde. Von 1918 bis 1928 Assistent und Oberarzt der II. Medizinischen Klinik in München. 1922 Habilitation für Innere Medizin. 1926 a. o. Professor. Von 1928 bis

1932 Chefarzt der Inneren Abteilung des St. Hedwigskrankenhauses in Berlin. Seit 1932 o. Professor für Innere Medizin an der Universität Bonn. — Veröffentlichte Arbeiten aus dem Gebiet der inneren Medizin, besonders auch über die physikalischen Untersuchungsmethoden und die Methodik therapeutischer Untersuchungen. — Mitglied der Gesellschaft seit 1931.

357. **Löhe, Heinrich***, geb. 26. August 1877 zu Ahaus i/Westfalen. Sanitätsoffizier. 1918 als Oberstabsarzt verabschiedet. 1905 bis 1909 zur Hautklinik der Charité, 1910 an die Kaiser Wilhelms-Akademie und an das Pathologische Institut der Charité in Berlin kommandiert. Von 1912 bis 1925 Oberarzt der Universitätshautklinik, Berlin. Während des Weltkrieges Chefarzt in Sofia. 1915 Privatdozent für Dermatologie in Berlin. 1918 a. o. Professor. Seit 1925 Dirigierender Arzt der Hautklinik des Virchow-Krankenhauses in Berlin. — Seine wissenschaftlichen Arbeiten behandeln Fragen der Pathologischen Anatomie, experimentellen Pathologie und besonders der Geschlechtskrankheiten und des Lymphogranuloma inguinale. — Mitglied der Gesellschaft seit 1931.

358. **Nordmann, Otto***, geb. 14. September 1878 zu Bad Harzburg. Chirurg. 1901 — 1902 Assistent am Pathologischen Institut in Göttingen unter Orth. Von 1902 — 1906 Assistent der Chirurgischen Klinik im Urban-Krankenhaus, Berlin unter Körte. Danach Oberarzt der 2. chirurgischen Abteilung im Auguste-Viktoria-Krankenhaus, Berlin-Schöneberg. Seit 1929 ärztlicher Direktor desselben Krankenhauses. 1914 Verleihung des Professortitels. Während des Weltkrieges von 1914 — 1918 als Stabsarzt im Felde. 1933 ärztlicher Direktor der Chirurgischen Abteilung des Martin-Luther-Krankenhauses, Berlin. Verfasser zahlreicher Abhandlungen aus dem chirurgischen Gebiet, insbesondere der Bauchchirurgie. Schrieb ein Praktikum der. Chirurgie. Mitherausgeber des Handbuches „Die Chirurgie", der Zeitschrift „Der Chirurg" und von „Bruns' Beiträgen". — Mitglied der Gesellschaft seit 1931.

359. **Wildegans, Hans***, geb. 22. Februar 1888 zu Groß-Mantel, Neumark. Sanitätsoffizier. 1913 Kommando zur Kaiser Wilhelms-Akademie und an die Chirurgische Abteilung des Urban-Krankenhauses in Berlin unter Körte. 1914 bis 1917 als Oberarzt beim beratenden Chirurgen, 1917/18 als Chirurg bei Sanitätsformationen im Felde. 1919 bis 1928 Oberarzt der Chirurgischen Abteilung des Krankenhauses am Urban, Berlin. 1929 Direktor des Kreiskrankenhauses in Nowawes bei Berlin. Habilitierte sich 1925 für das Fach der Chirurgie. 1930 a. o. Professor. Seit 1933 Dirigierender Arzt der II. Chirurgischen Abteilung des Horst-Wessel-Krankenhauses in Berlin. — Veröffentlichte Arbeiten über die verschiedensten Fragen der Chirurgie, besonders über die Bluttransfusion und Bauchchirurgie. — Mitglied der Gesellschaft seit 1932.

360. **Schulze, Fritz***, geb. 23. November 1879 zu Neuruppin. Sanitätsoffizier. 1919 als Oberstabsarzt verabschiedet. Leibarzt Seiner Majestät des Kaisers. Von 1910 — 1912 an die Chirurgische Klinik in Frankfurt a/M., 1912 an die Kaiser Wilhelms-Akademie, 1913 in die Medizinalabteilung des Kriegsministeriums kommandiert. Während des Weltkrieges von 1914 — 1918 Stabsarzt beim Chef des Feldsanitätswesens. 1919 bis 1924 Assistent der Chirurgischen Universitätsklinik in Berlin unter Bier. 1924 bis 1928 Regierungsmedizinalrat im Versorgungswesen. 1928 Oberarzt der Chirurgischen Abteilung des Stubenrauch-Kreiskrankenhauses in Lichterfelde. Seit 1933 Direktor des Kreiskrankenhauses Nowawes bei Berlin. — Veröffentlichte Arbeiten aus dem Gebiet der Chirurgie, besonders über den Kalkstoffwechsel, Knochenerkrankungen und Basedowsche Krankheit. — Mitglied der Gesellschaft seit 1932.

361. **Beck, Felix** *, geb. 21. Mai 1892 zu Coburg. Seit 1919 Assistent der Chirurgischen Universitätsklinik in Berlin. 1926 Leiter der Orthopädischen Abteilung dieser Klinik. Lehrer an der Deutschen Hochschule für Leibesübungen. Von 1914 bis zum Kriegsende als Truppenarzt im Felde. Praktischer Arzt und Orthopäde in Berlin. — Verfasser chirurgischer Arbeiten, insbesondere über Gelenkerkrankungen und Frakturen. — Mitglied der Gesellschaft seit 1933.

362. **von Eicken, Carl** *, geb. 31. Dezember 1873 zu Mühlheim a. d. Ruhr. 1899 — 1901 Assistent der Chirurgischen Klinik in Heidelberg, 1901 — 1908 der Laryngo-rhinologischen Klinik in Freiburg i. Br. unter Killian. 1904 — 1905 beurlaubt zur Ohrenklinik in Heidelberg. 1908 — 1910 an der Ohren- und Halsklinik in Basel tätig gewesen. Habilitation 1903. A. o. Professor 1908. 1911 o. Professor in Gießen, Rektor daselbst 1920/21. 1922 o. Professor in Berlin als Nachfolger seines Lehrers Killian. 1926 nach Passows Tod Direktor der vereinigten I. und II. Universitäts-Klinik für Hals-, Nasen- und Ohrenkranke. Von 1914 bis 1916 als Stabsarzt d. R. im Felde. Mitglied ausländischer wissenschaftlicher Gesellschaften. — Verfasser vieler Arbeiten seiner Spezialgebiete, gab neue Konstruktionen von Instrumenten und neue Operationsmethoden an. — Mitglied der Gesellschaft seit 1933.

363. **Waldmann, Anton**, geb. 21. Februar 1878 zu Zwiesel in Niederbayern. Sanitätsoffizier. Von 1906 bis 1907 zum Hygienischen Institut, ab 1909 zur Hygienischen Untersuchungsstelle der militärärztlichen Akademie in München kommandiert. Stellv. Dozent für Hygiene an dieser Akademie. 1912/1913 zur Teilnahme am serbisch-türkischen Krieg im Dienste des deutschen Roten Kreuzes beurlaubt. 1914 — 1918 als Hygieniker im Felde. 1918 bis 1919 Referent in der Medizinal-Abteilung des Bayerischen Kriegsminsteriums. 1919 bis 1927 Referent in der Heeres-Sanitätsinspektion des Reichswehrministeriums. 1931 Generalstabsarzt. 1932 Generalstabsarzt und Heeres-Sanitätsinspekteur. Honorarprofessor der Universität Berlin. Mitglied des großen Rates des deutschen Roten Kreuzes, des Reichsgesundheitsrates, Vorsitzender des wissenschaftlichen Senats für das Heeres-Sanitätswesen. — Seine wissenschaftlichen Arbeiten befassen sich mit den Infektionskrankheiten, insbesondere der Tuberkulose, mit serolog. Fragen, mit Sportfragen, Hilfeleistungen bei Unglücksfällen und militärhygienischen Gebieten. — Mitglied der Gesellschaft seit 1933.

364. **Braun, Wilhelm** *, geb. 7. Oktober 1871 zu Wesel. Chirurg. Von 1896 bis 1898 Assistent am Anatomischen Institut in Marburg, von 1898 bis 1901 an der Chirurgischen Abteilung des Krankenhauses in Altona und von 1901 bis 1903 Oberarzt der Chirurgischen Abteilung des Augusta-Hospitals in Berlin unter F. Krause. Von 1903 bis 1920 leitender Arzt der II. Chirurgischen Abteilung des Krankenhauses im Friedrichshain, Berlin. Seitdem chirurgischer Direktor und Leiter der I. Chirurgischen Abteilung dieses Krankenhauses. 1917 Titularprofessor. Während des Weltkrieges Stabsarzt an Feld- und Kriegslazaretten. — Veröffentlichte chirurgische Arbeiten und Monographien, u. a. über Schädelverletzungen und ihre Folgen, über Ileus und über Epithelpfropfung. — Mitglied der Gesellschaft seit 1933.

365. **Siebert, Hans** *, geb. 26. April 1882 zu Berlin. Facharzt für innere Krankheiten in Berlin-Lichterfelde. Von 1909 bis 1912 Assistenzarzt an der Inneren Abteilung des Krankenhauses am Friedrichshain in Berlin. Von 1912 bis 1914 Regierungsarzt im Schutzgebiet Kamerun. Arzt der deutsch-französischen Grenzexpedition Kongo-Lobaje und Leiter der Schlafkrankheitsbekämpfung im deutschen Kongogebiet. Während des Weltkrieges Truppenarzt an der West-

front und in der Türkei. Seit 1919 leitender Arzt der Inneren Abteilung des Ritt-
bergkrankenhauses in Berlin-Lichterfelde. — Mitglied der Gesellschaft seit 1933.

366. R e s c h k e , K a r l *, geb. 23. Dezember 1886 zu Elberfeld.
Chirurg. 1911 bis 1913 Hilfsassistent am Anatomischen Institut der Universität Berlin. 1913 bis 1918 Assistent der Chirurgischen Klinik der Charité, Berlin und von 1919 ab der Chirurgischen Klinik in Greifswald. 1921 Oberarzt
dieser Klinik. Seit 1932 Leitender Arzt der Chirurgischen Abteilung des
Krankenhauses Bethanien in Berlin. Habilitiert für Chirurgie 1921 in Greifswald. 1926 a. o. Professor. — Bearbeitete viele Fragen der Chirurgie, u. a.
die Chirurgischen Indikationen, Transplantation, Appendicitis und orthopädische Fragen. — Mitglied der Gesellschaft seit 1934.

367. S t o e c k e l , W a l t e r *, geb. 14. März 1871 in Stobingen i./Ost-
preußen. Gynaekologe. Schüler von Marchand, Fritsch, Veit und Bumm.
Habilitierte sich 1903 in Erlangen, 1904 in Berlin für Geburtshilfe und Gynaekologie. A. o. Professor 1905. Als Ordinarius 1907 nach Greifswald und Marburg, 1910 nach Kiel, 1922 nach Leipzig und 1926 nach Berlin als Nachfolger Bumms berufen. — Seine wissenschaftlichen Arbeiten betreffen alle Gebiete der Geburtshilfe und Gynaekologie, besonders auch die gynaekologische
Urologie. Schrieb gynaekologische, geburtshilfliche und urologische Lehrbücher.
Herausgeber des Veit'schen Handbuches der Gynaekologie, der Zeitschrift für
Geburtshilfe und Gynaekologie und des Zentralblattes für Gynaekologie. —
Mitglied der Gesellschaft seit 1934.

368. K o n r i c h , F r i e d r i c h *, geb. 29. Oktober 1878 zu Hooksiel,
Amt Jever. Aktiver Sanitätsoffizier von 1905 — 1920. Als Oberstabsarzt ausgeschieden. Hygieniker, ausgebildet am Institut Robert Koch, an den Uni-
versitäten Jena und Berlin unter Gärtner und Flügge. Leiter des hygienisch
bakteriologischen Laboratoriums der Kaiser Wilhelms-Akademie bzw. des
Reichsgesundheitsamtes. Oberregierungsrat und Mitglied des Reichsgesundheitsamtes. A. o. Professor an der Universität Berlin. Mitglied des wissenschaftlichen Senates für das Heeressanitätswesen. Veröffentlichte zahlreiche Arbeiten
aus dem Gebiet der Hygiene und Militärhygiene, insbesondere auch über die
Sterilisation des Verband- und Nahtmaterials. — Mitglied der Gesellschaft
seit 1934.

369. v. C o n t a , G o t t l i e b *, geb. 14. August 1897 zu Metz. 1925
Assistent am Krankenhaus München-Schwabing. 1926 Schiffsarzt. 1927 Assistent an der Universitätsaugenklinik Würzburg. Von 1927 — 1933 Assistent der
ersten medizinischen Klinik München unter v. Romberg. Seit 1933 Dirigierender
Arzt der Inneren Abteilung des Paul-Gerhardt's-Stiftes, Berlin. Entstammt einer
alten Offiziersfamilie. Als Kriegsfreiwilliger in den Weltkrieg gezogen. In den
letzten beiden Kriegsjahren Flieger, zuletzt in der Richthofenstaffel. — Verfaßte Arbeiten aus dem Gebiet der inneren Medizin. — Mitglied der Gesellschaft
seit 1934.

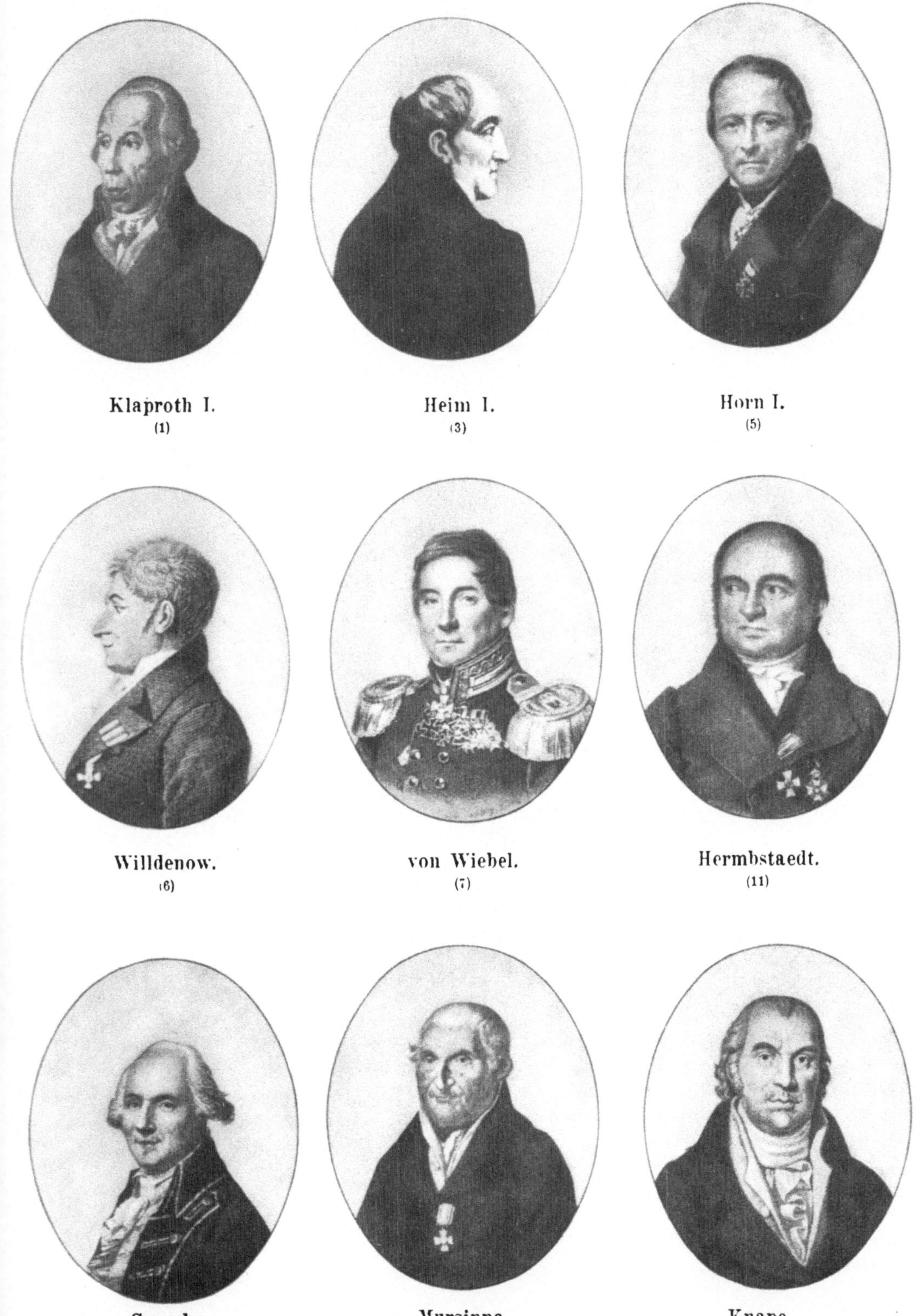

Klaproth I.
(1)

Heim I.
(3)

Horn I.
(5)

Willdenow.
(6)

von Wiebel.
(7)

Hermbstaedt.
(11)

Goercke.
(12)

Mursinna.
(14)

Knape.
(17)

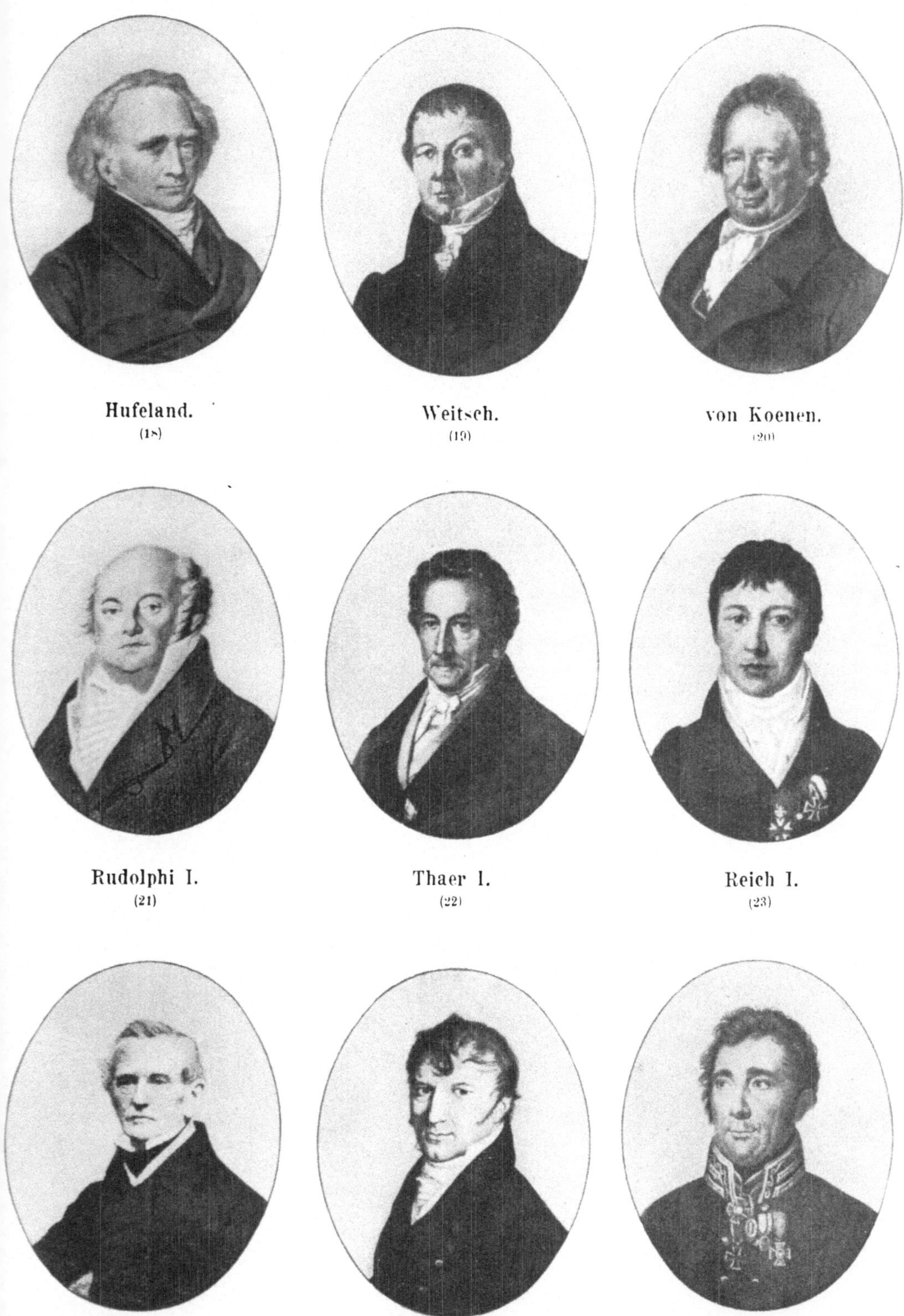

Hufeland. (18)	Weitsch. (19)	von Koenen. (20)
Rudolphi I. (21)	Thaer I. (22)	Reich I. (23)
von Stosch. (24)	Lichtenstein. (25)	Büttner I. (32)

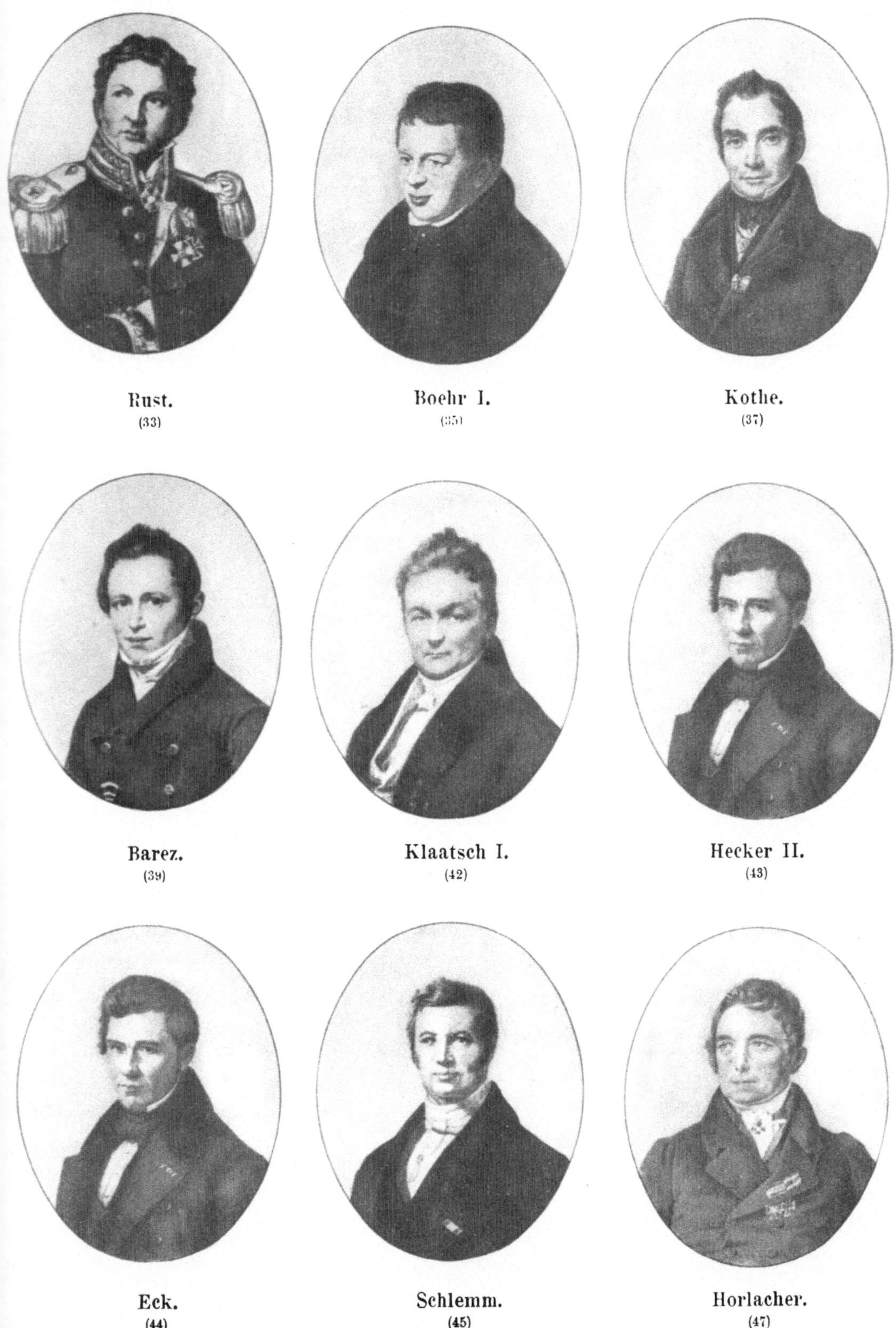

Rust.
(33)

Boehr I.
(35)

Kothe.
(37)

Barez.
(39)

Klaatsch I.
(42)

Hecker II.
(43)

Eck.
(44)

Schlemm.
(45)

Horlacher.
(47)

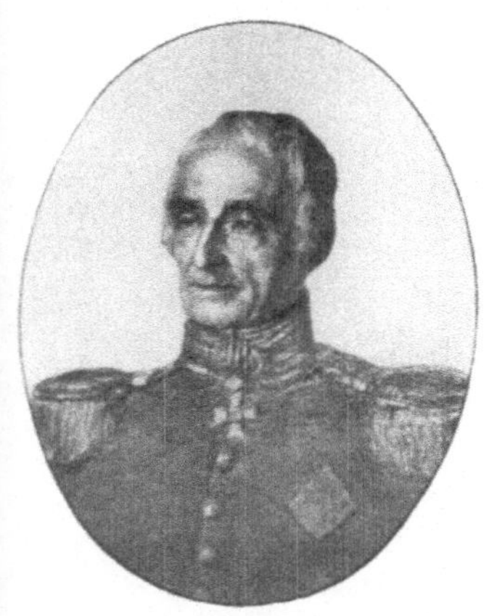

Lohmeyer.
(49)

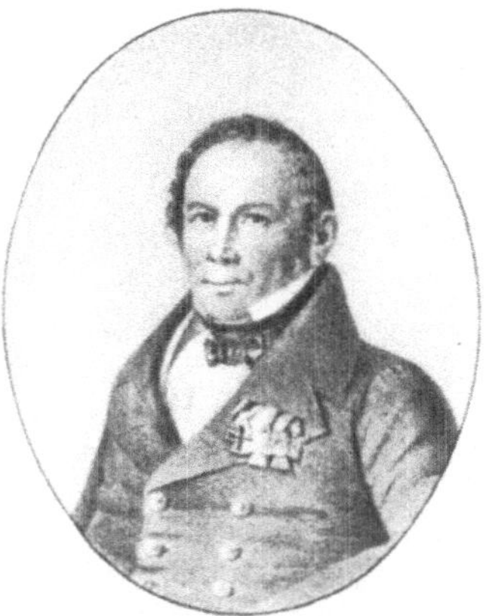

Bieske.
(50)

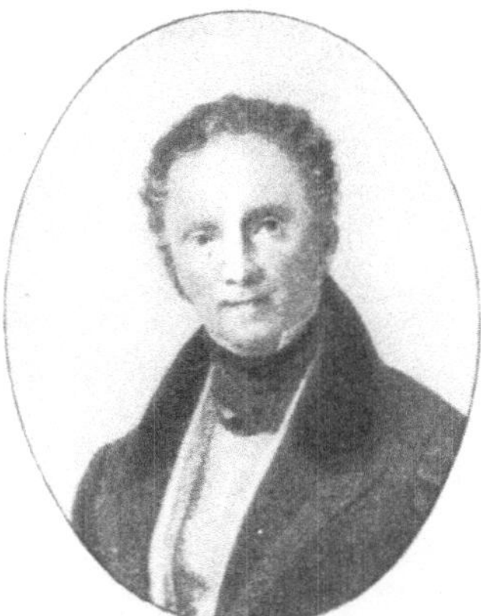

Staberoh.
(53)

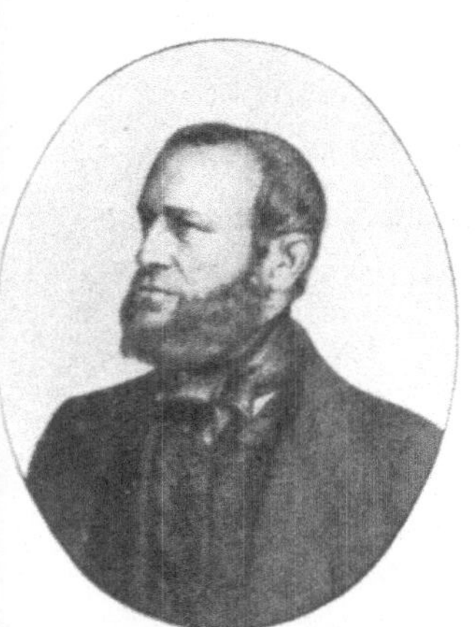

Dieffenbach I.
(55)

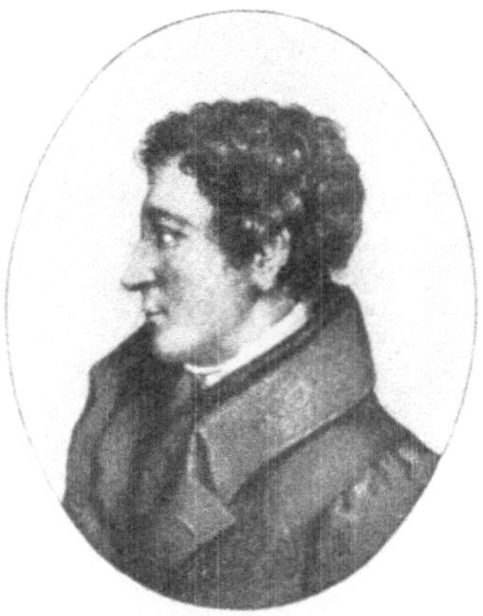

Thaer II.
(56)

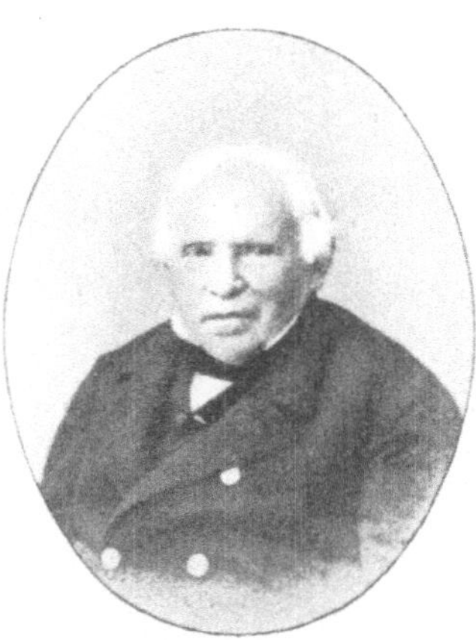

Ehrenberg.
(58)

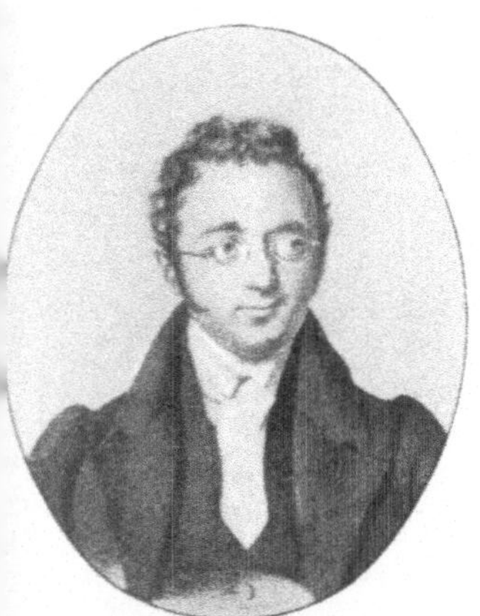

Casper.
(60)

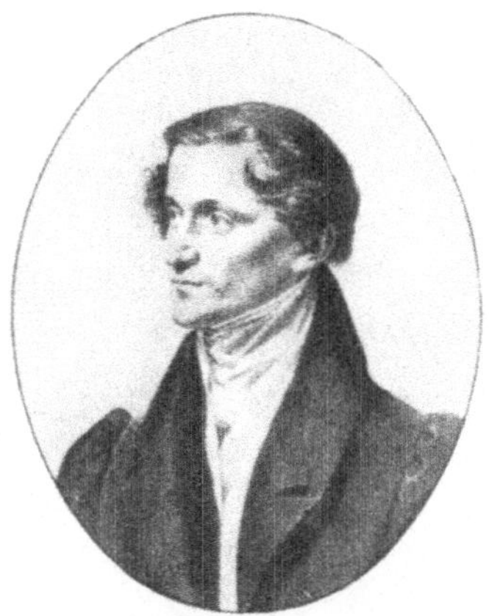

Baum.
(61)

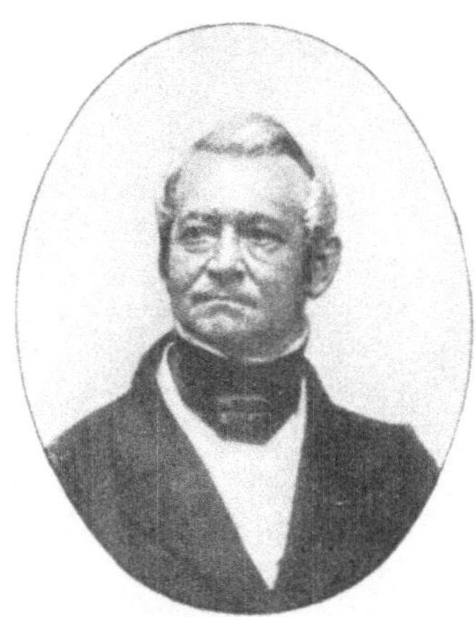

Mayer I.
(62)

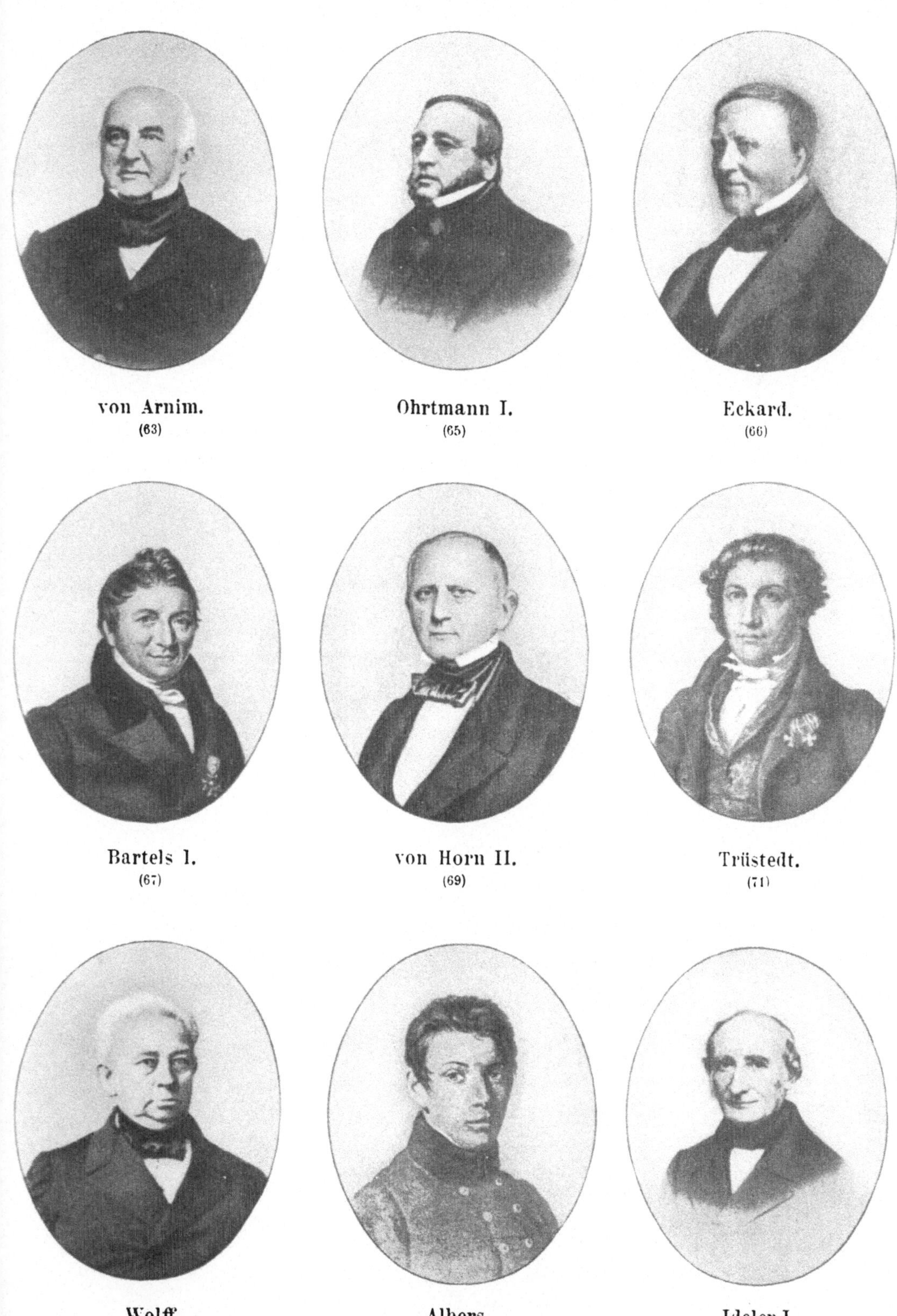

von Arnim.
(63)
Ohrtmann I.
(65)
Eckard.
(66)
Bartels I.
(67)
von Horn II.
(69)
Trüstedt.
(71)
Wolff.
(72)
Albers.
(74)
Ideler I.
(75)

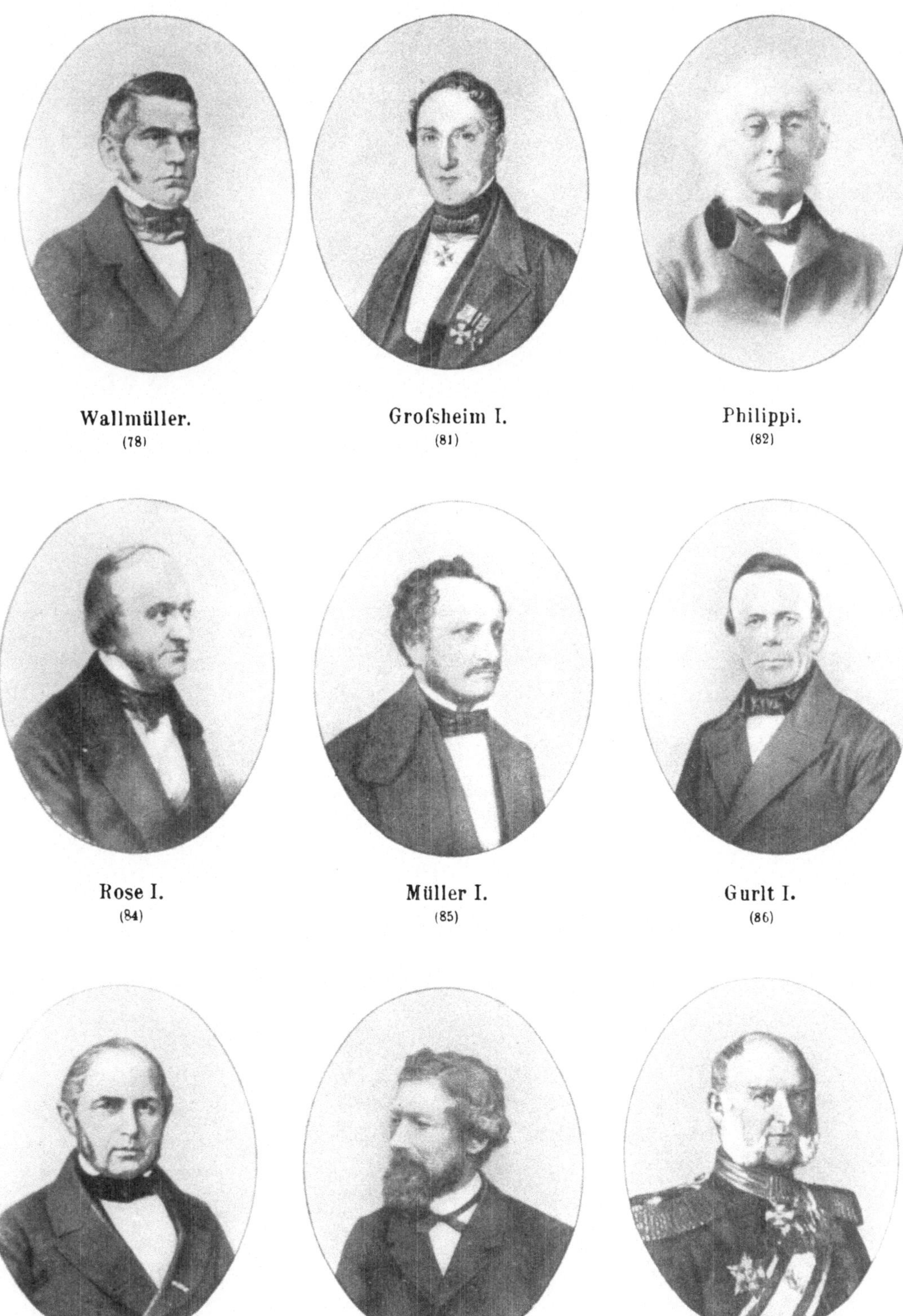

Wallmüller.
(78)
Grofsheim I.
(81)
Philippi.
(82)
Rose I.
(84)
Müller I.
(85)
Gurlt I.
(86)
Schütz.
(87)
Reich II.
(88)
Grimm.
(89)

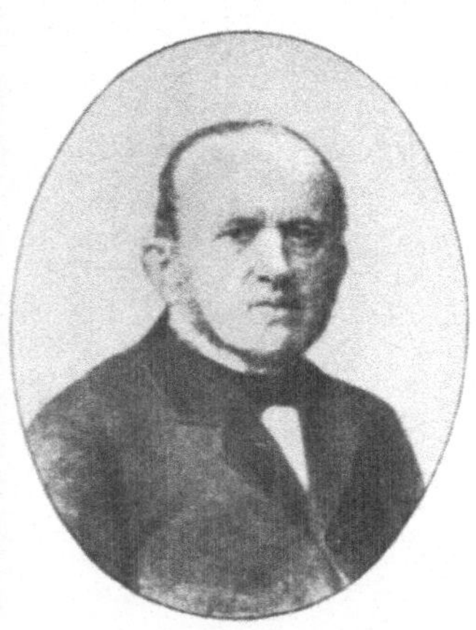
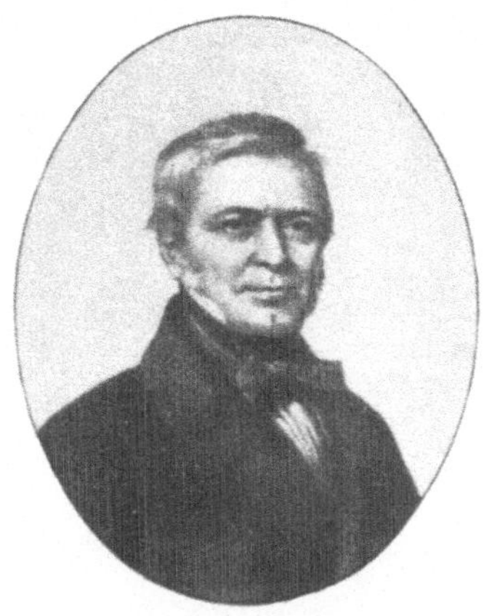
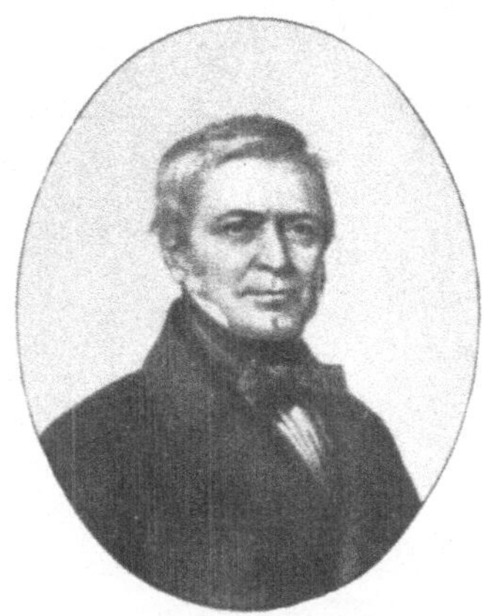

von Steinau-Steinrück II.
(90)

Schmidt I.
(92)

Krieger.
(96)

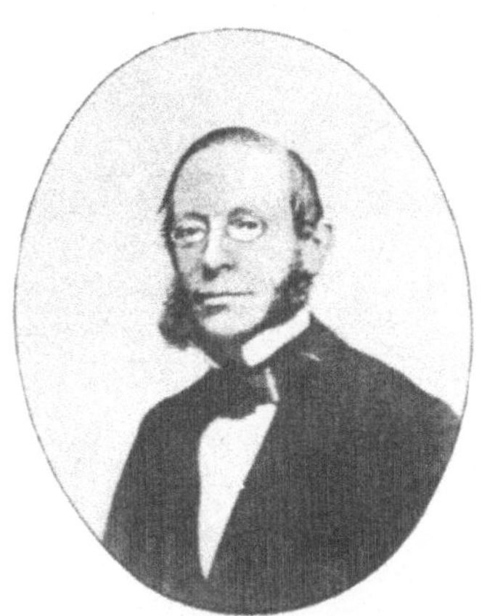
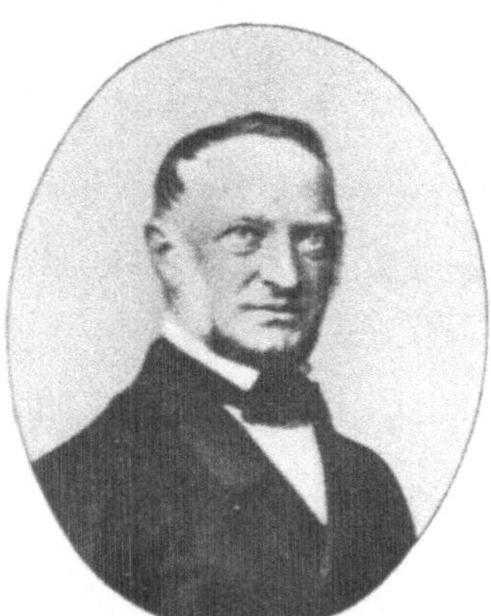
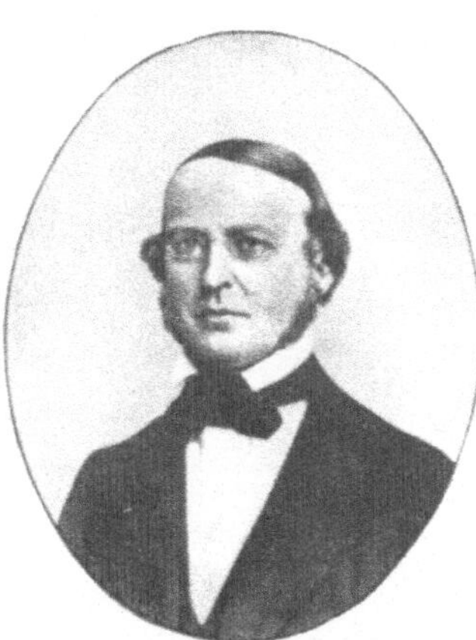

Nagel.
(98)

Ebert.
(99)

Quincke.
(101)

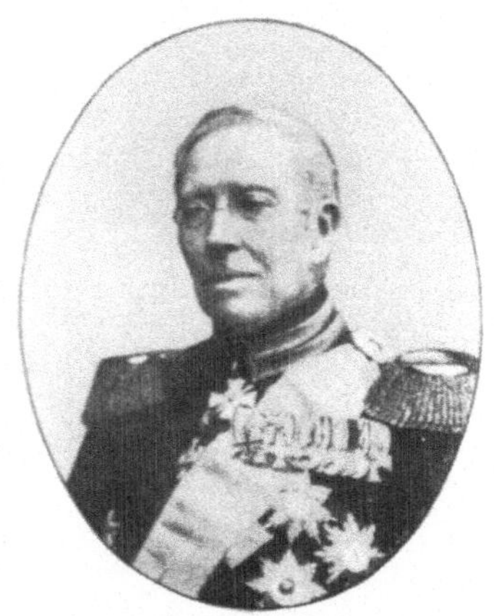
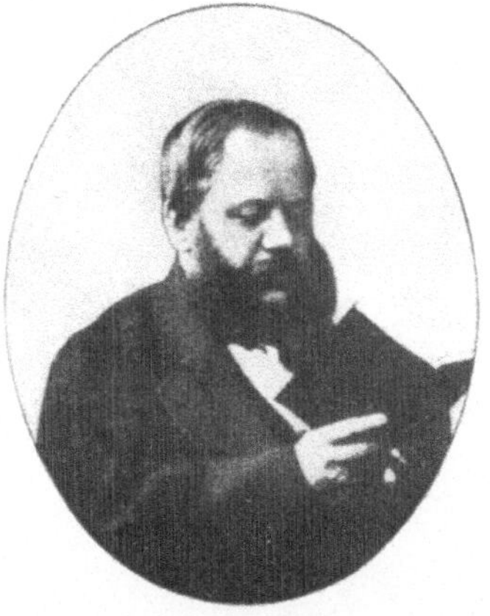
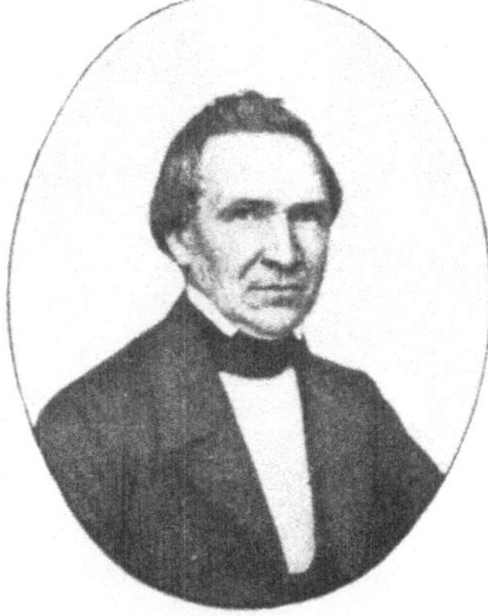

von Lauer.
(102)

Klaproth II.
(103)

Bartels II.
(105)

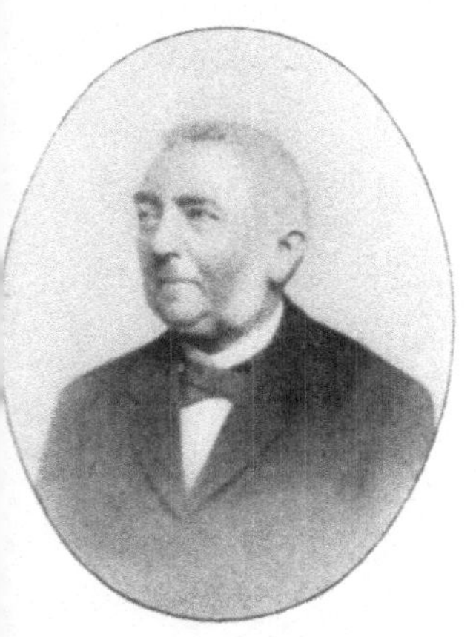

Wegscheider.
(106)

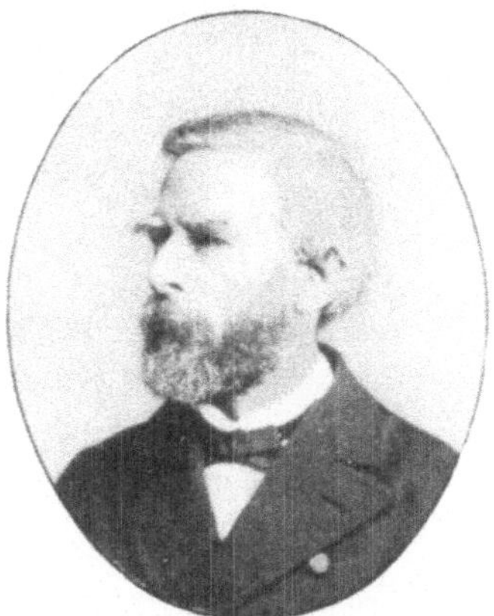

Peters.
(108)

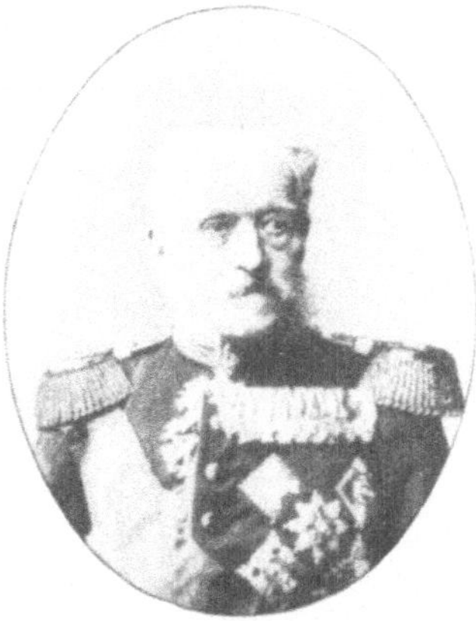

von Langenbeck.
(109)

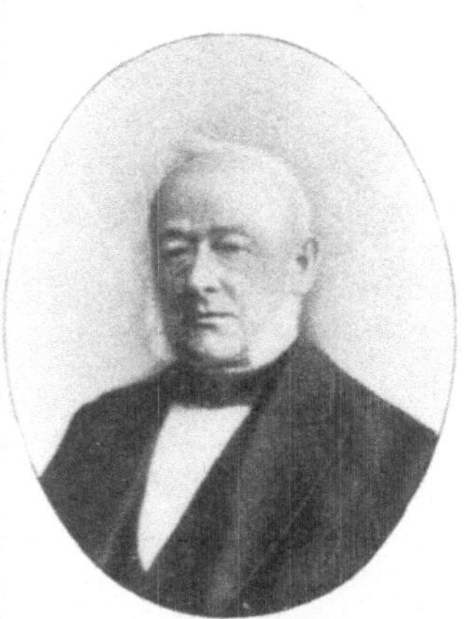

Erbkam.
(110)

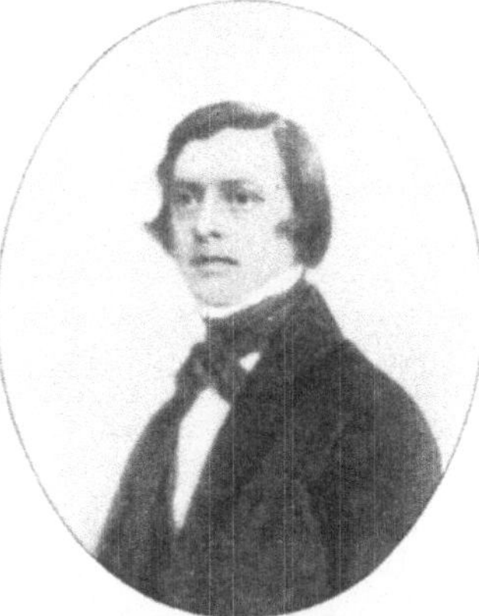

Meckel von Hemsbach.
(114)

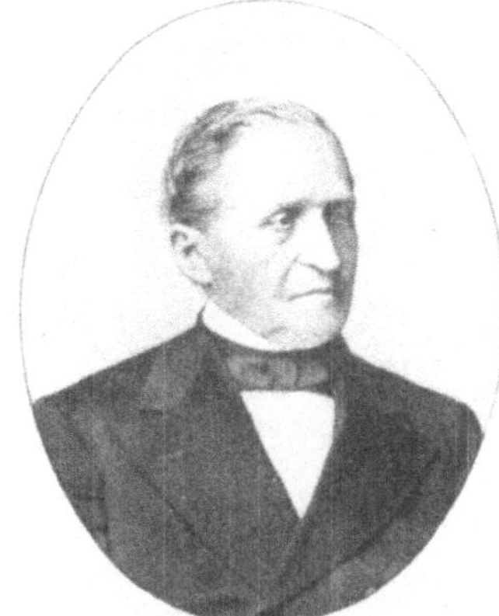

Housselle.
(115)

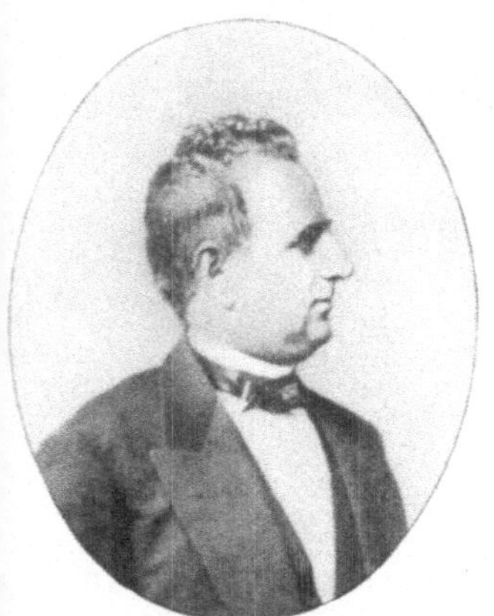

Wilms.
(116)

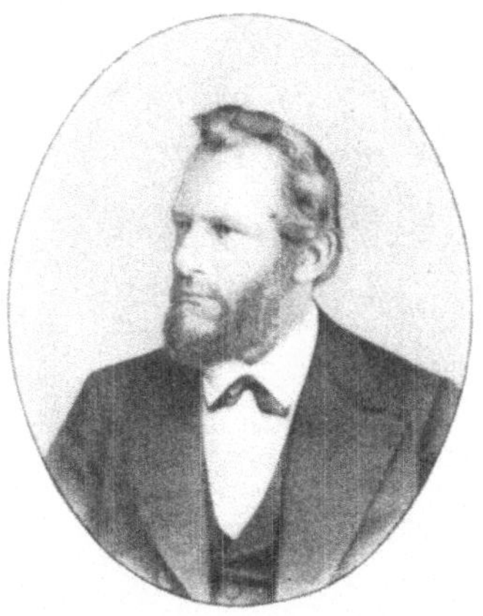

du Bois Reymond.
(117)

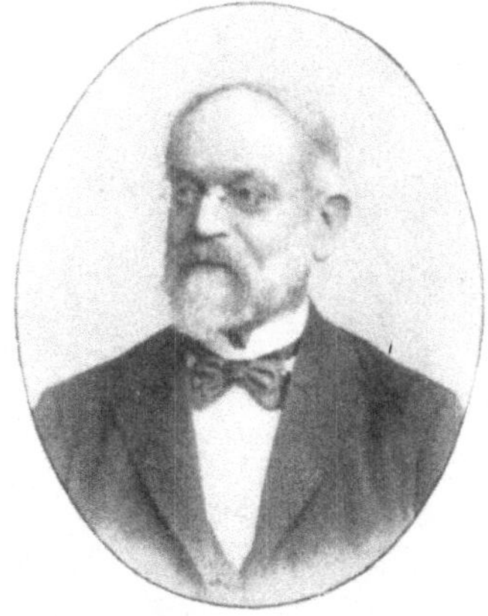

Laehr I.
(118)

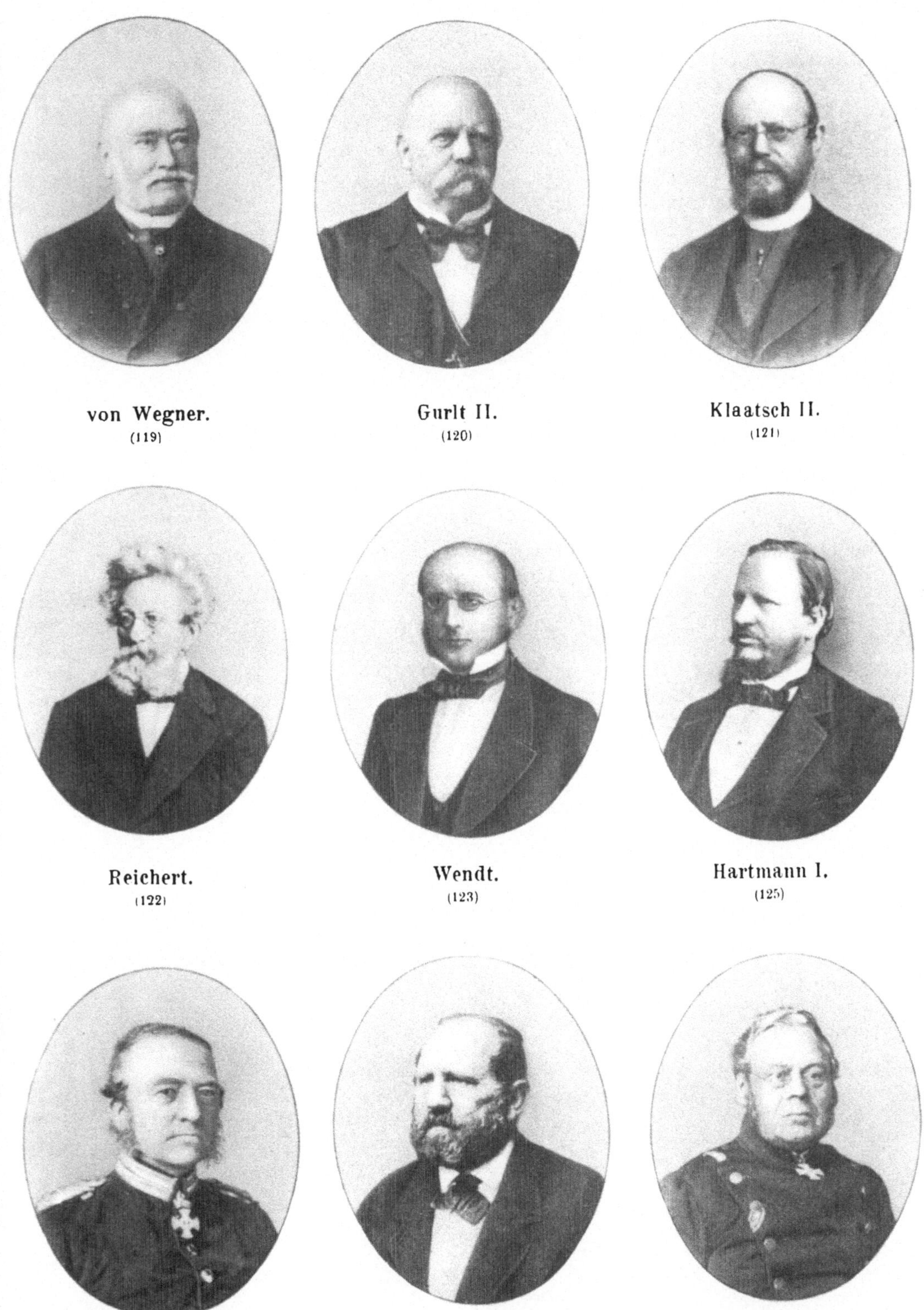

von Wegner.
(119)
Gurlt II.
(120)
Klaatsch II.
(121)
Reichert.
(122)
Wendt.
(123)
Hartmann I.
(125)
Boeger.
(126)
Lohde.
(127)
Berger.
(128)

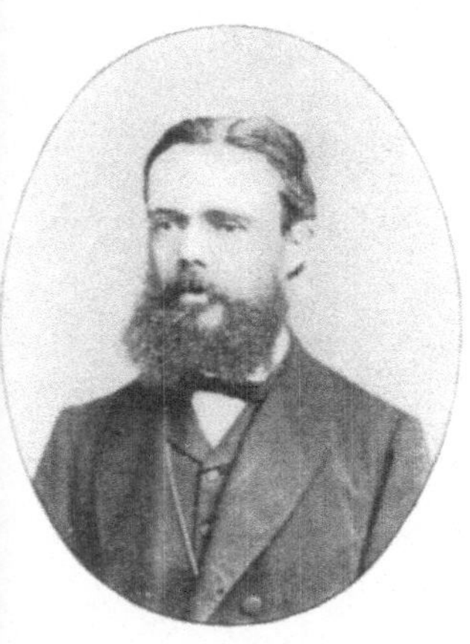

von Chamisso.
(129)

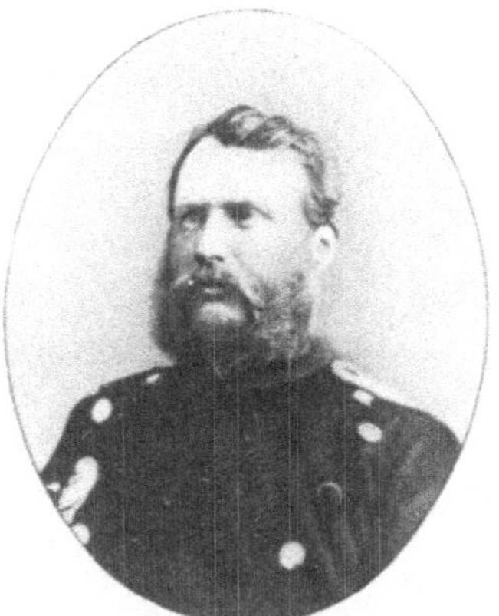

Grüttner.
(130)

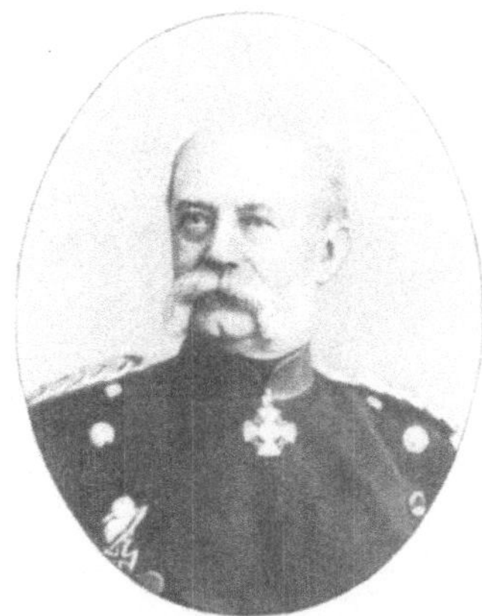

Valentini.
(131)

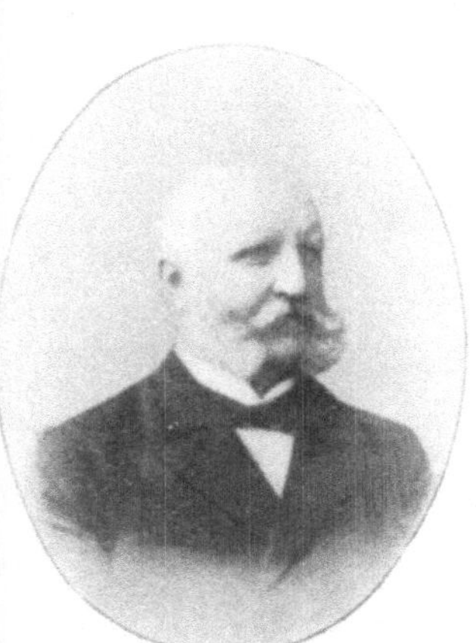

Rose II.
(132)

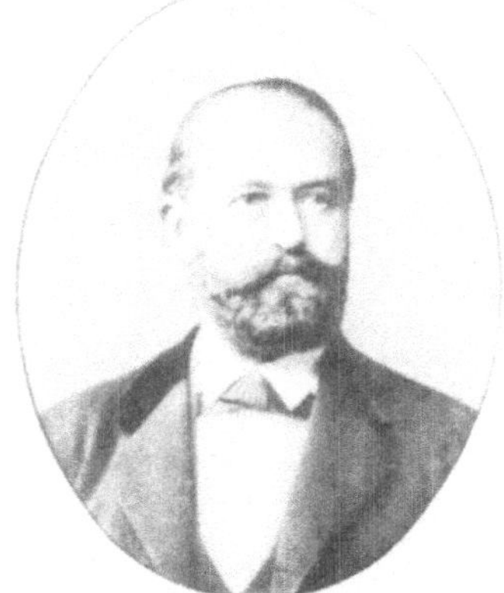

Hofmeier I.
(133)

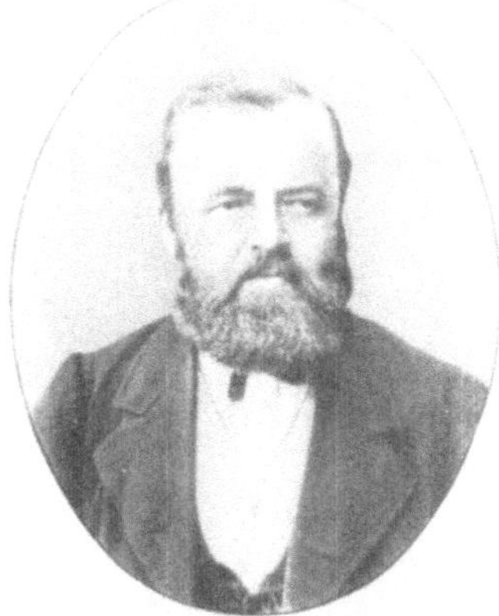

Boehr II.
(134)

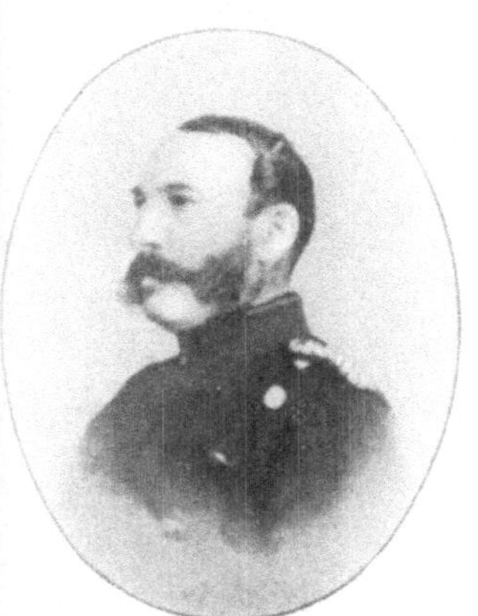

Loeffler.
(135)

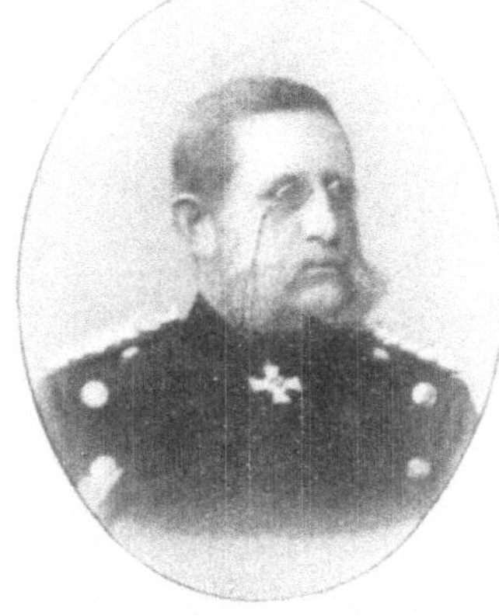

Roth I.
(136)

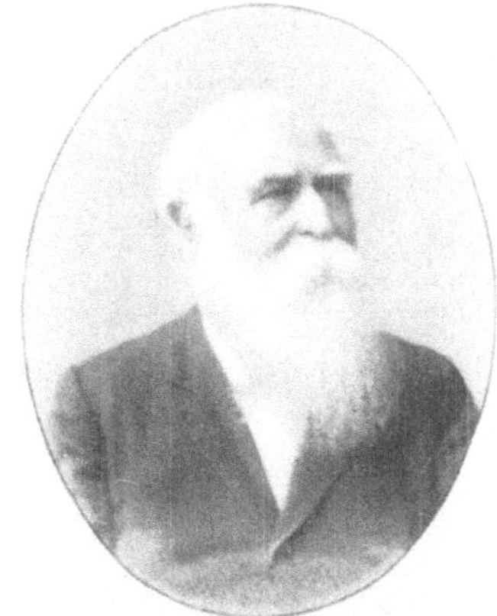

von Bardeleben.
(137)

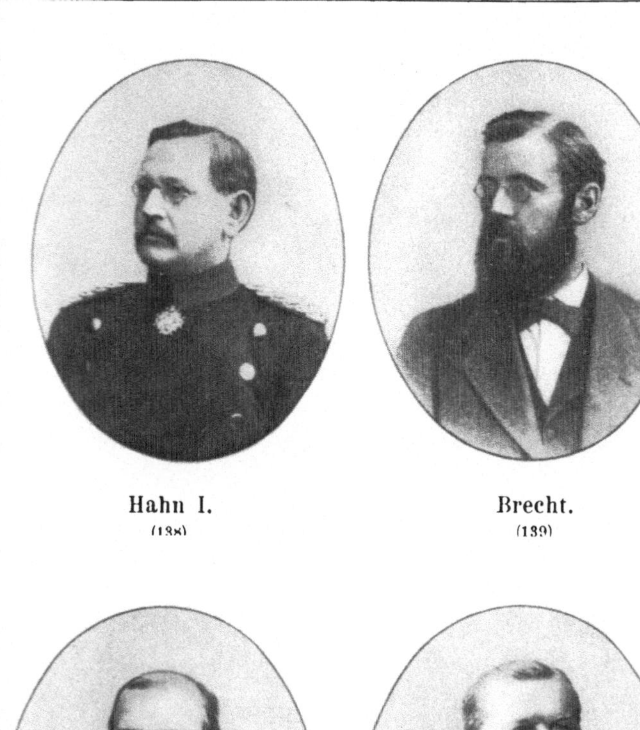

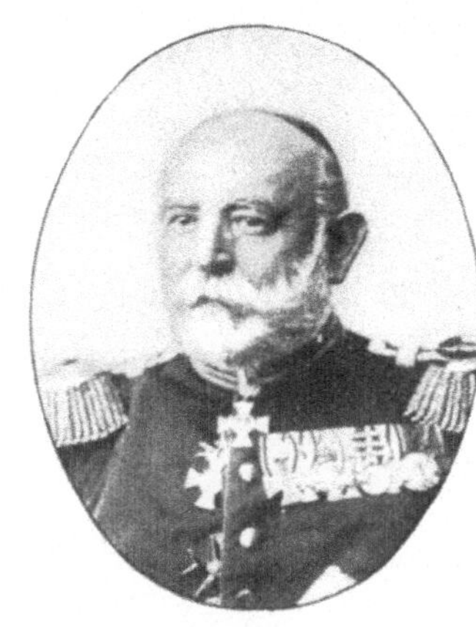

Hahn I.
(138)

Brecht.
(139)

Cammerer.
(140)

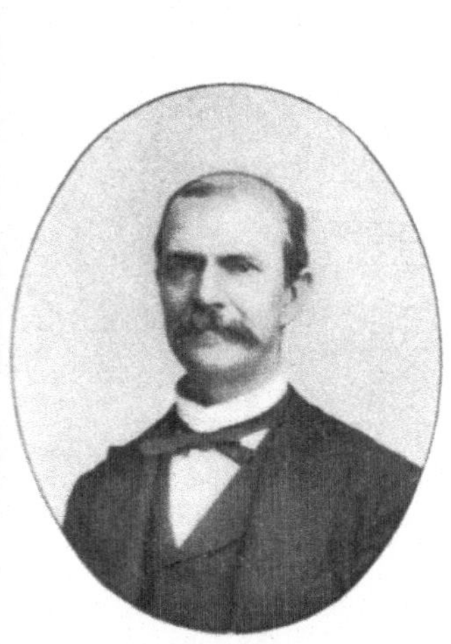

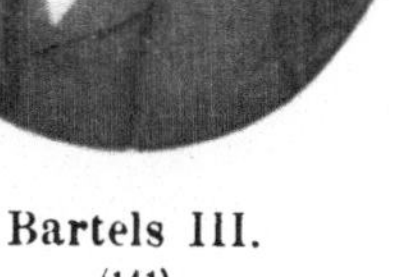

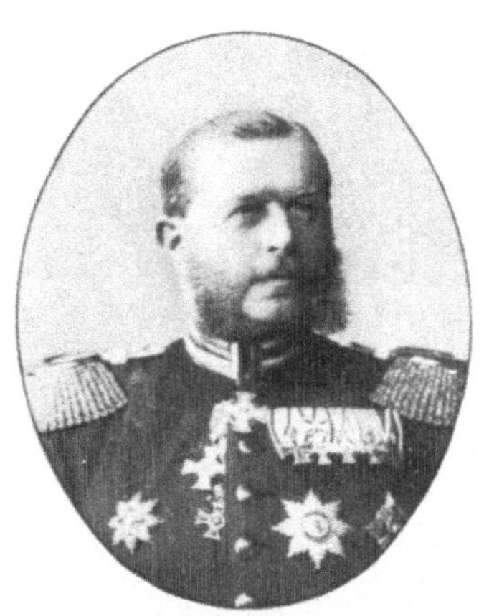

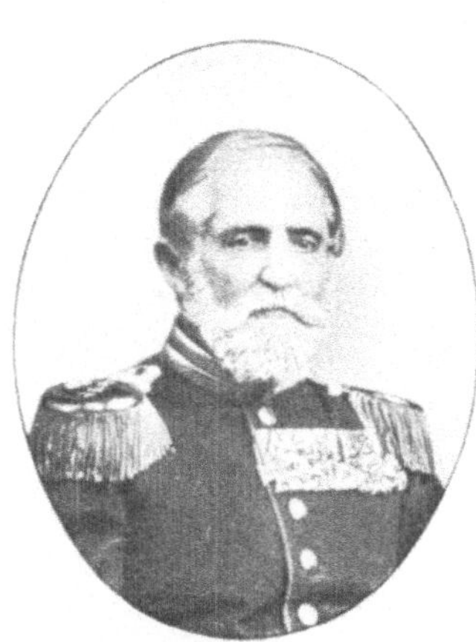

Bartels III.
(141)

von Leuthold.
(143)

Oehwadt.
(144)

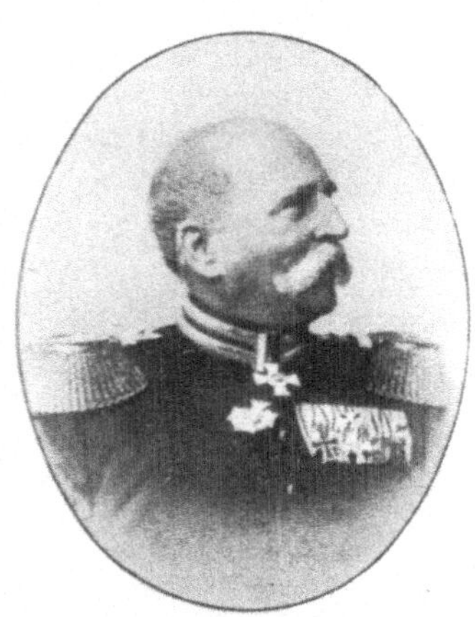

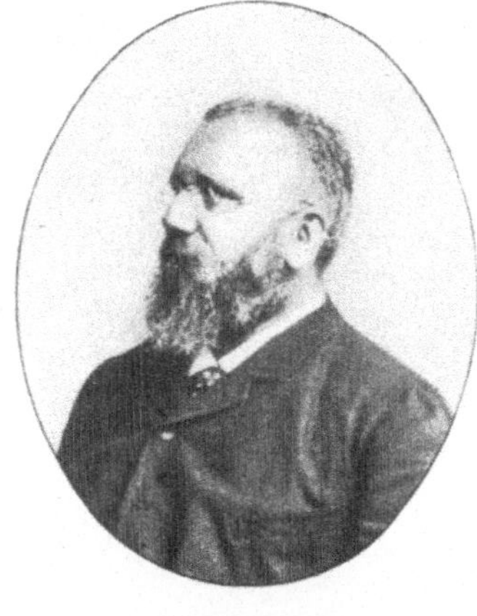

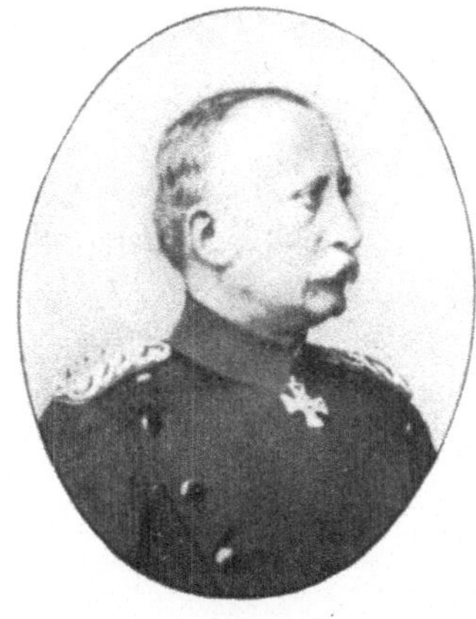

Mehlhausen.
(145)

Curschmann.
(147)

Schubert.
(148)

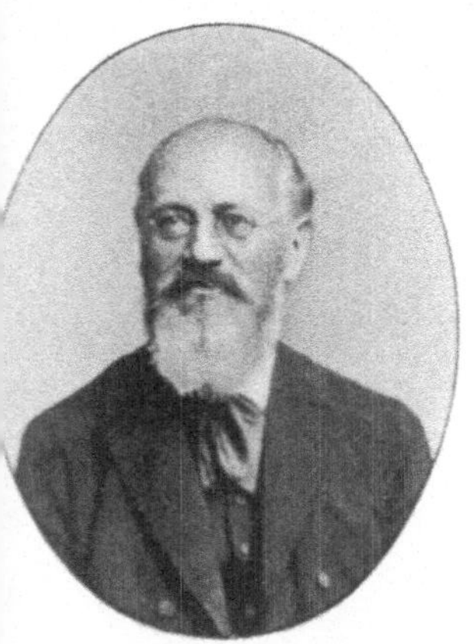

Skrzeczka.
(149)

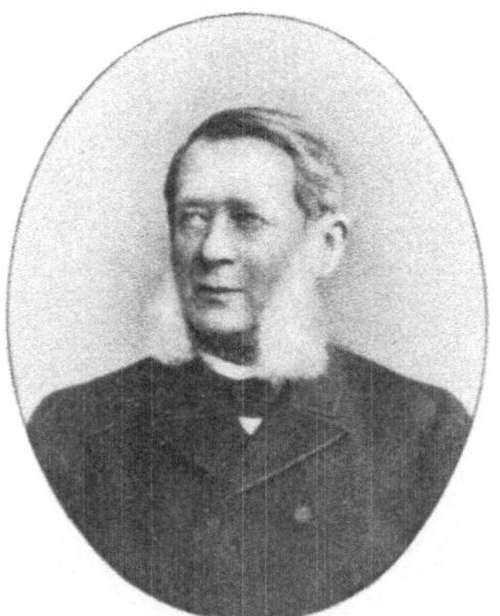

Pelkmann I.
(150)

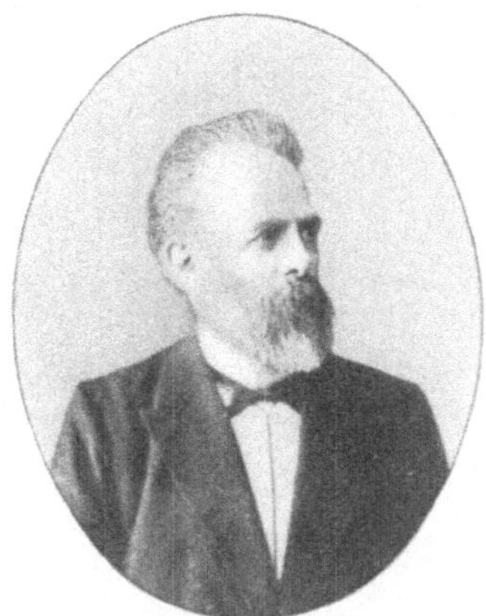

Zober.
(151)

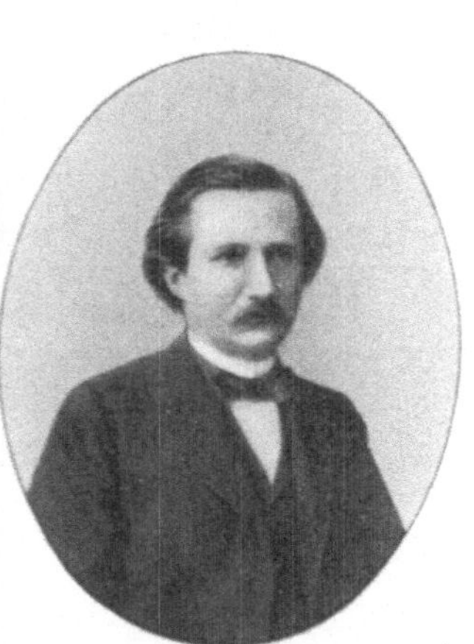

Eggel.
(152)

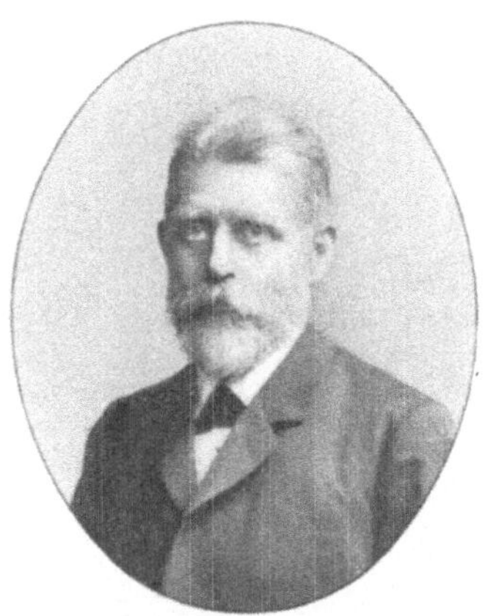

Solger.
(153)

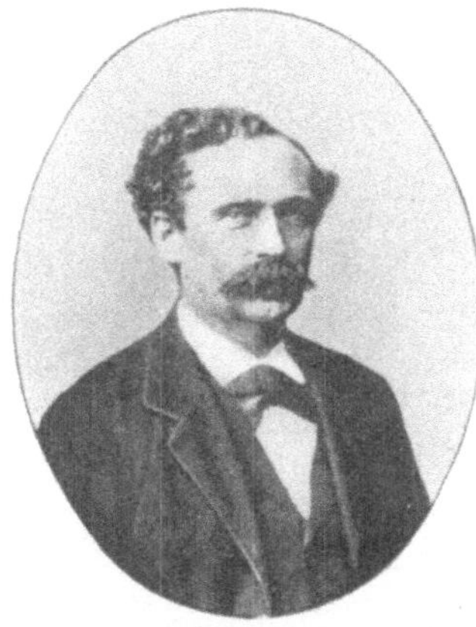

Nachtigal.
(154)

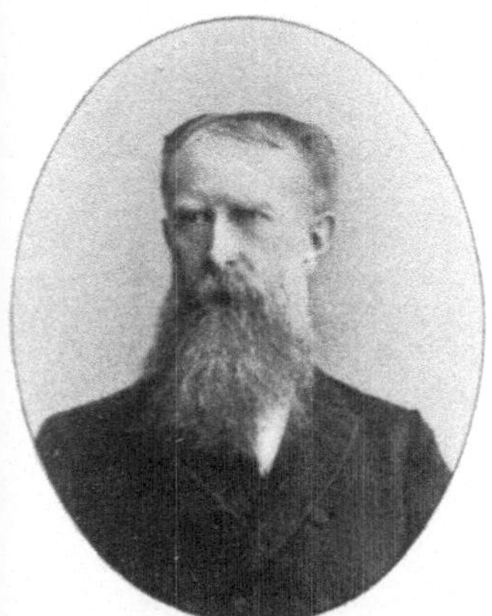

Rabl-Rückhard.
(155)

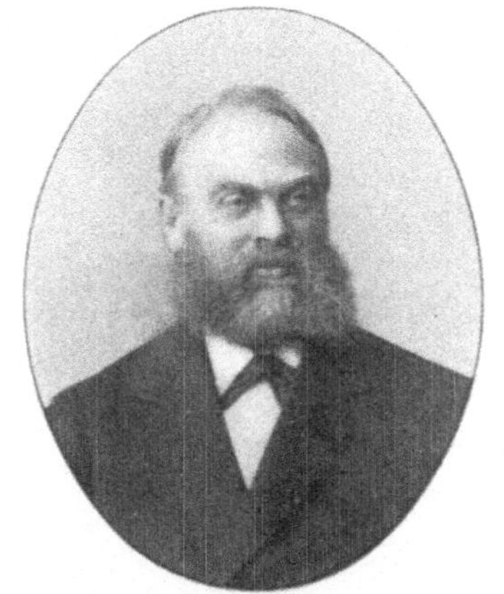

Burchardt.
(156)

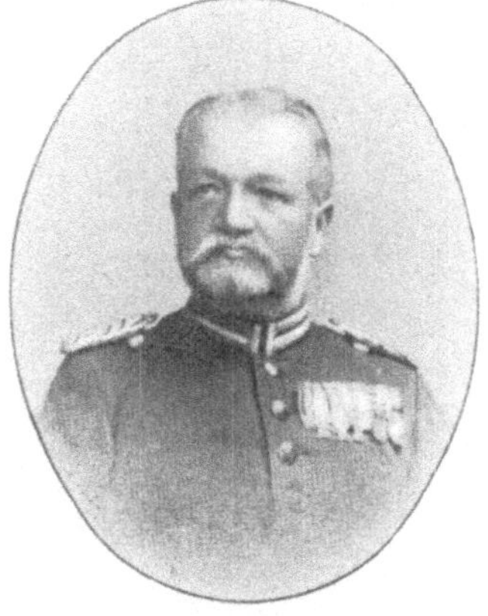

Boehr III.
(158)

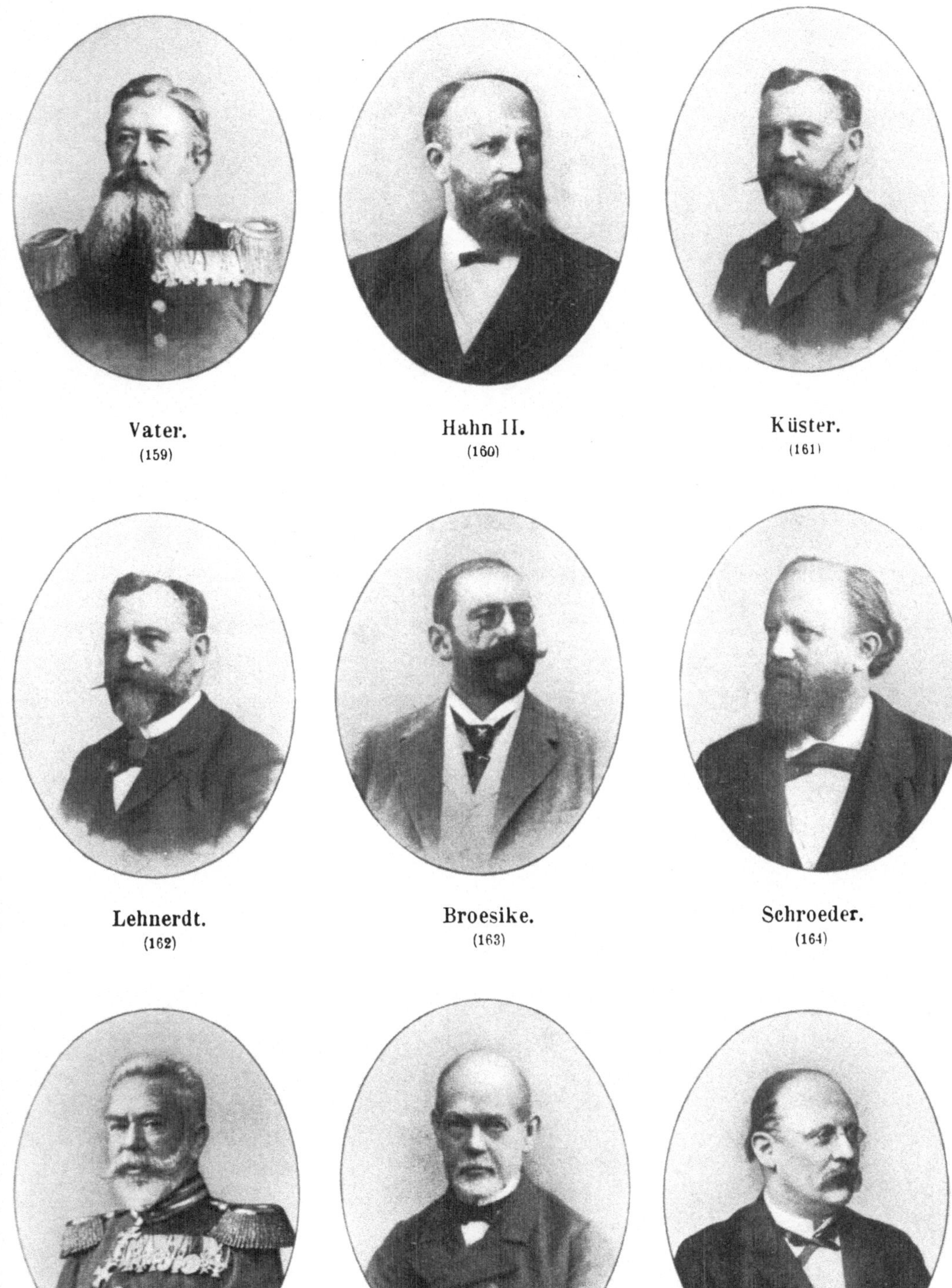

Vater.
(159)
Hahn II.
(160)
Küster.
(161)

Vater.
(159)

Hahn II.
(160)

Küster.
(161)

Lehnerdt.
(162)

Broesike.
(163)

Schroeder.
(164)

von Strube.
(165)

Vogel.
(166)

Gusserow.
(167)

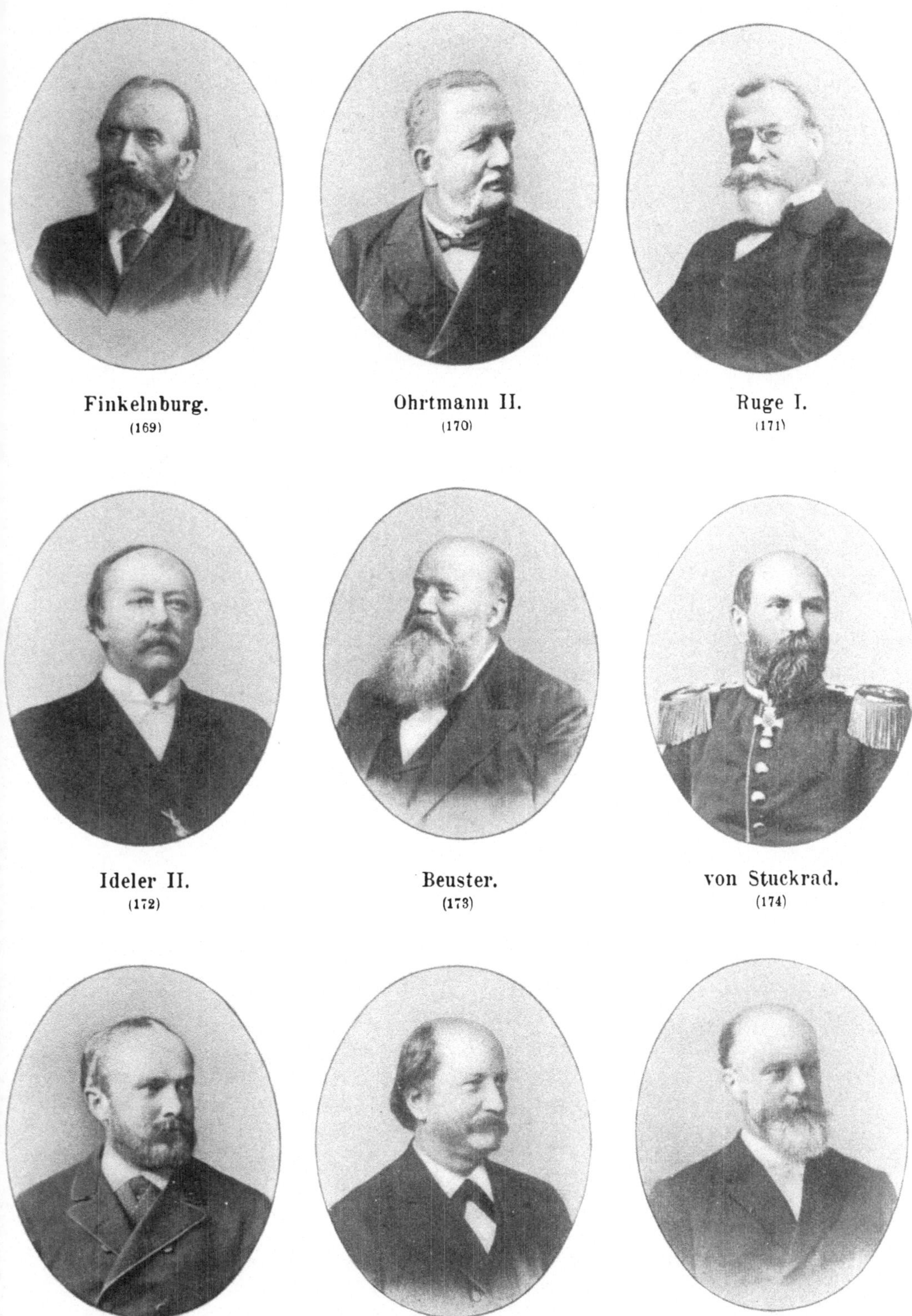

Finkelnburg.
(169)
Ohrtmann II.
(170)
Ruge I.
(171)
Ideler II.
(172)
Beuster.
(173)
von Stuckrad.
(174)
Goltdammer.
(175)
Volborth.
(176)
Loehlein.
(177)

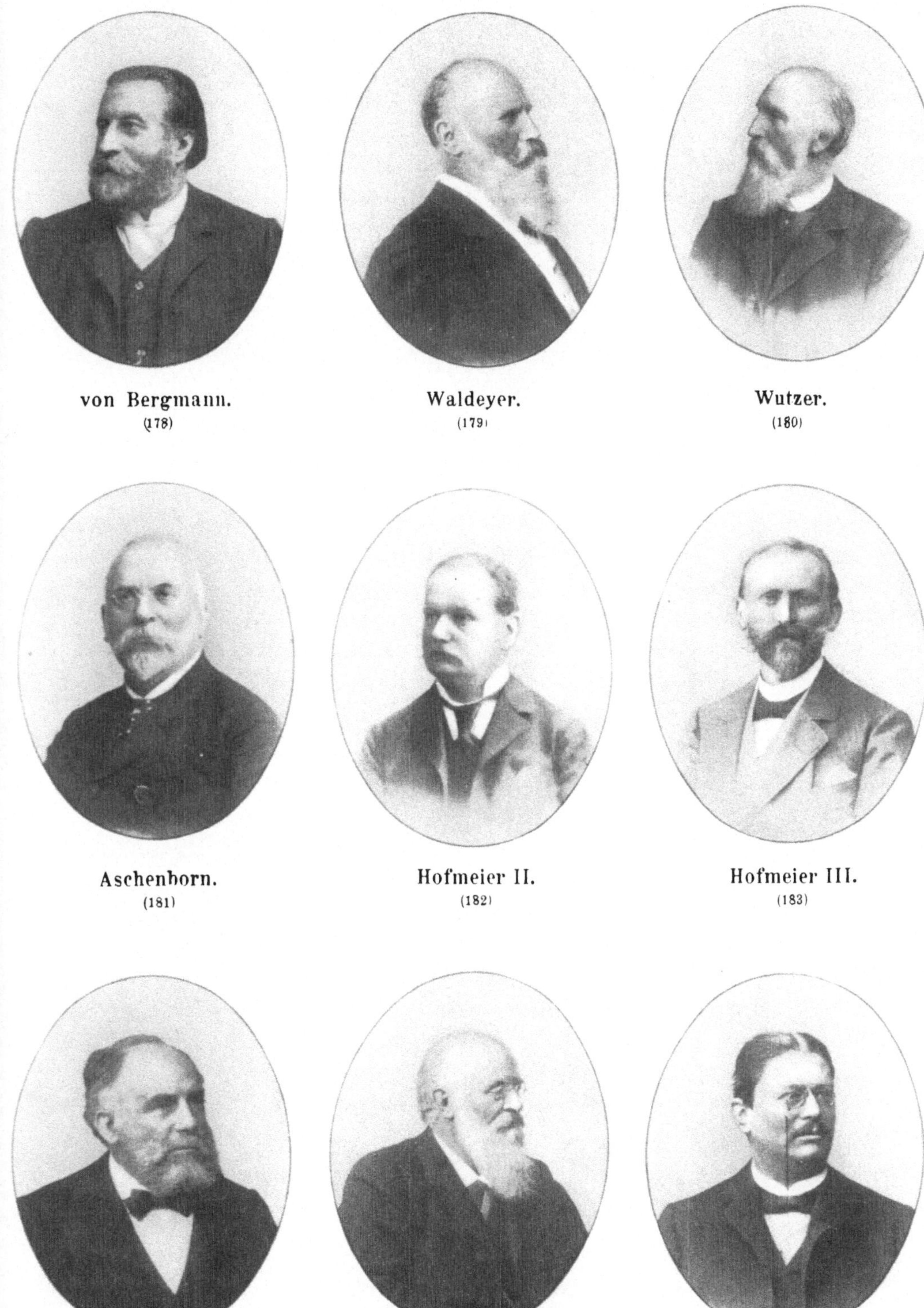

von Bergmann.
(178)
Waldeyer.
(179)
Wutzer.
(180)
Aschenborn.
(181)
Hofmeier II.
(182)
Hofmeier III.
(183)
Pistor.
(184)
Lucae.
(185)
Pelkmann II.
(186)

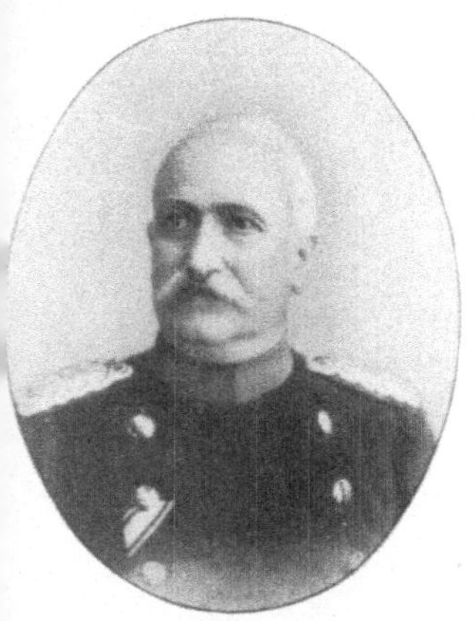

Krocker.
(187)

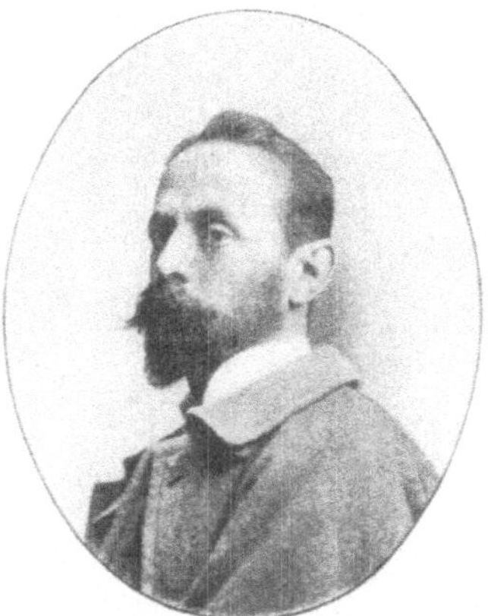

Virchow.
(188)

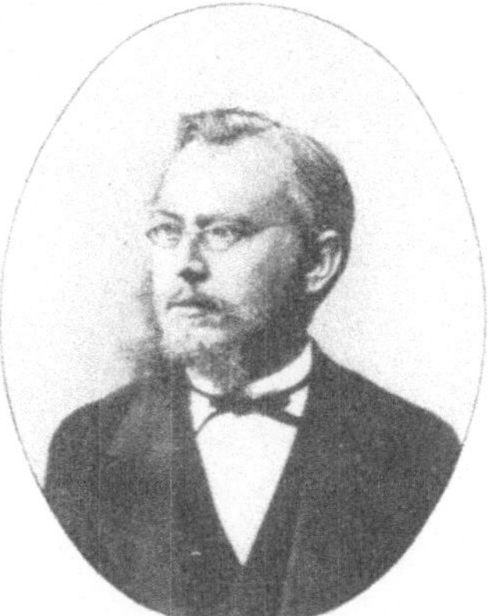

Jensen.
(189)

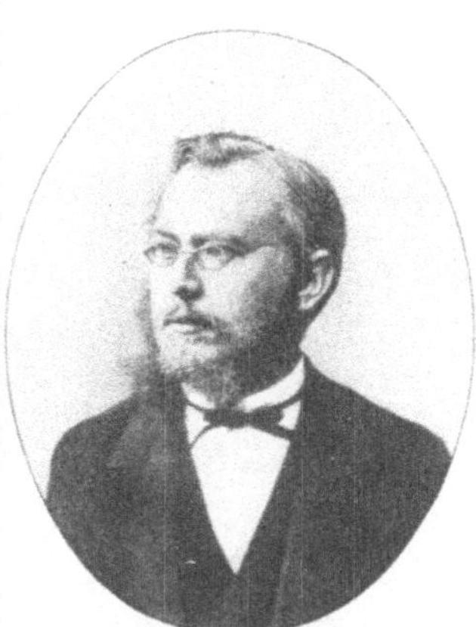

Bokelmann.
(190)

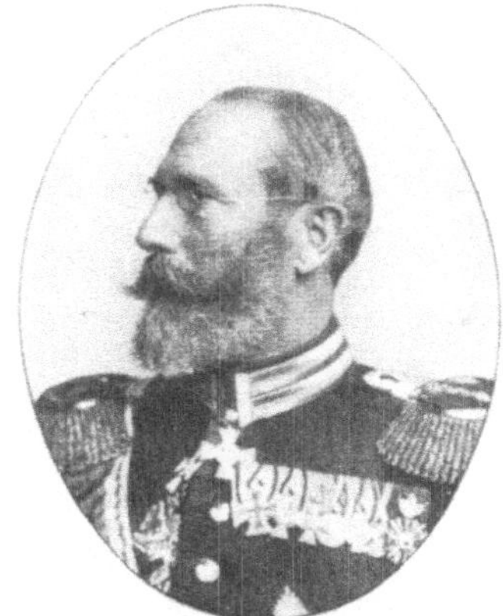

von Coler.
(191)

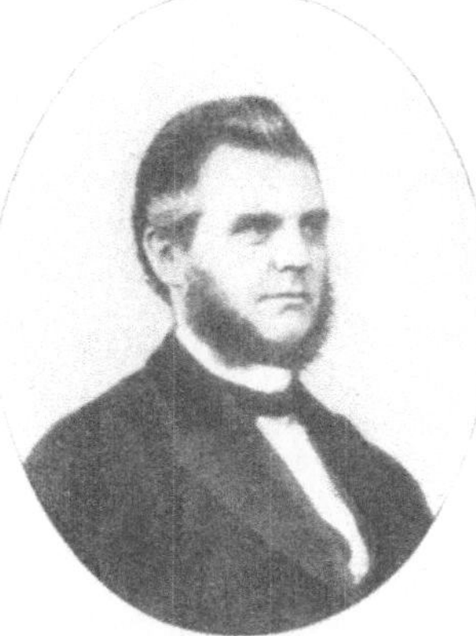

Mayer II.
(192)

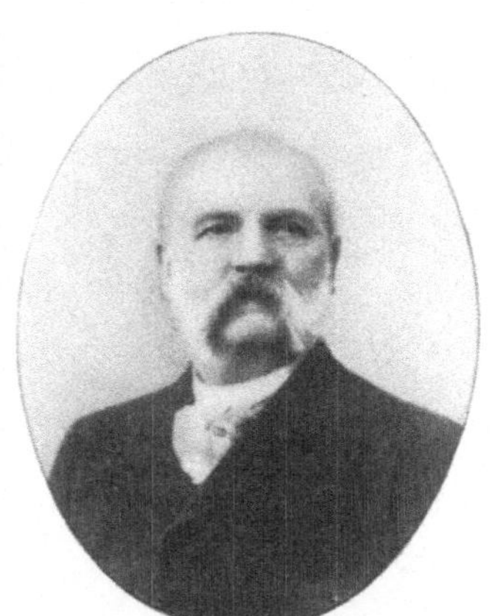

Hirschfeld.
(193)

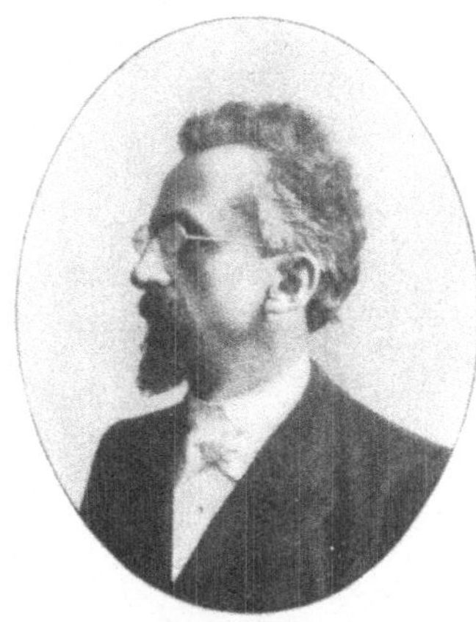

Fürbringer.
(194)

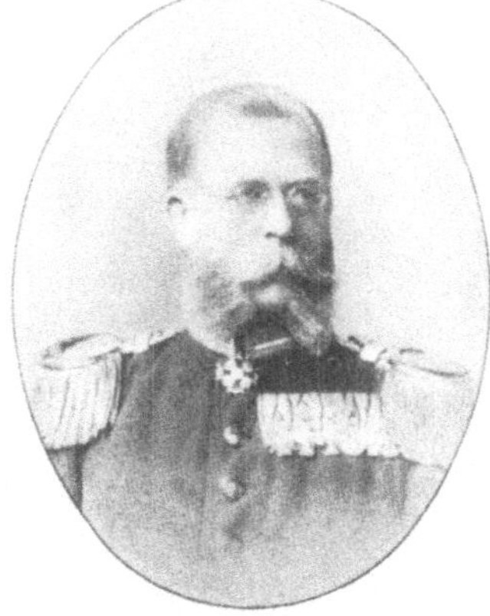

Schrader.
(195)

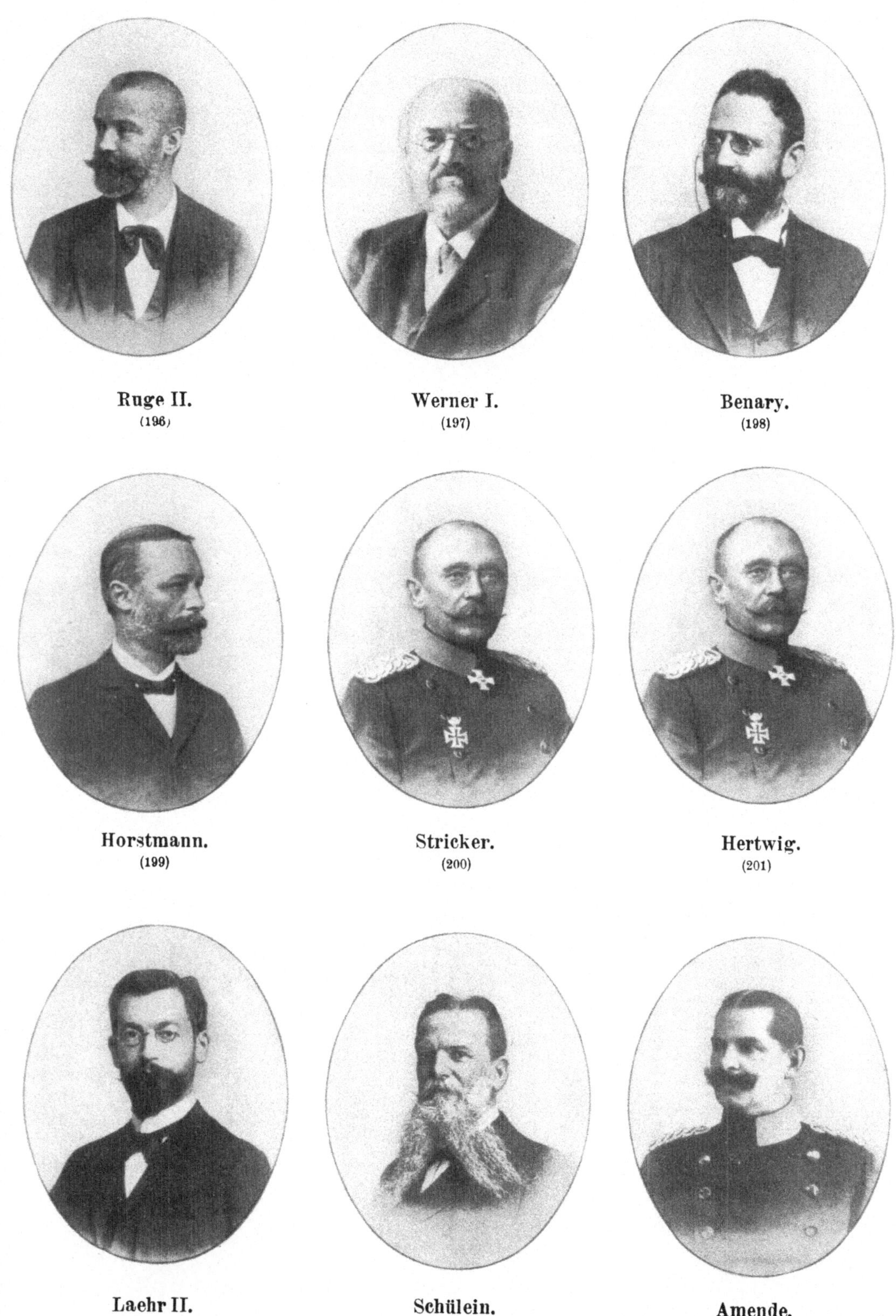

Ruge II.
(196)

Werner I.
(197)

Benary.
(198)

Horstmann.
(199)

Stricker.
(200)

Hertwig.
(201)

Laehr II.
(202)

Schülein.
(203)

Amende.
(204)

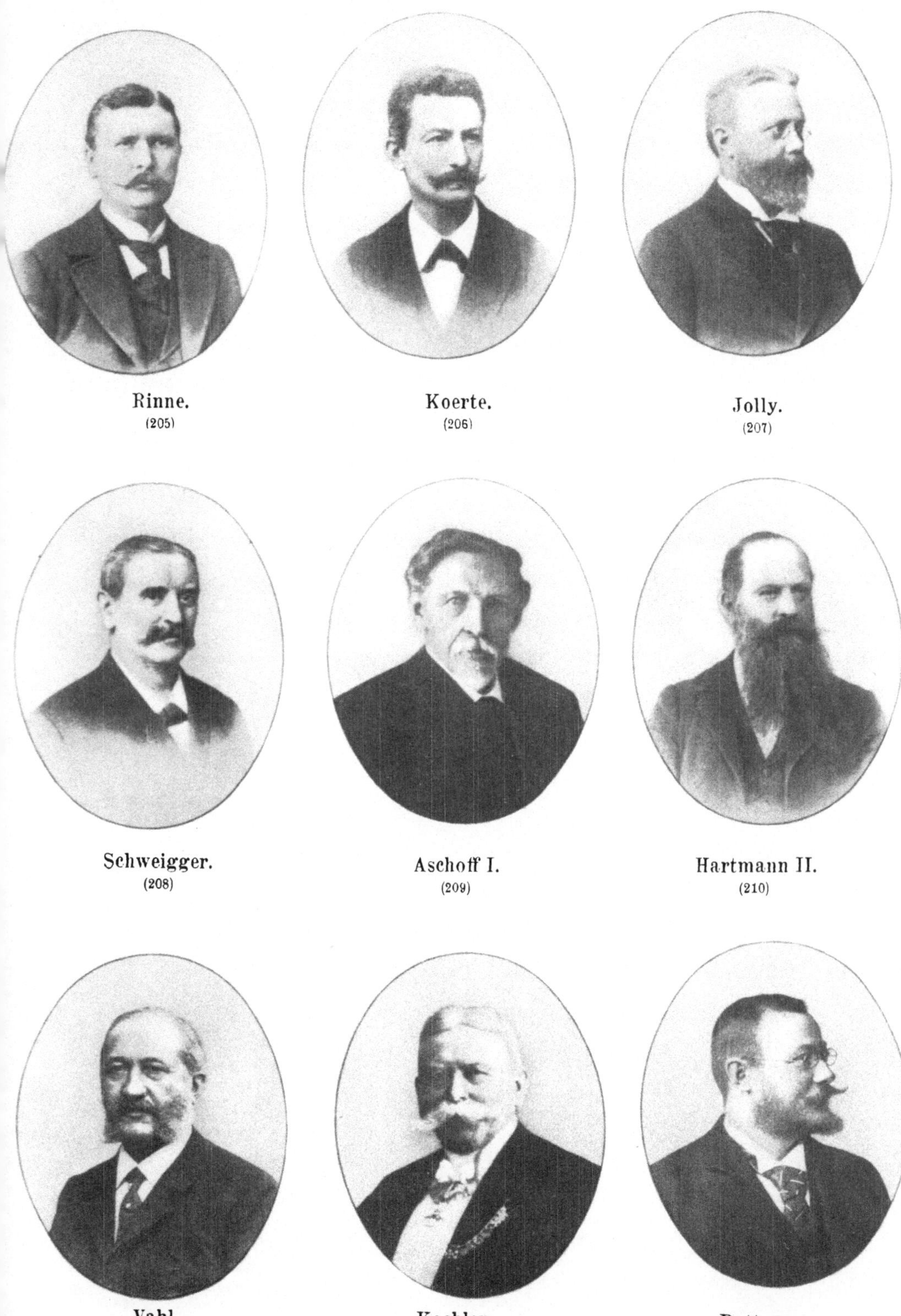

Rinne.
(205)
Koerte.
(206)
Jolly.
(207)
Schweigger.
(208)
Aschoff I.
(209)
Hartmann II.
(210)
Vahl.
(211)
Koehler.
(212)
Rotter.
(213)

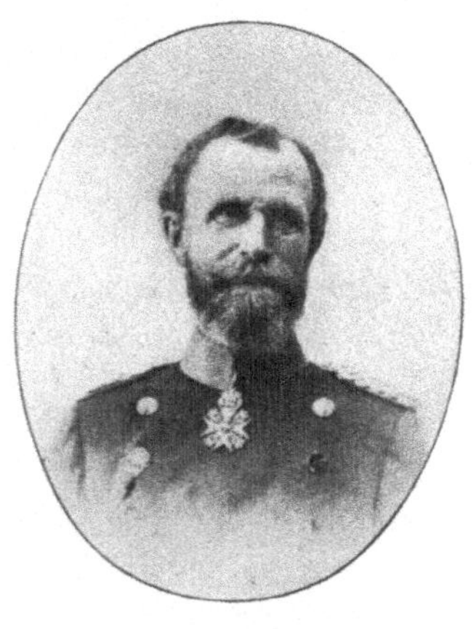

Schaper.
(214)

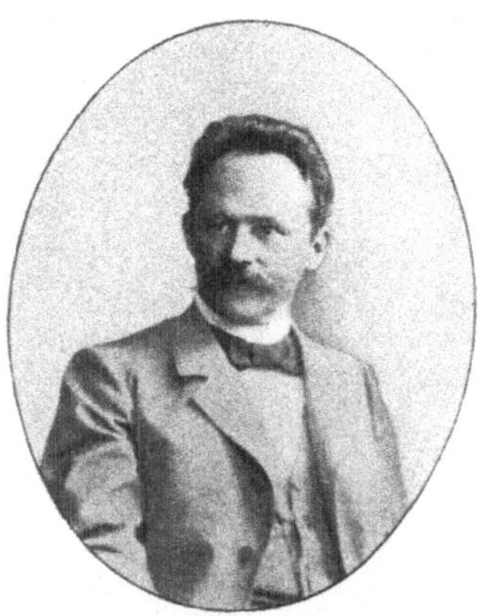

Kroenig.
(215)

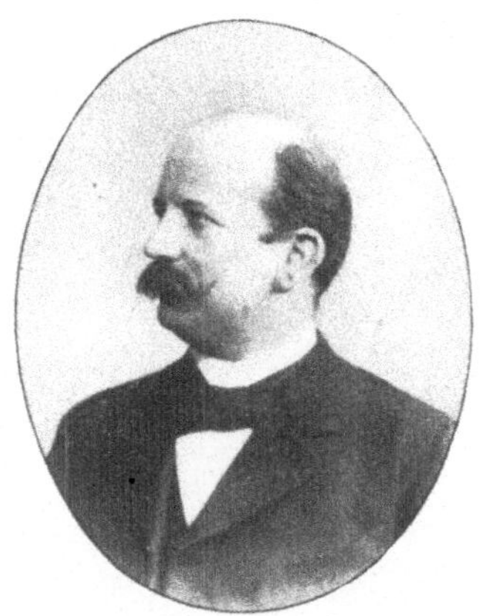

von Steinau-Steinrück III.
(216)

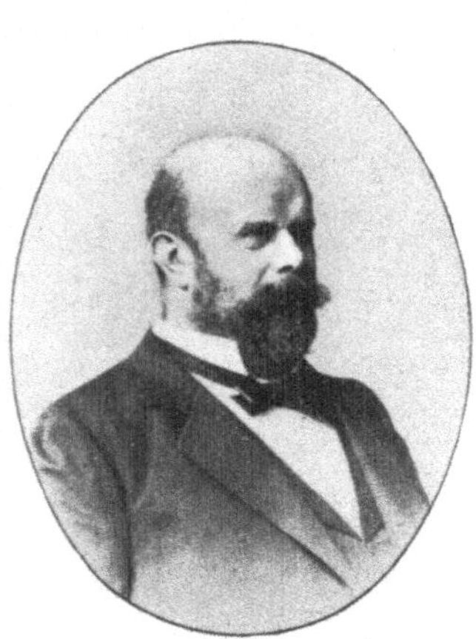

Martin.
(217)

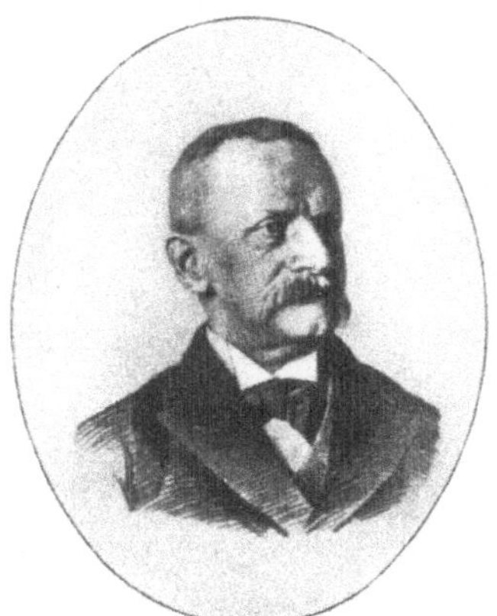

Krause II.
(218)

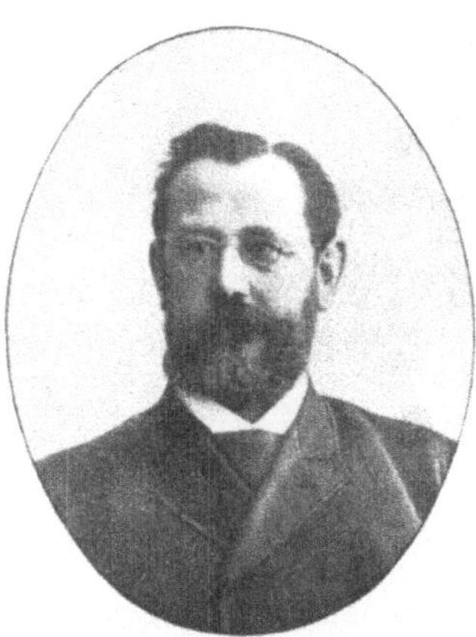

Moeli.
(219)

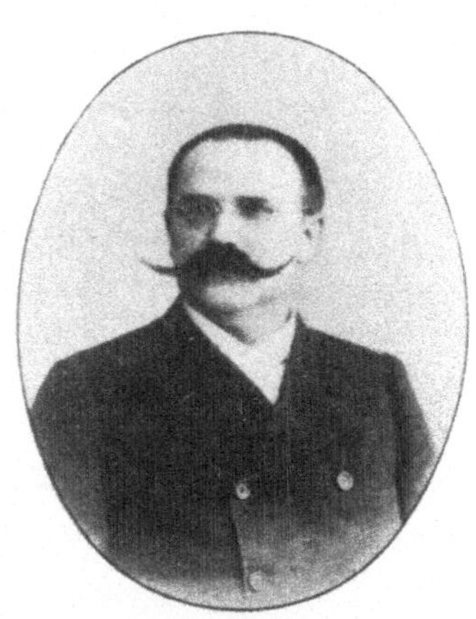

Wulffert.
(220)

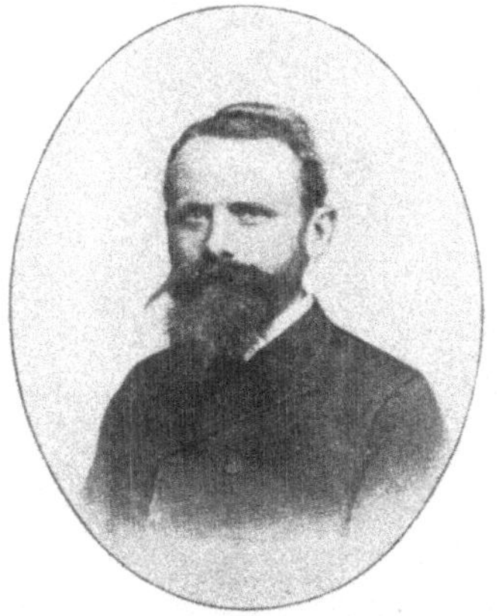

Schütte.
(221)

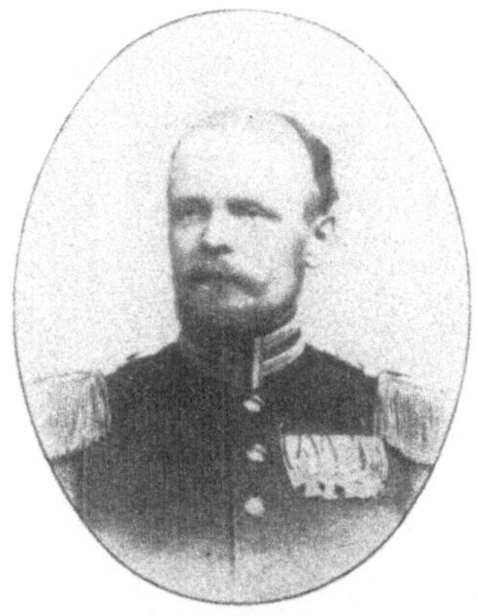

Sommerbrodt.
(222)

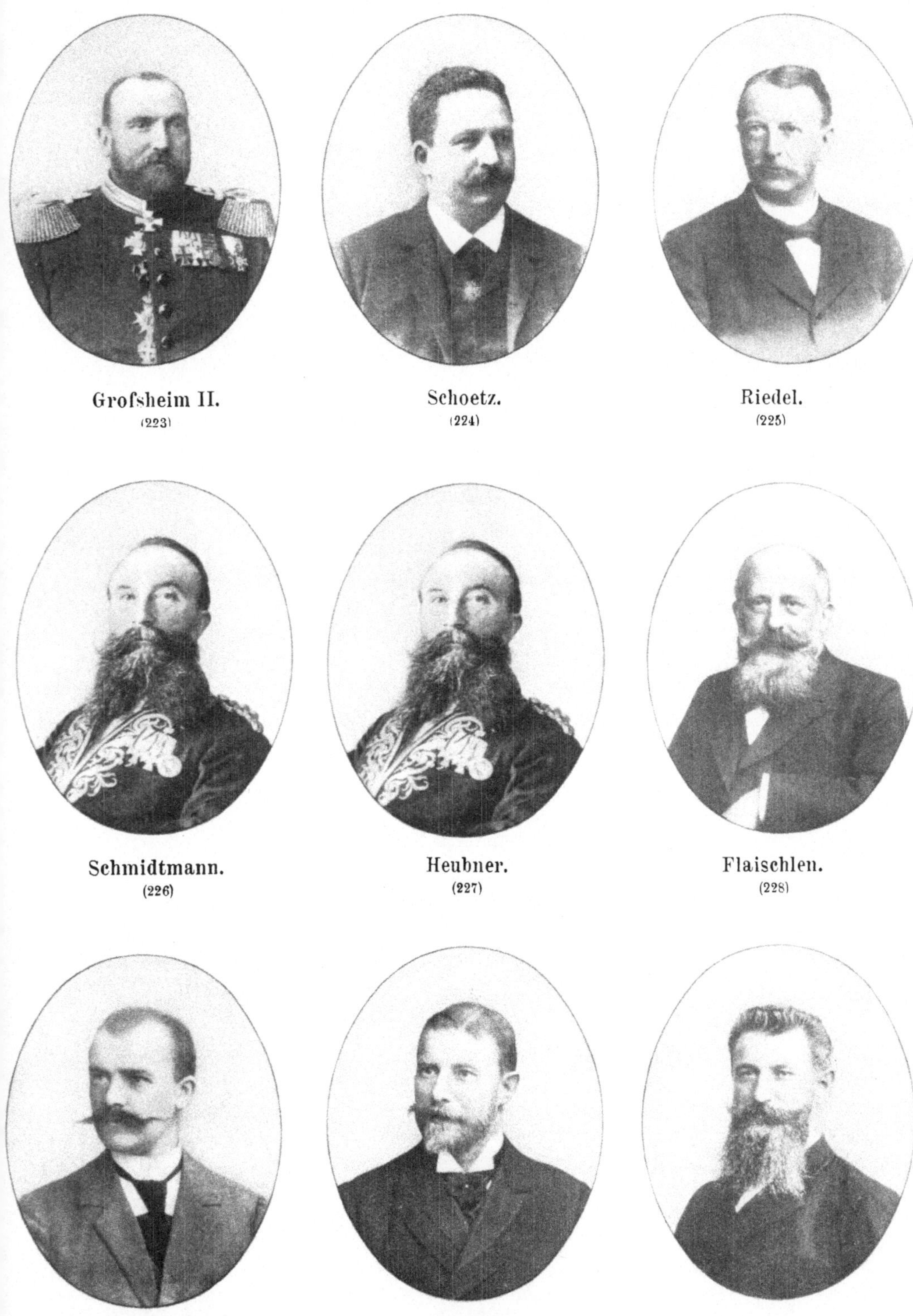

Grofsheim II.
(223)

Schoetz.
(224)

Riedel.
(225)

Schmidtmann.
(226)

Heubner.
(227)

Flaischlen.
(228)

Tilmann.
(229)

Schmieden.
(230)

von Renvers.
(231)

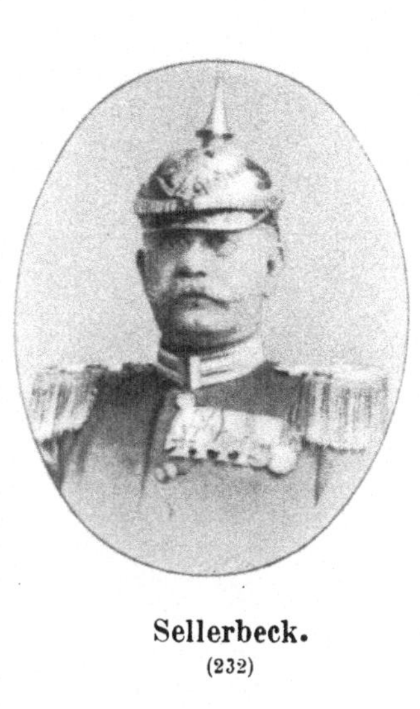

Sellerbeck.
(232)

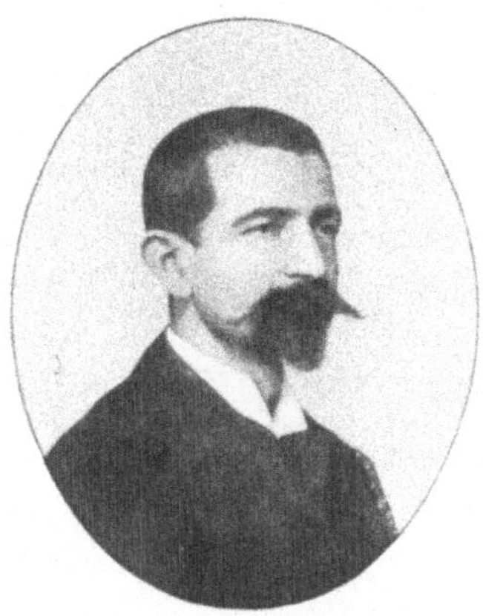

Laehr III.
(233)

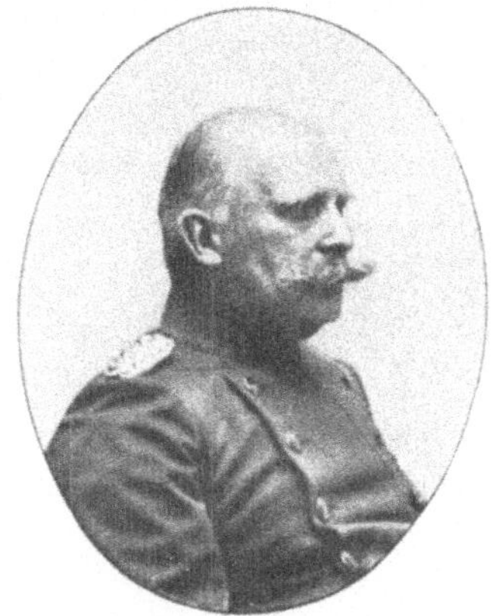

Salzwedel.
(234)

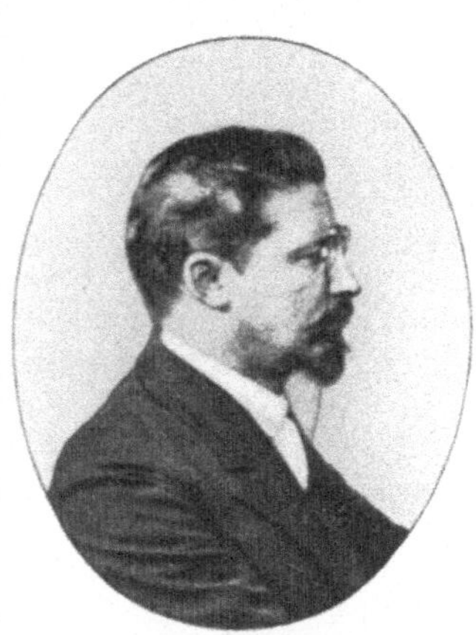

Aschoff II.
(235)

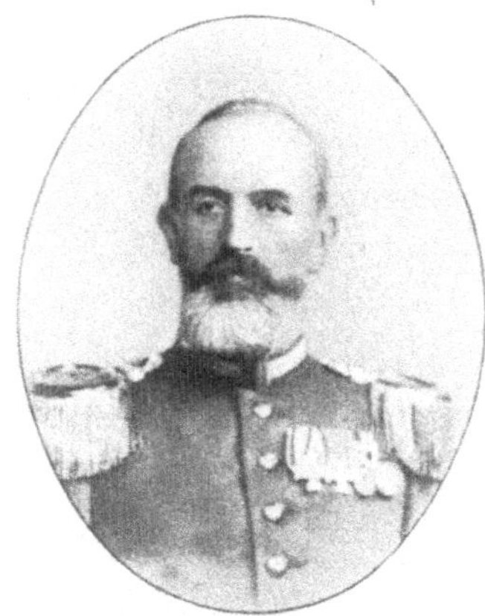

Riebel.
(236)

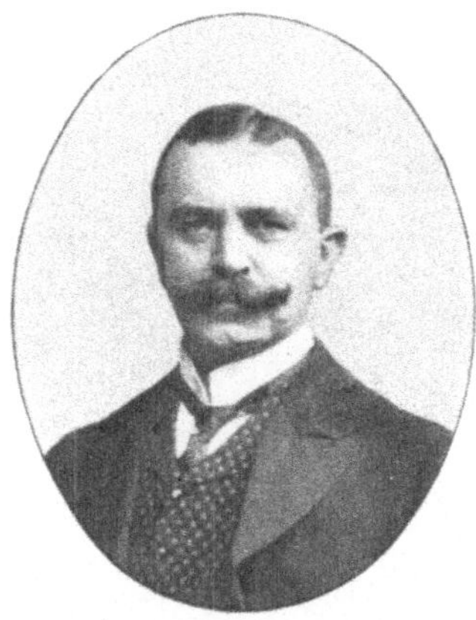

Puppe.
(237)

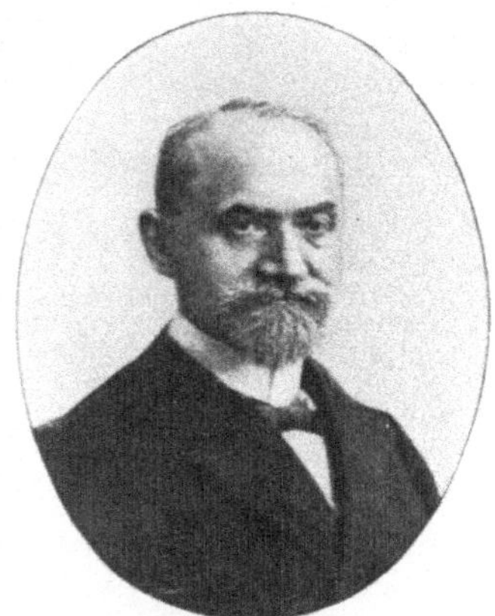

Kirchner.
(238)

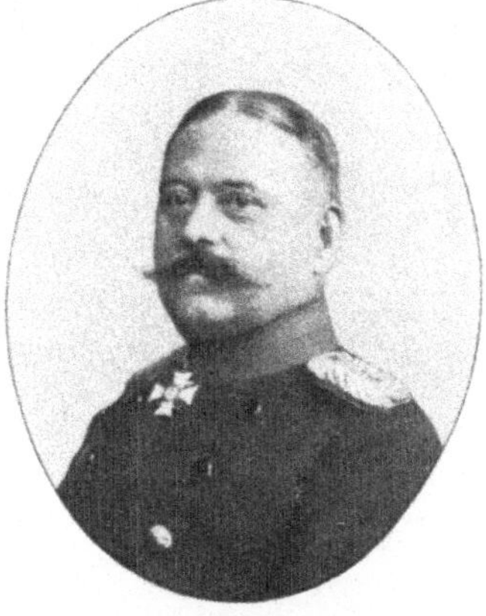

von Schjerning.
(239)

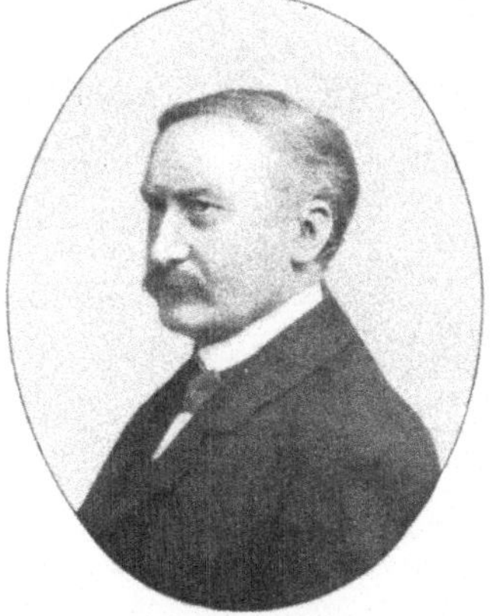

Stadelmann.
(240)

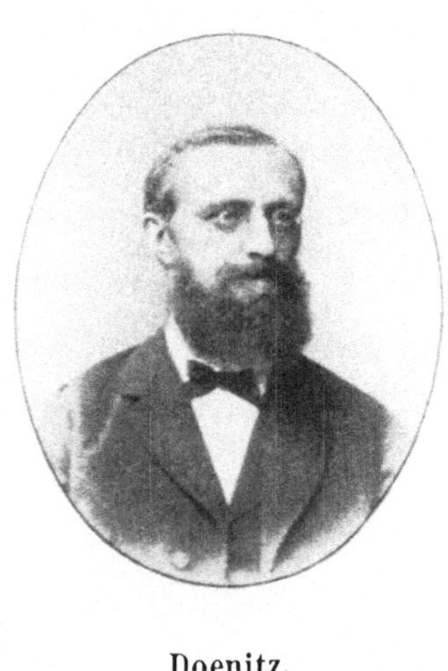

Doenitz.
(241)

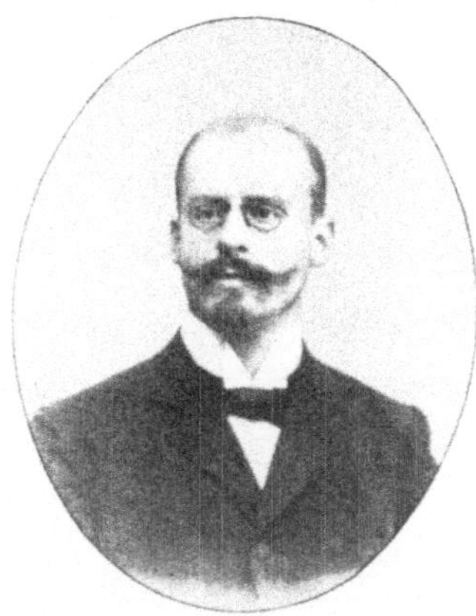

Zinn.
(242)

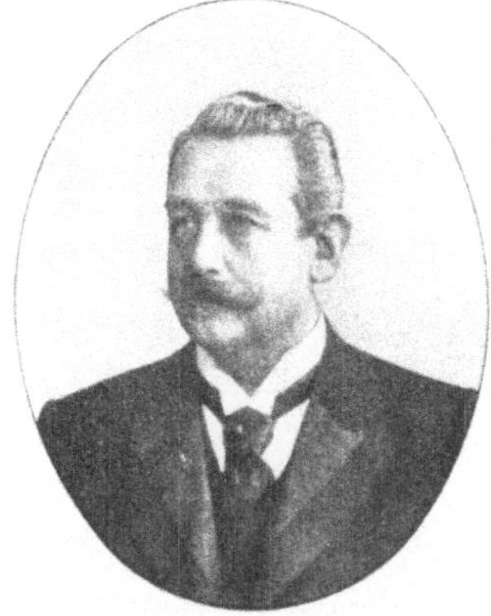

von Michel.
(243)

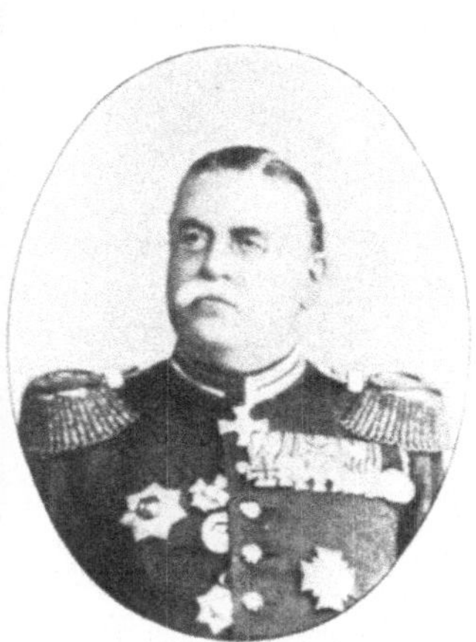

Grasnick.
(244)

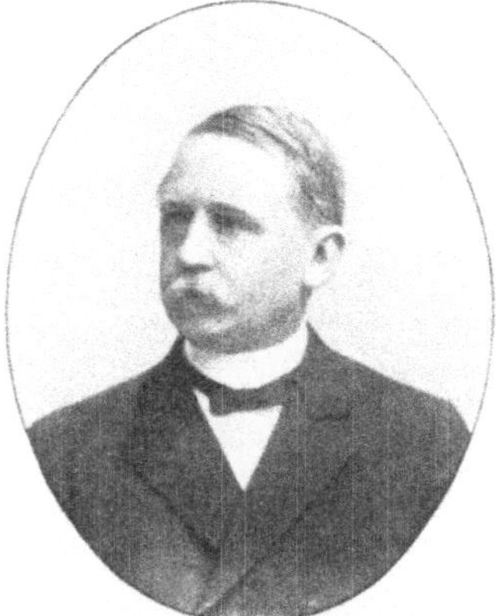

Kortum.
(245)

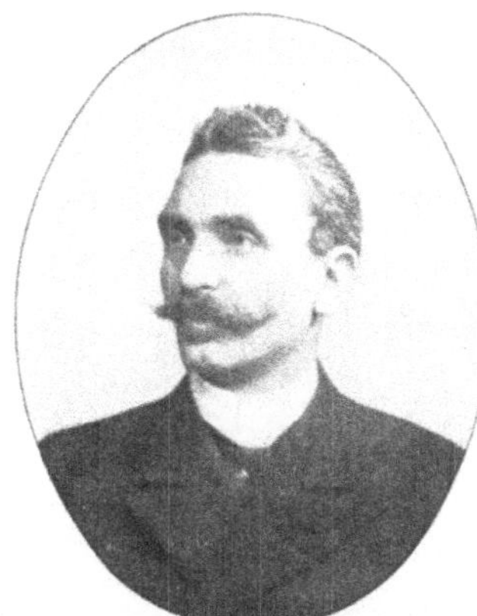

Keller.
(246)

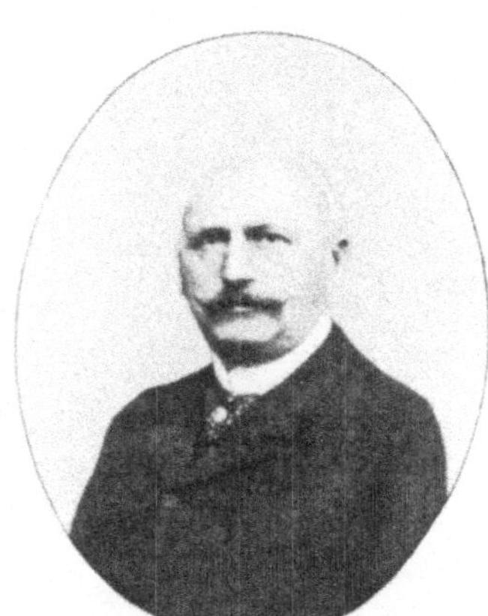

Borchert.
(247)

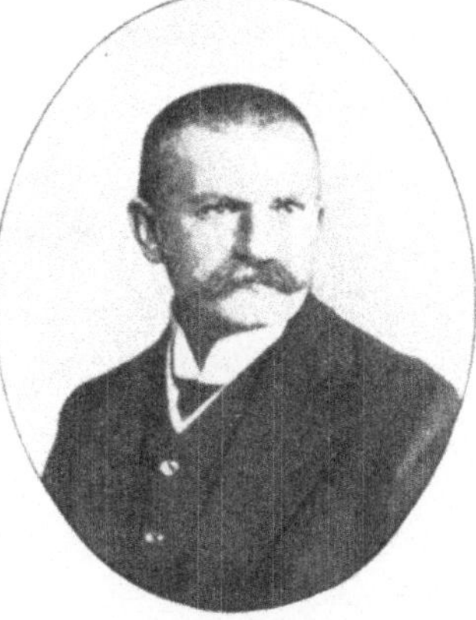

Dietrich.
(248)

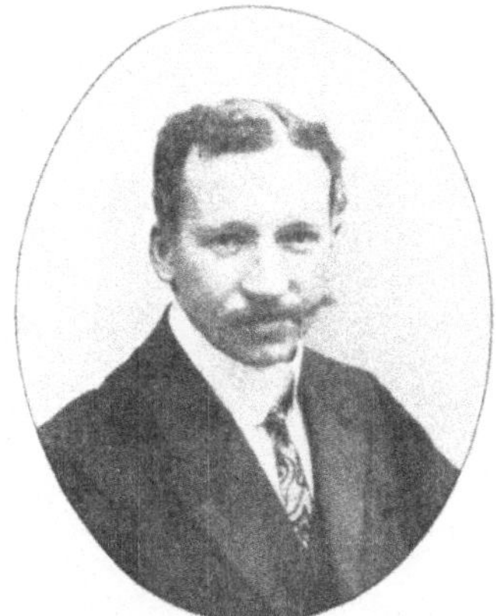

Grosse.
(249)

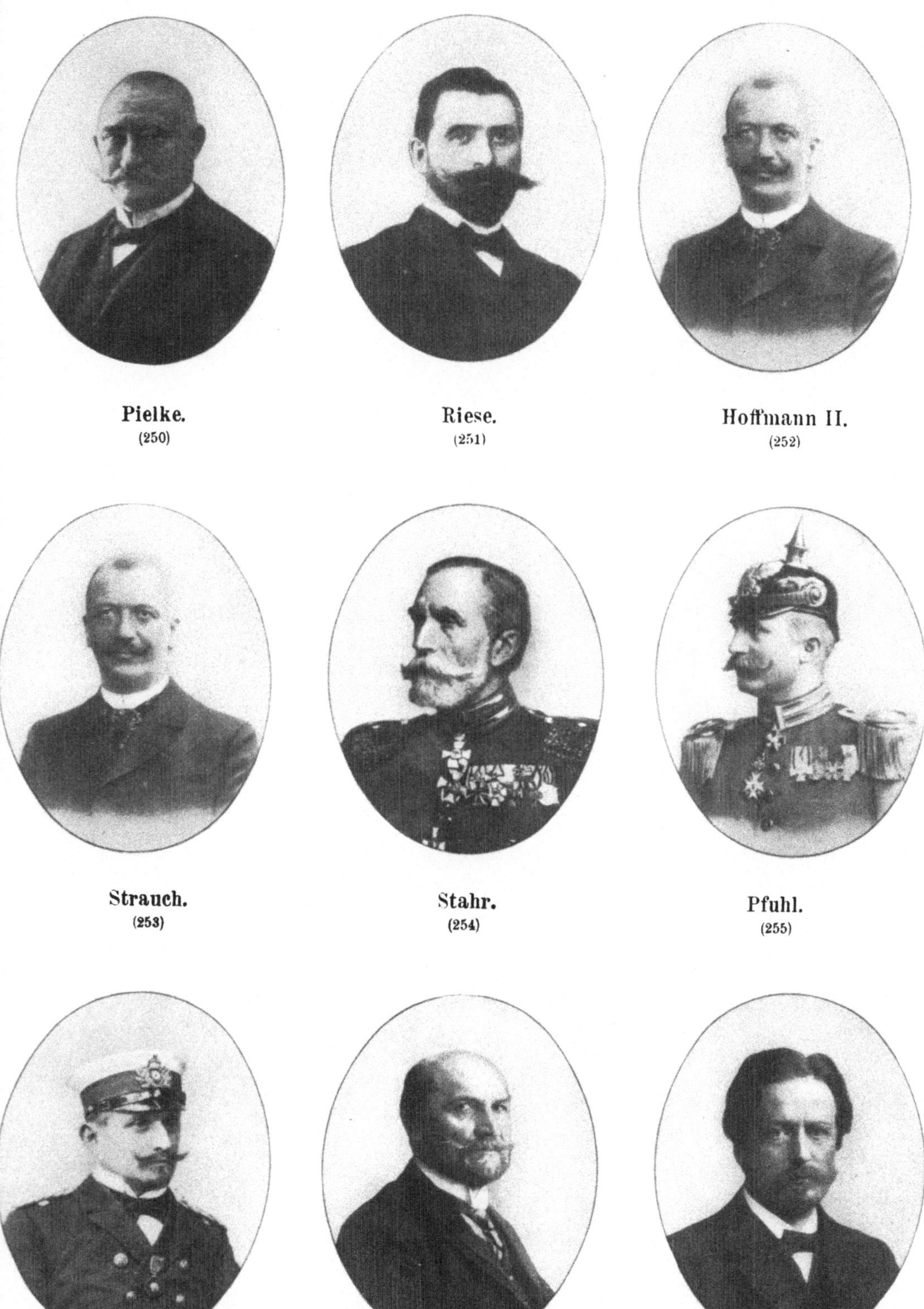

Pielke.
(250)
Riese.
(251)
Hoffmann II.
(252)
Strauch.
(253)
Stahr.
(254)
Pfuhl.
(255)
Uthemann.
(256)
Roth II.
(257)
Ziehen.
(258)

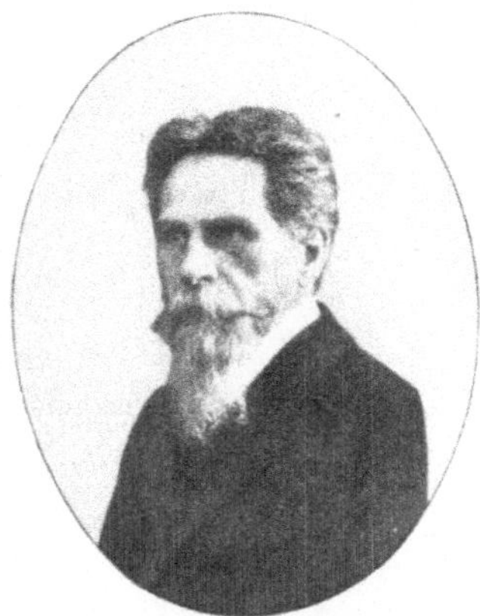

Rubner.
(259)

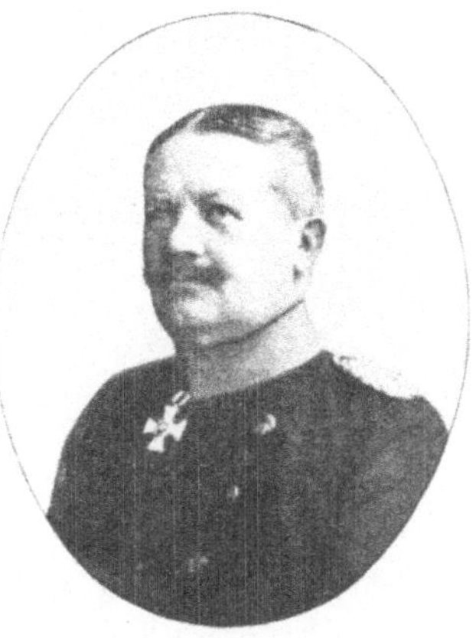

Scheibe.
(260)

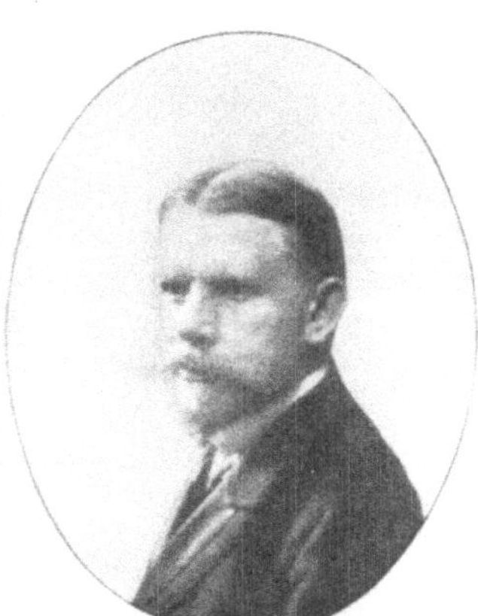

Martens.
(261)

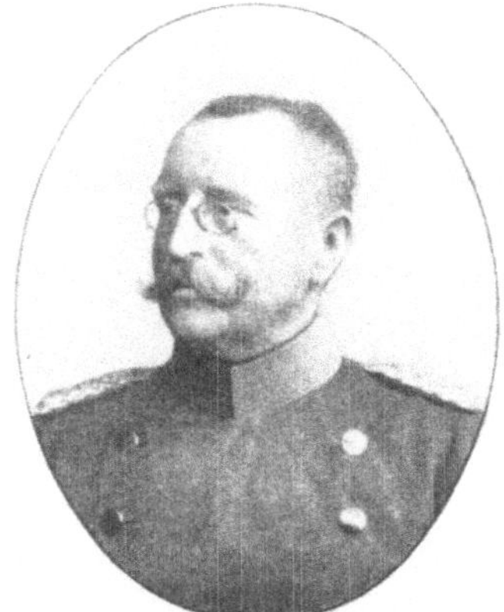

Landgraf.
(262)

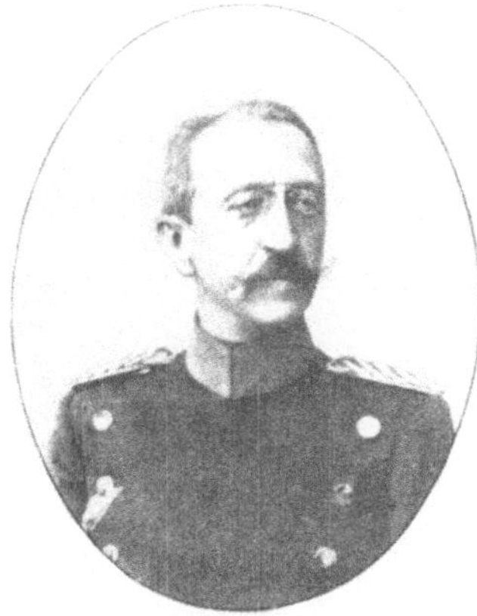

Schuster.
(263)

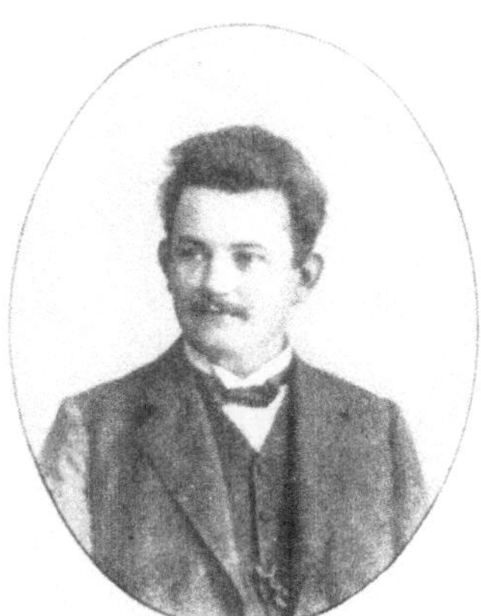

Bartels IV.
(264)

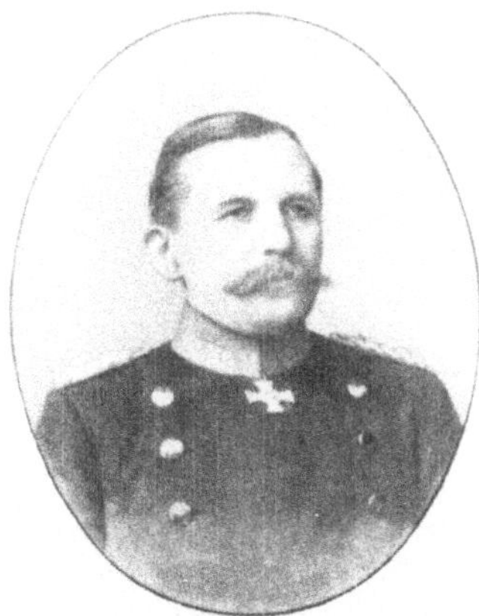

Werner II.
(265)

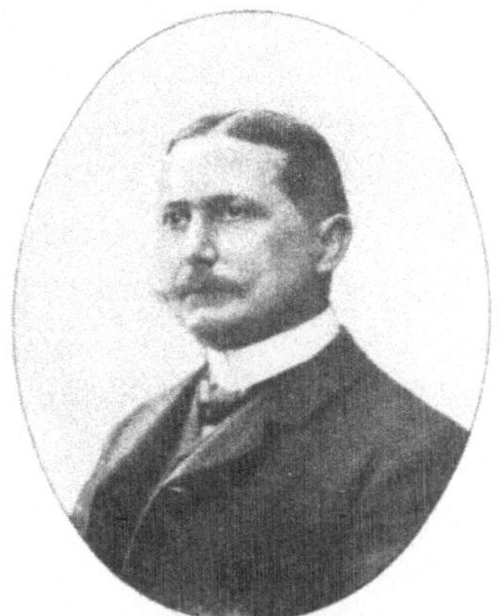

Burghart.
(266)

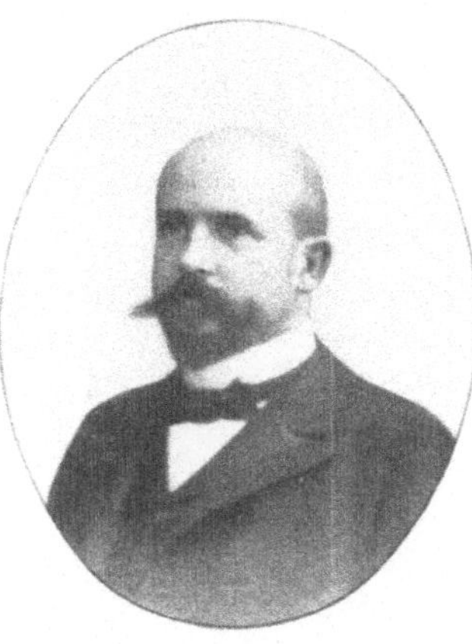

Abel.
(267)

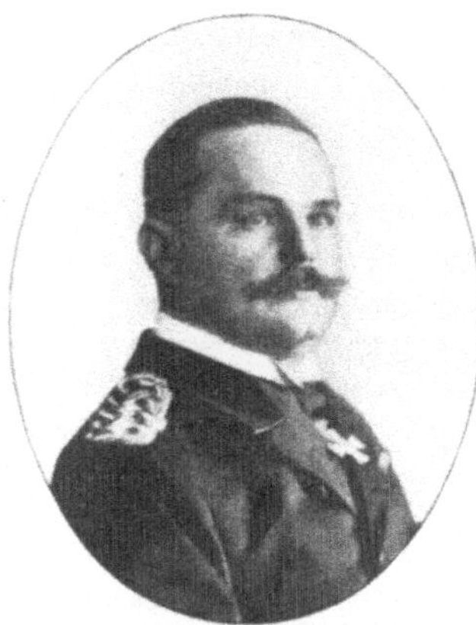

Schmidt III.
(268)

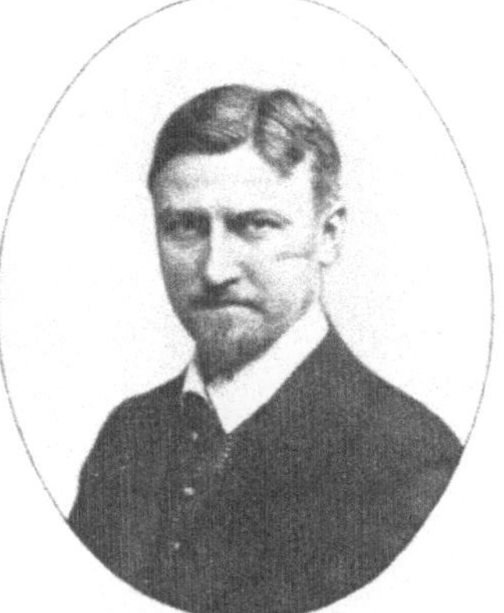

Brandenburg.
(269)

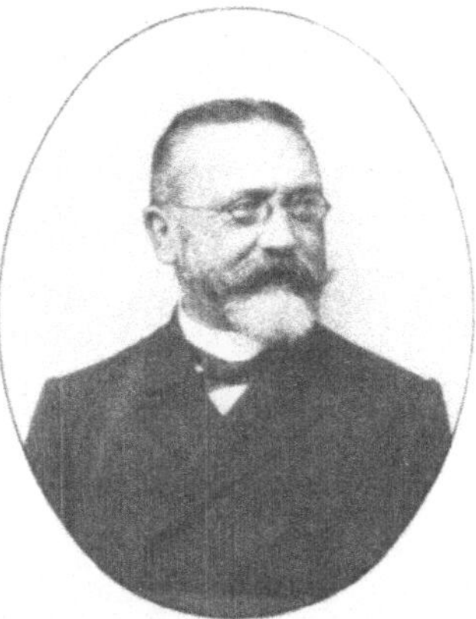

Gaffky.
(270)

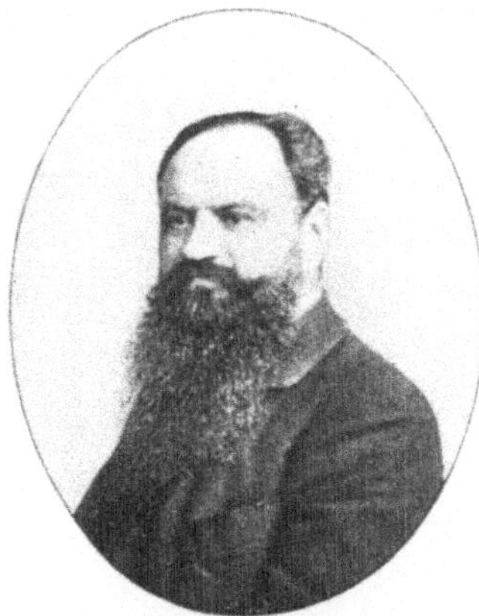

Schwechten.
(271)

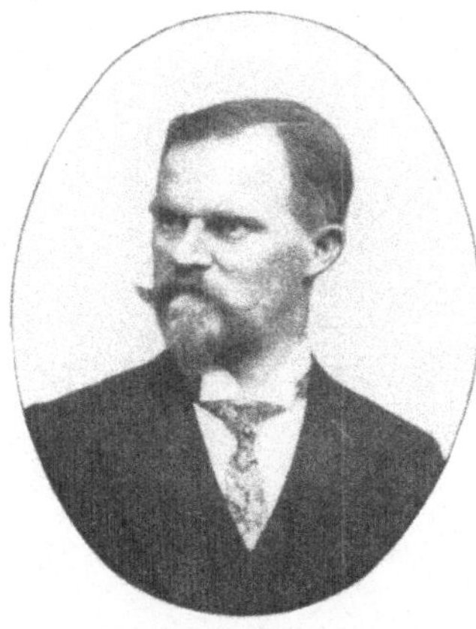

Mommsen.
(272)

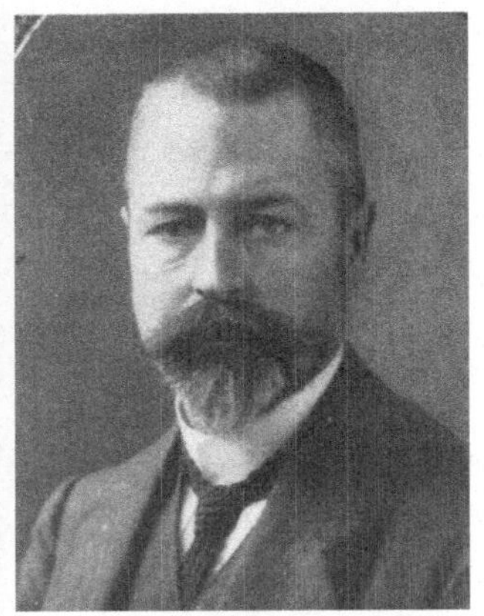

Seydel.
(273)

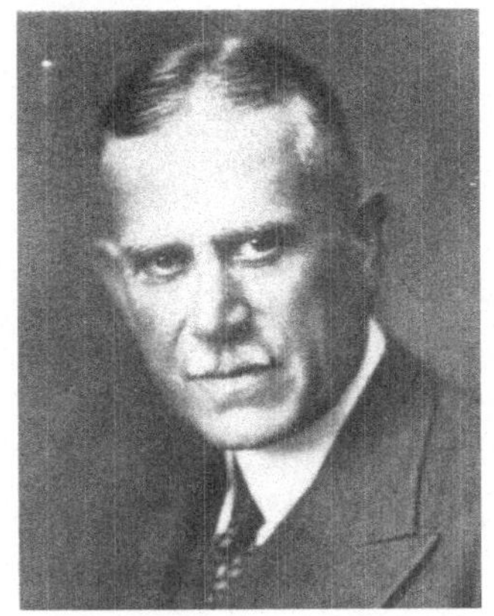

Dorendorf.
(274)

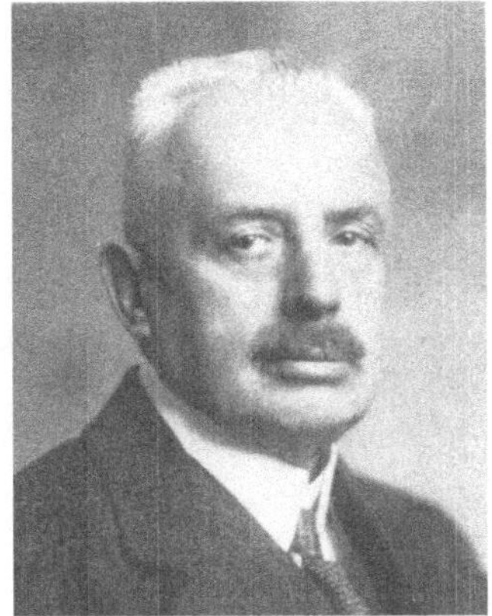

Bumm.
(275)

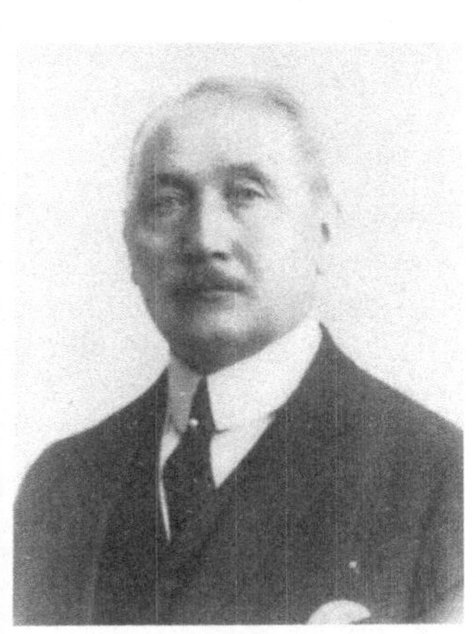

Seefisch.
(276)

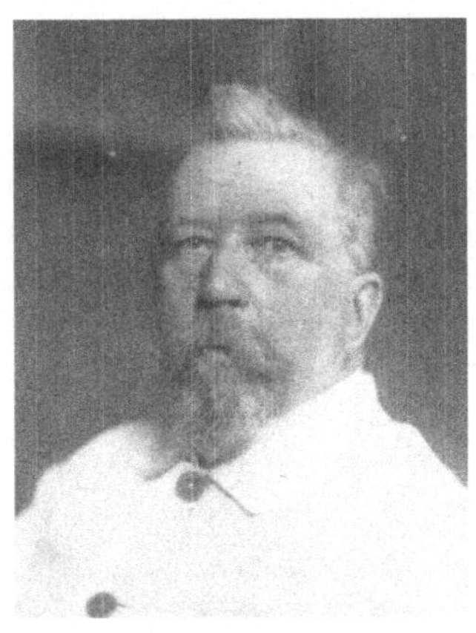

Hildebrand.
(277)

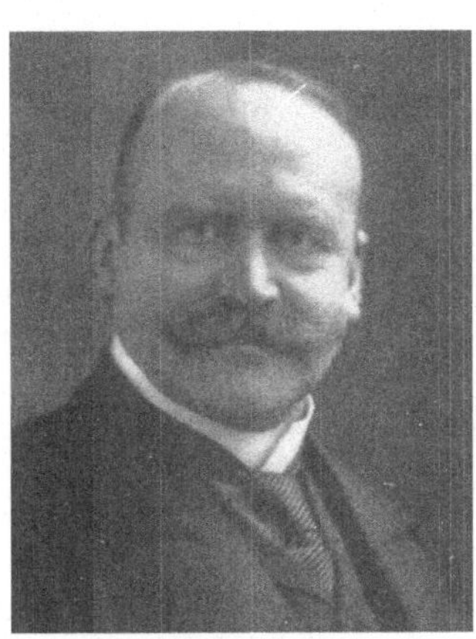

Weber.
(278)

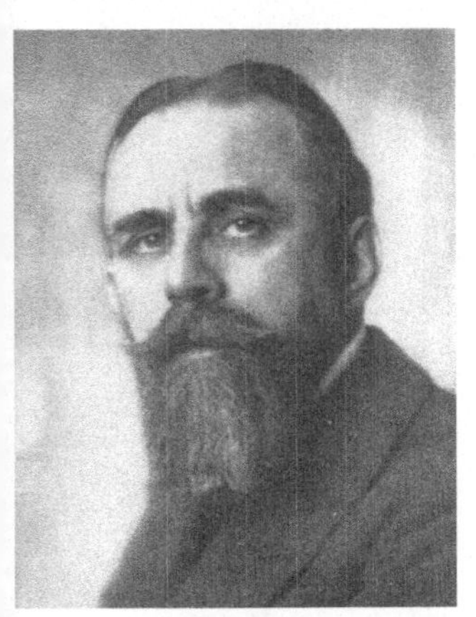

Kopsch.
(279)

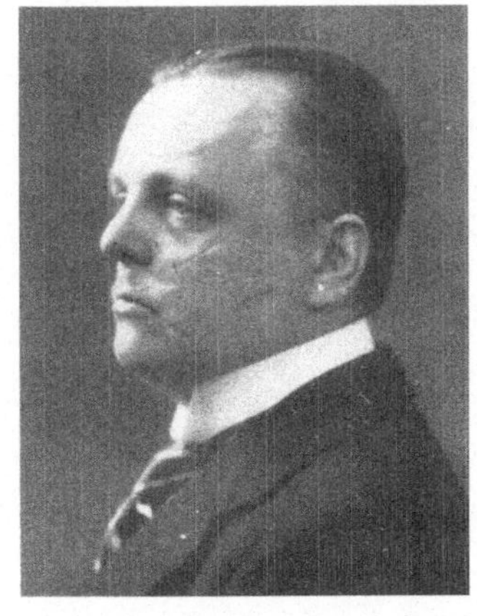

Jolly.
(280)

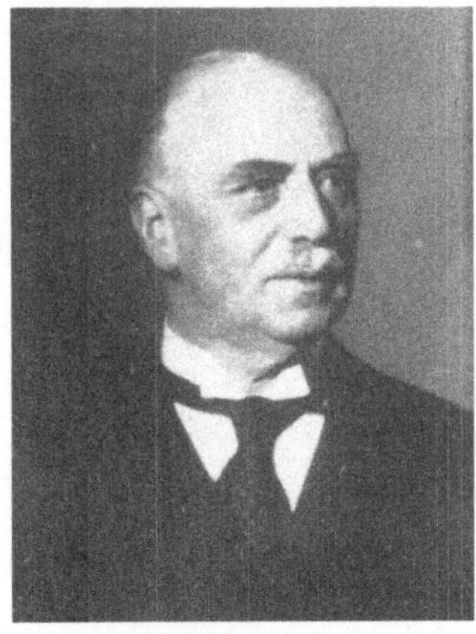

Hamann.
(281)

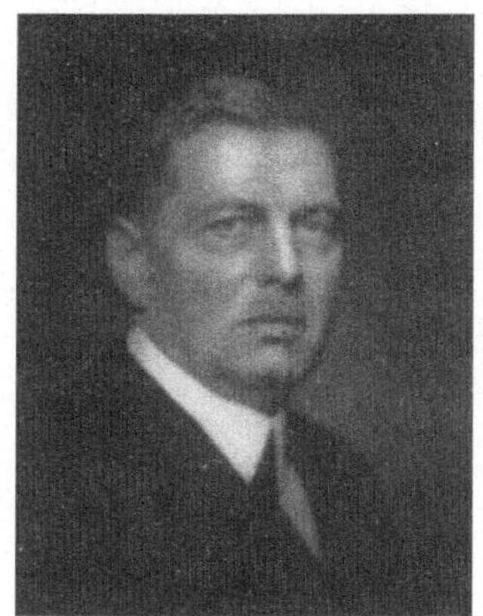

Bruhns.
(282)

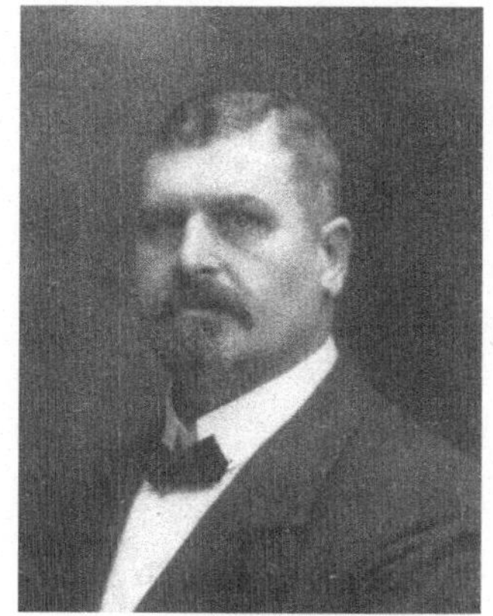

Finger.
(283)

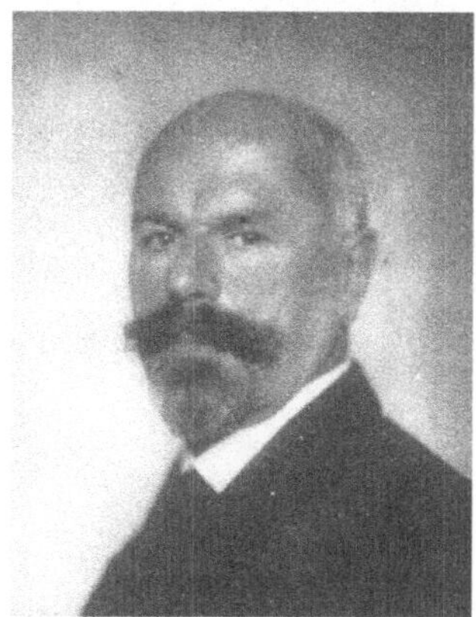

Franz.
(284)

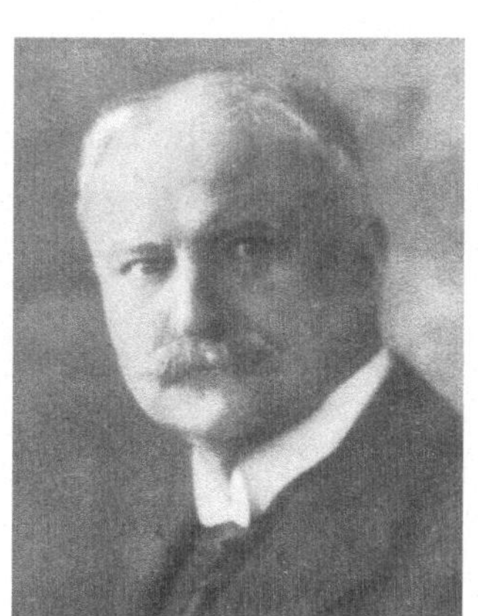

Bier.
(285)

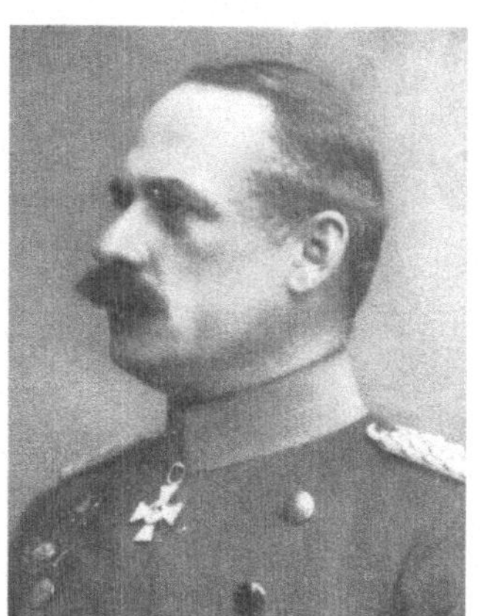

v. Ilberg.
(286)

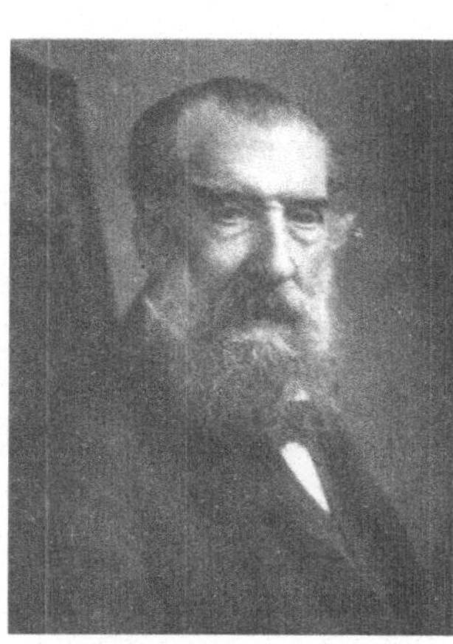

Kahl.
(287)

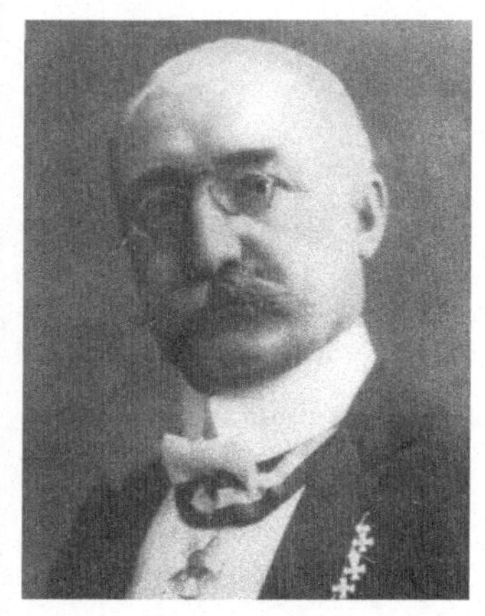

Kimmle.
(288)

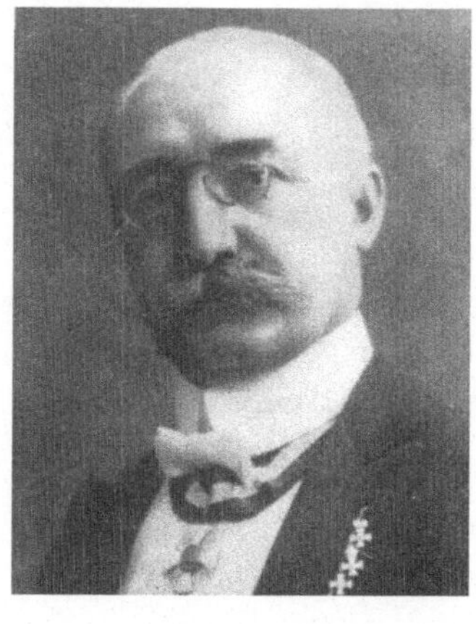

Krohne.
(289)

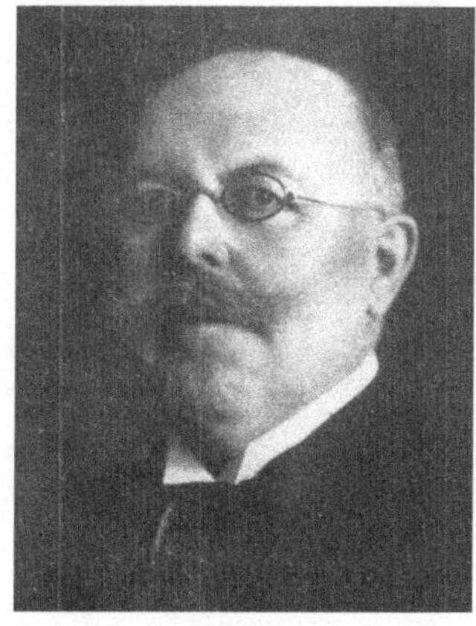

Loeffler.
(290)

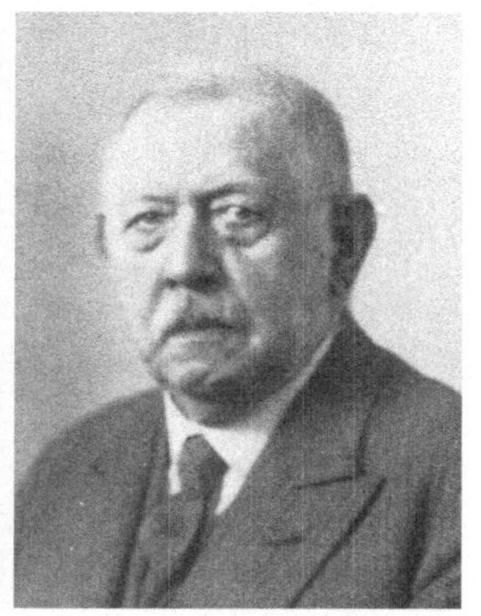

Paalzow.
(291)

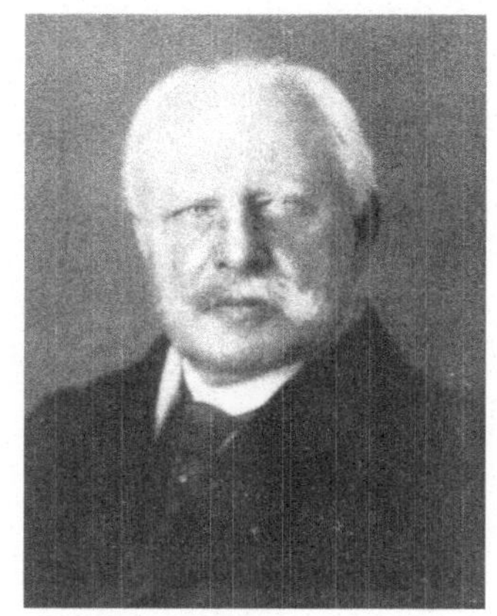

Wagner.
(292)

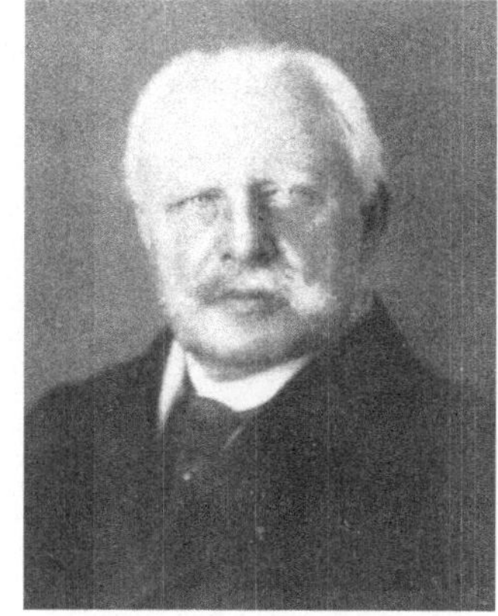

Hein.
(293)

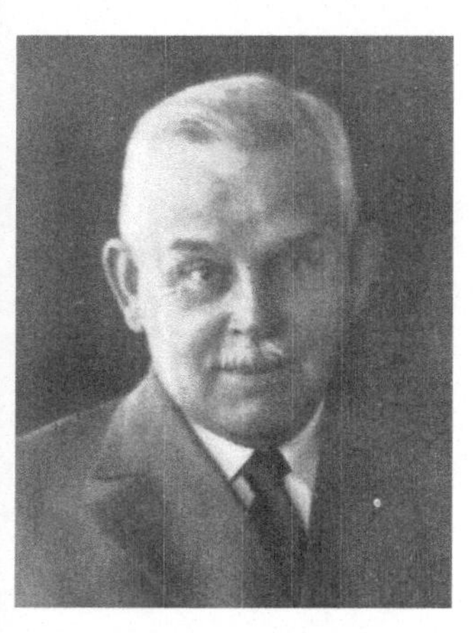

Bonhoeffer.
(294)

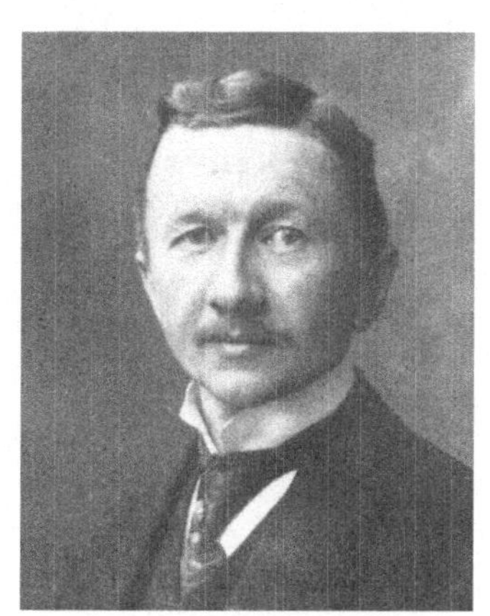

Lentz.
(295)

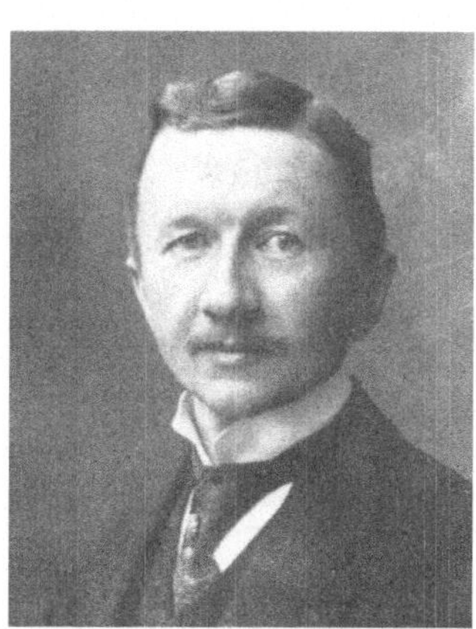

Rott.
(296)

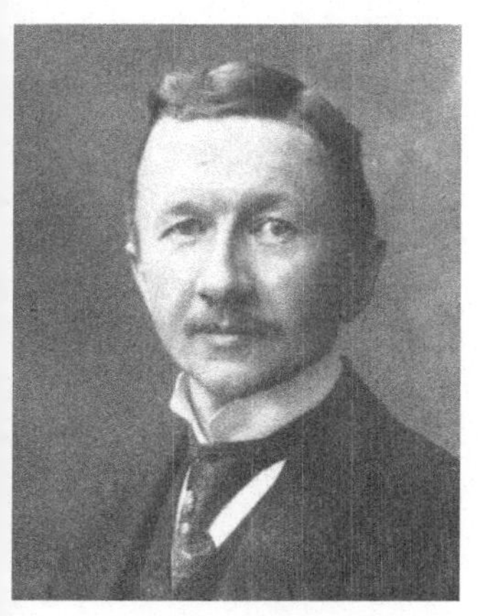

Schlegtendal.
(297)

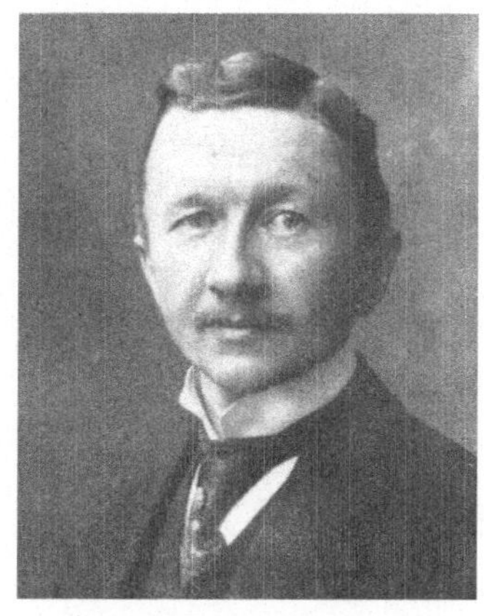

Schwiening.
(298)

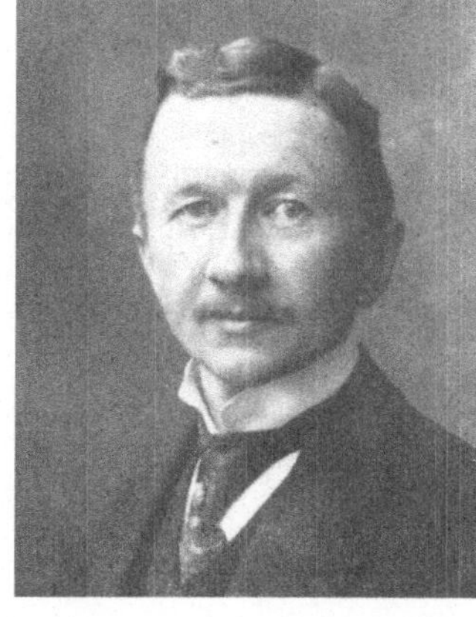

Stöter.
(299)

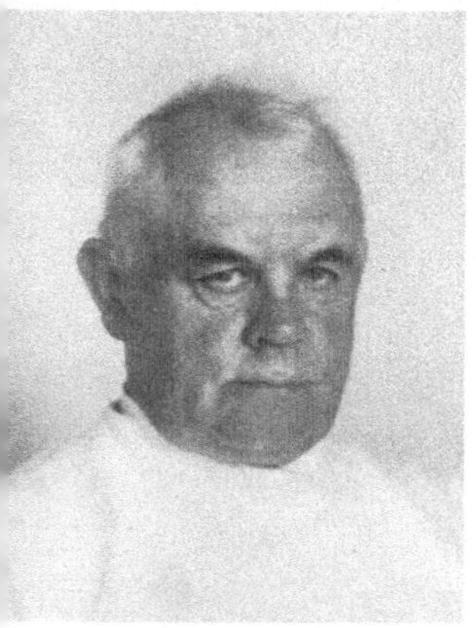

Krückmann.
(300)

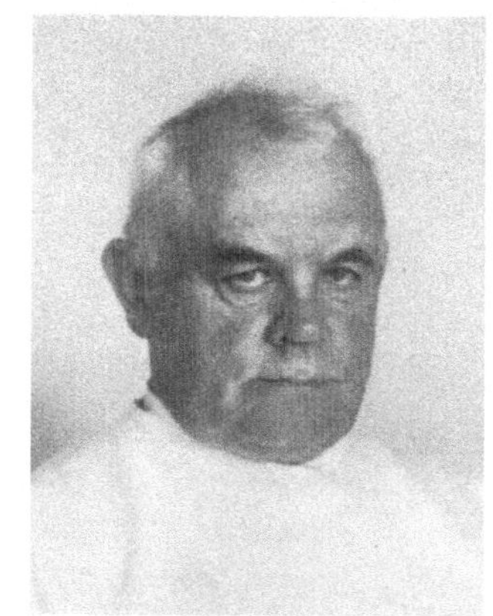

Biesalski.
(301)

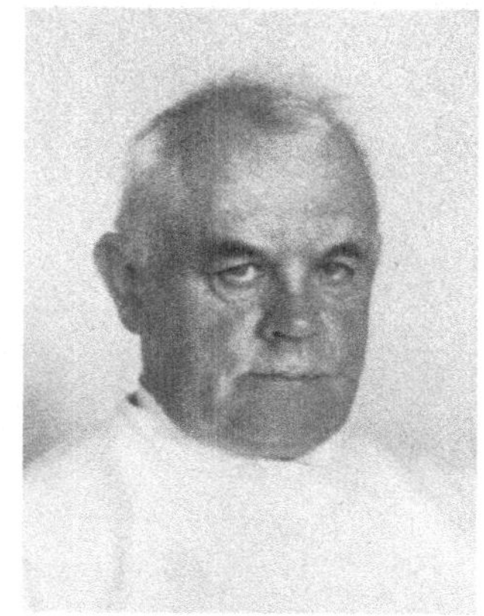

Lautenschläger.
(302)

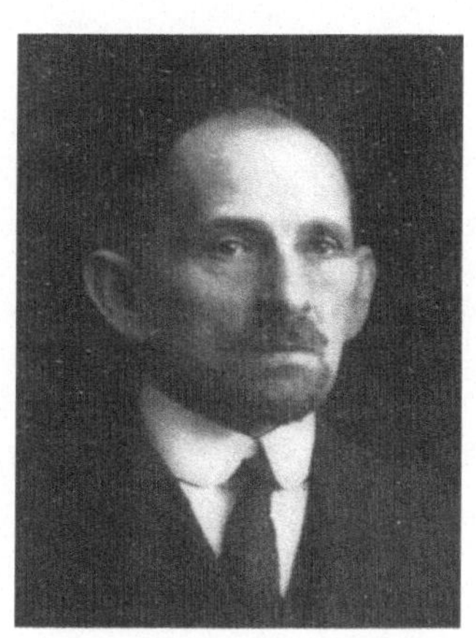

Neufeld.
(303)

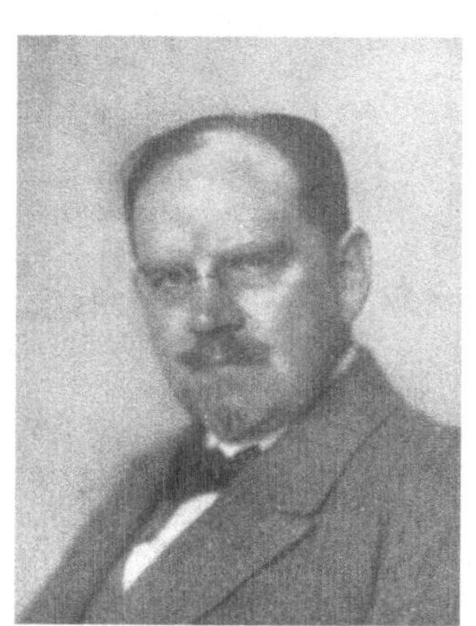

Adam.
(304)

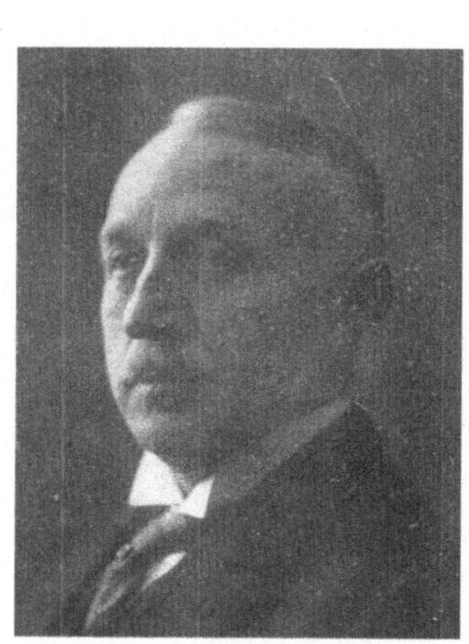

Ringleb.
(305)

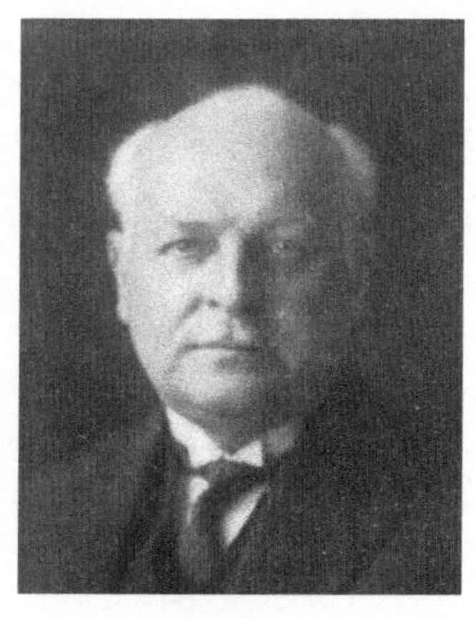

Hamel.
(306)

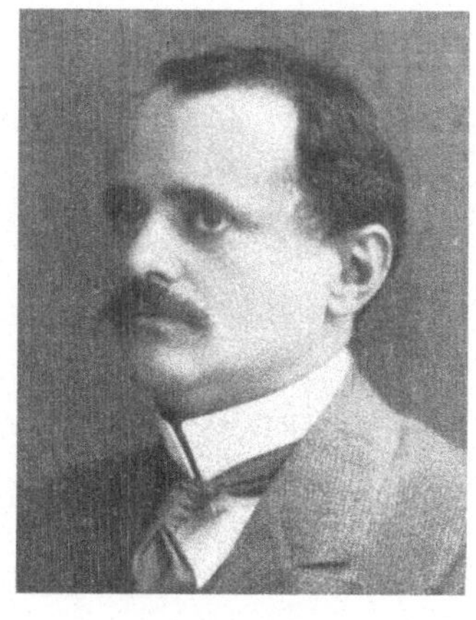

Helbron.
(307)

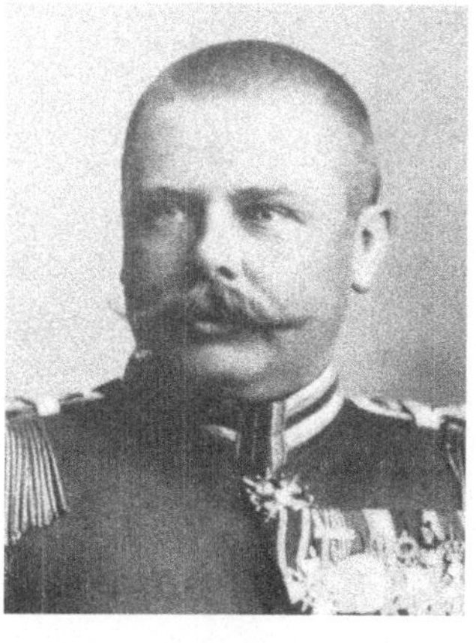

Velde.
(308)

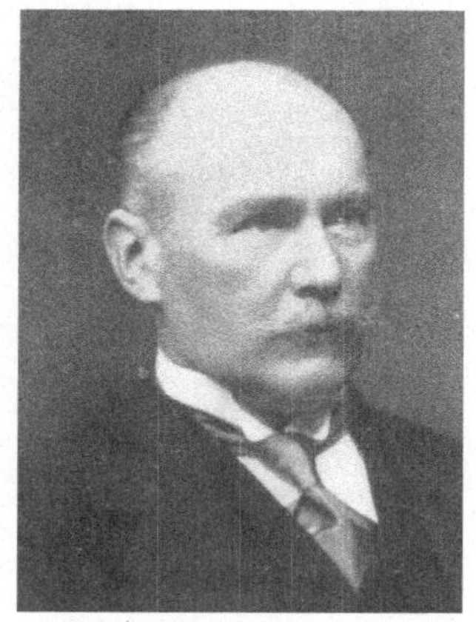

Wolff.
(309)

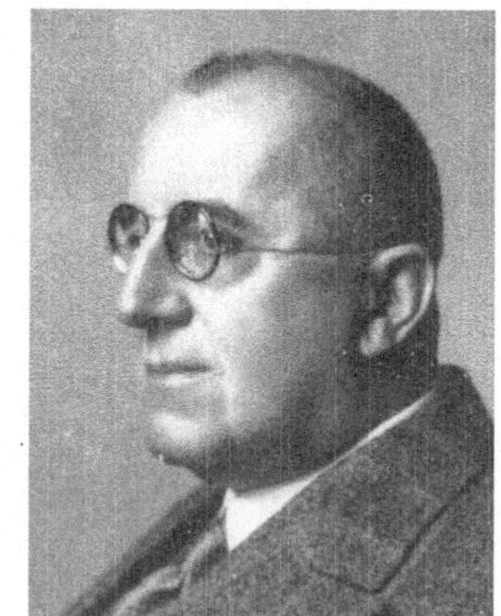

Claus.
(310)

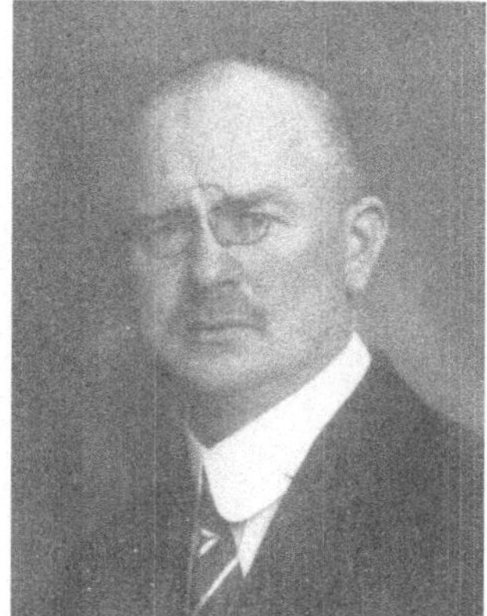

Collin.
(311)

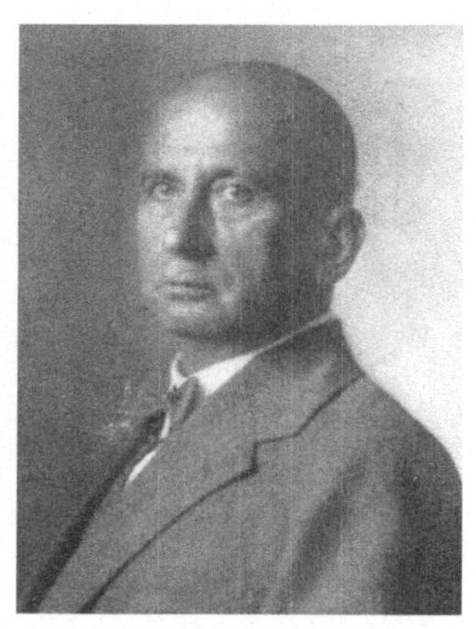

Kleine.
(312)

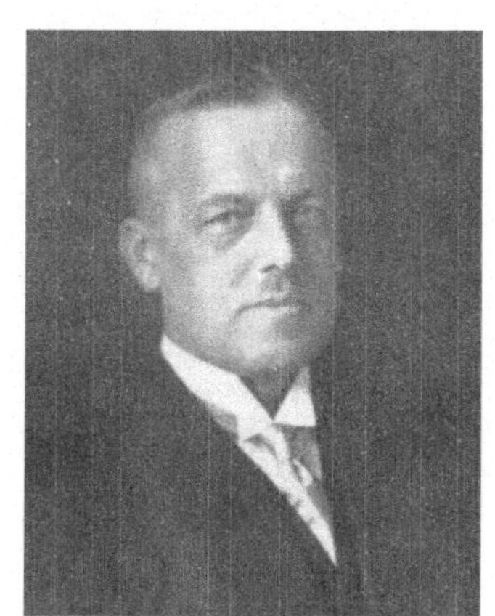

Koch.
(313)

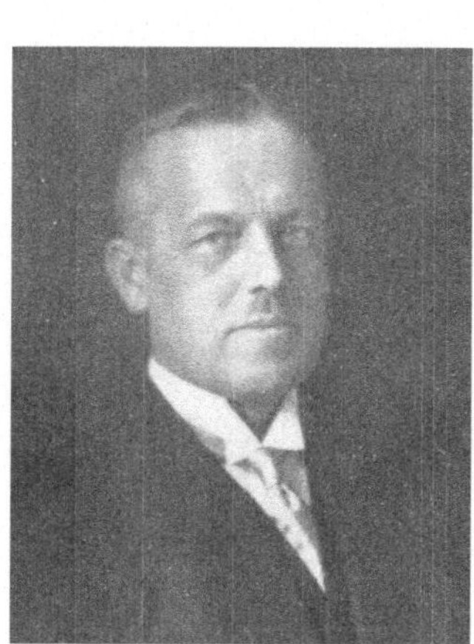

Paasch.
(314)

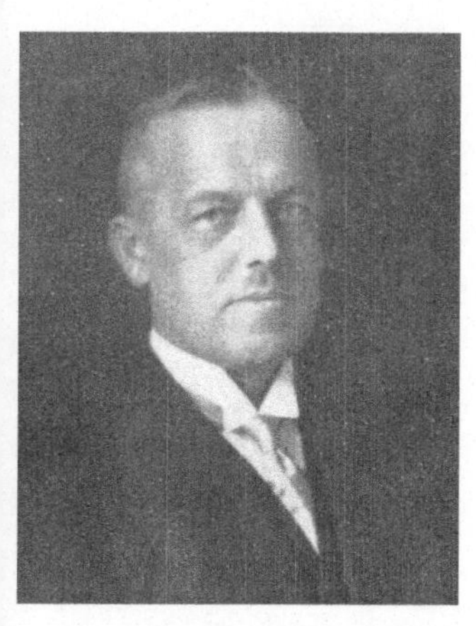

Grabowski.
(315)

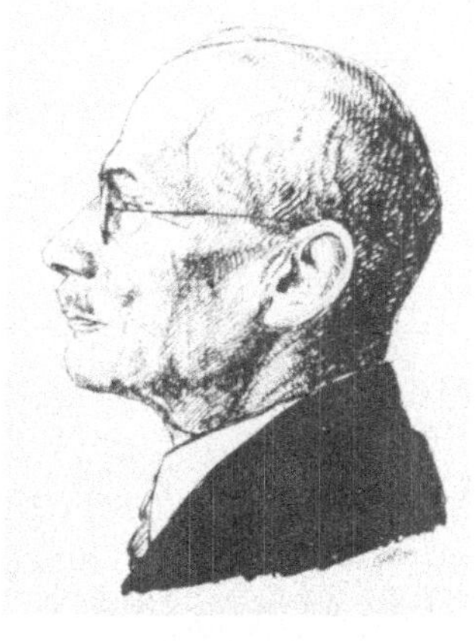

His.
(316)

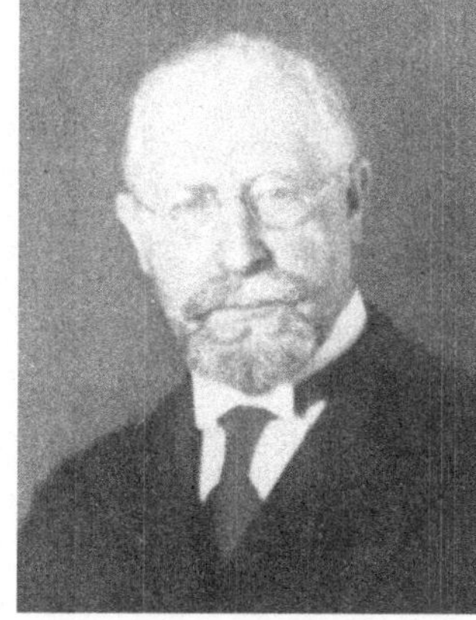

Schlayer.
(317)

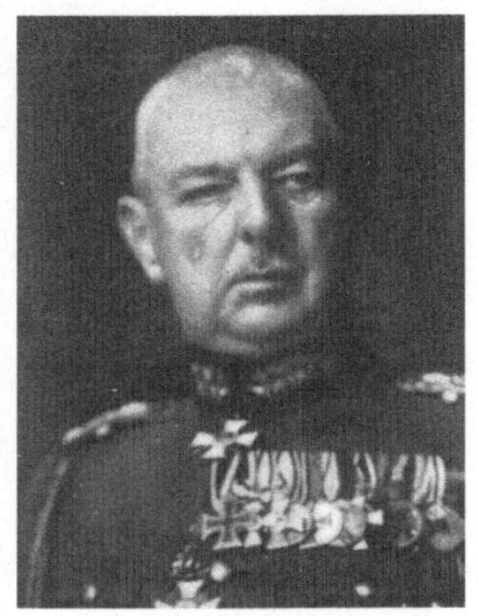

Schultzen.
(318)

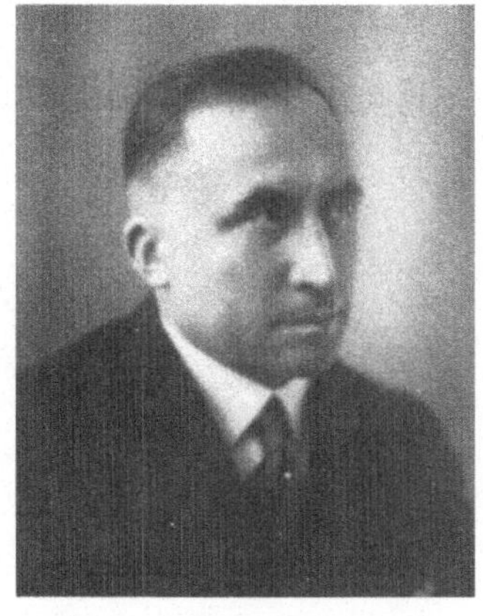

Ceelen.
(319)

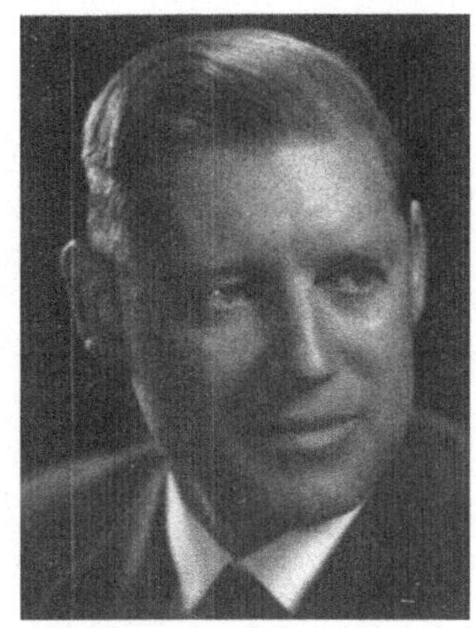

Kleberger.
(320)

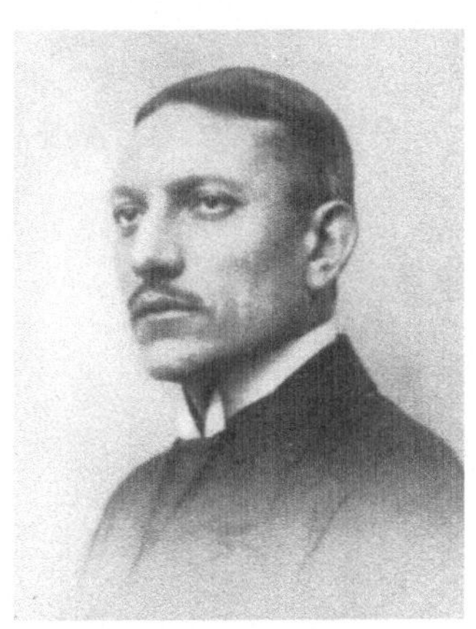

Landois.
(321)

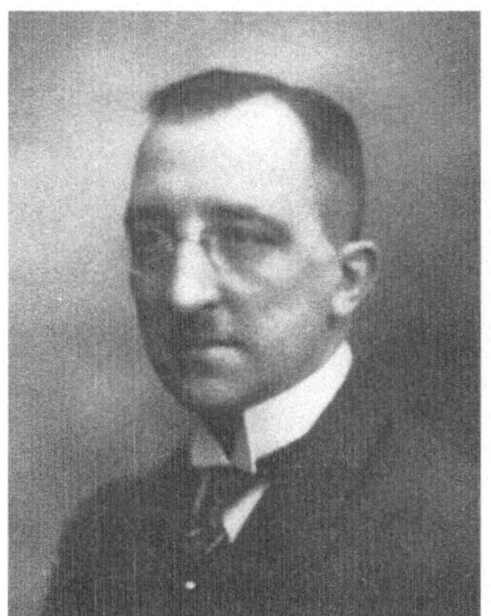

Riebel.
(322)

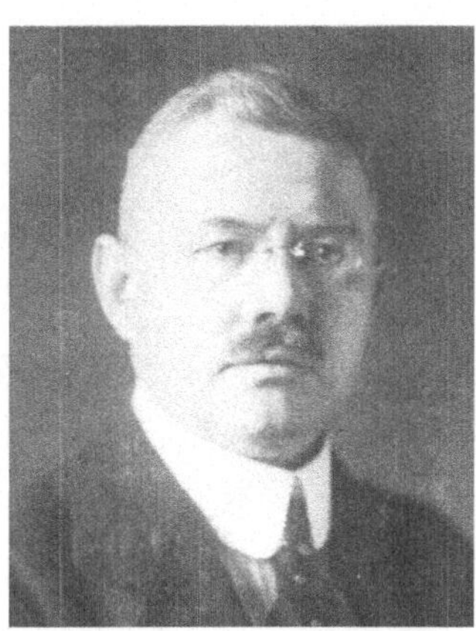

Rumpel.
(323)

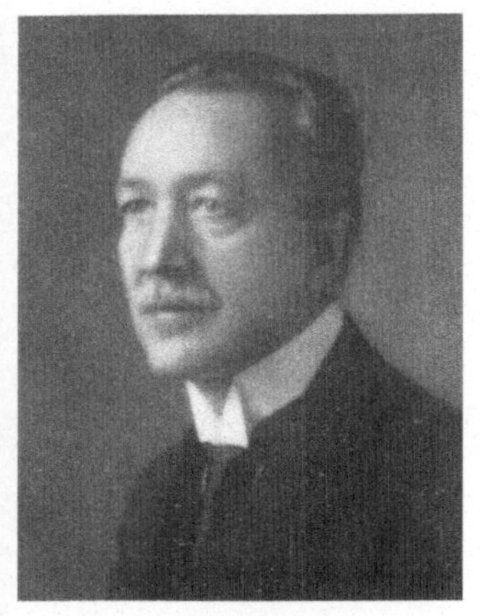

Ulrici.
(324)

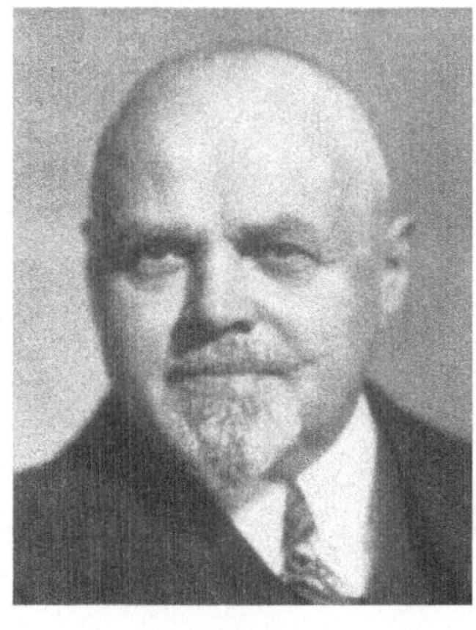

Stickel.
(325)

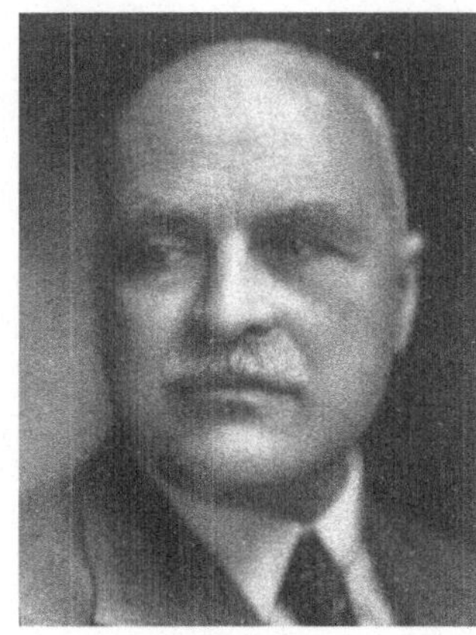

Thielen.
(326)

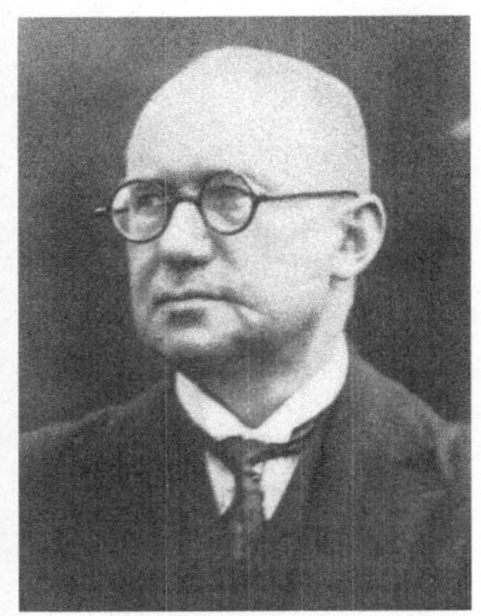

Beninde.
(327)

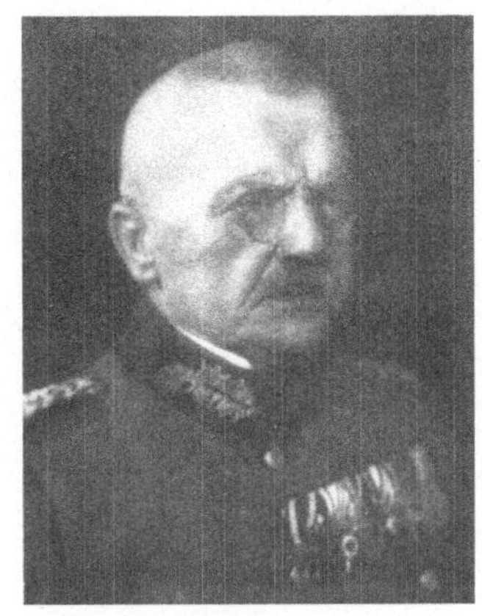

Merkel.
(328)

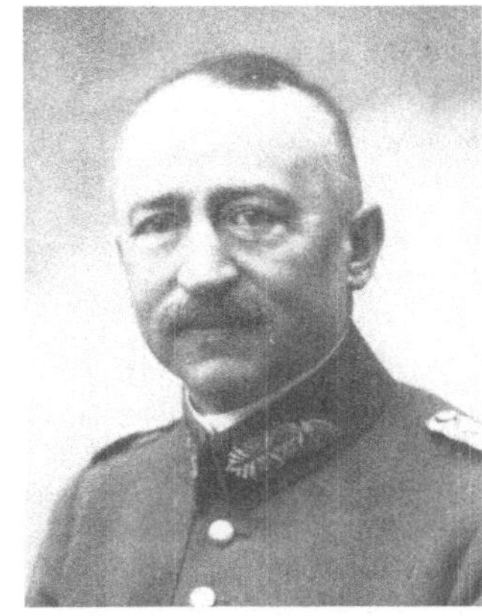

Napp.
(329)

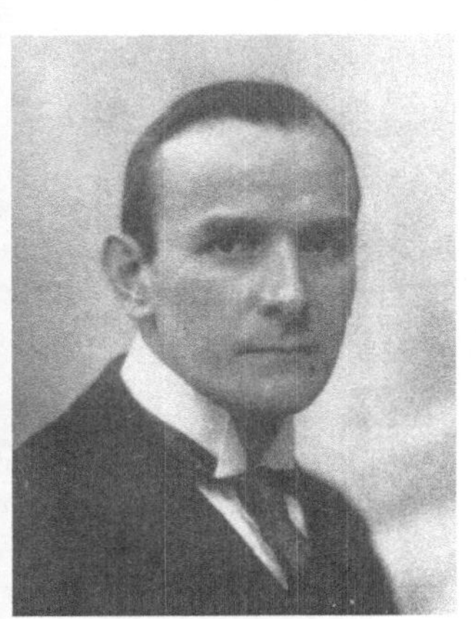

Ruge II.
(330)

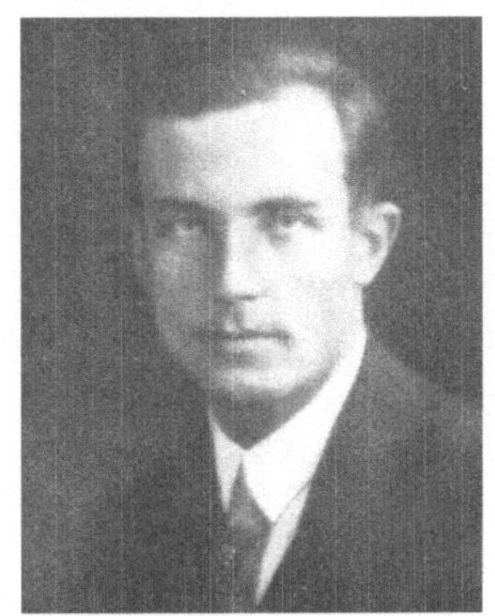

Bokelmann.
(331)

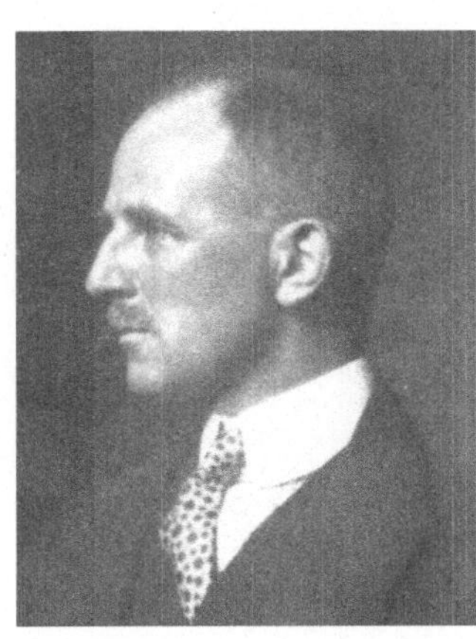

v. Hoesslin
(332)

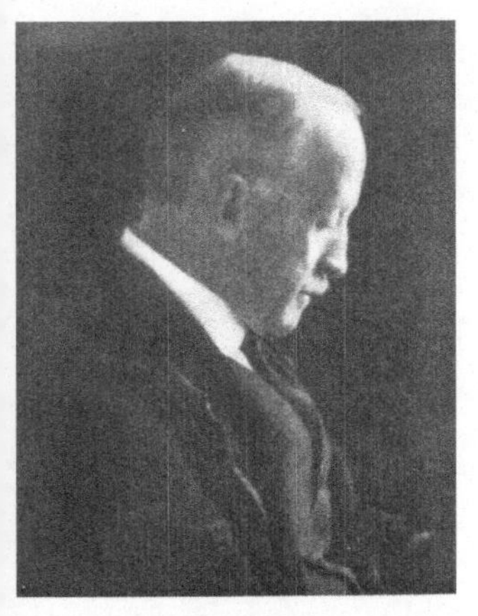

Müller.
(333)

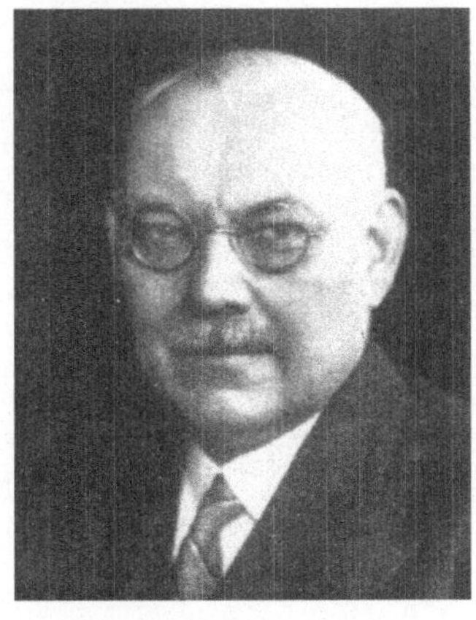

Otto.
(334)

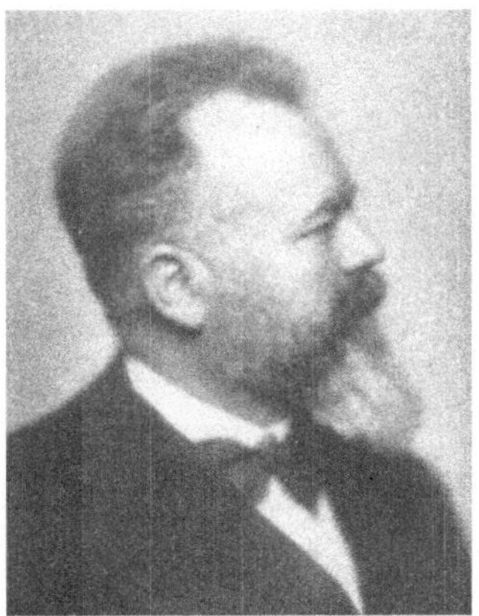

Petermann.
(335)

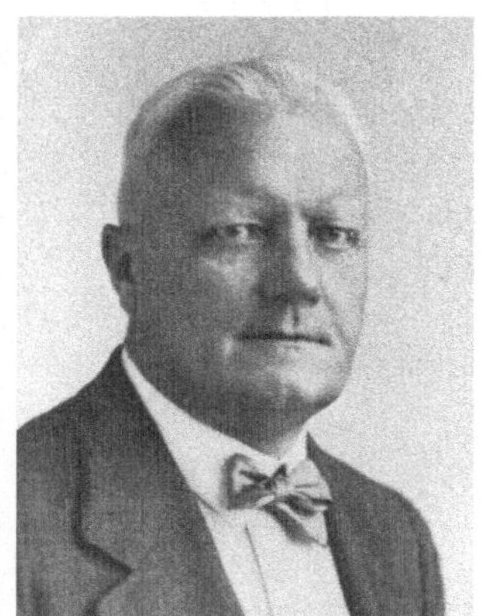

Brüning.
(336)

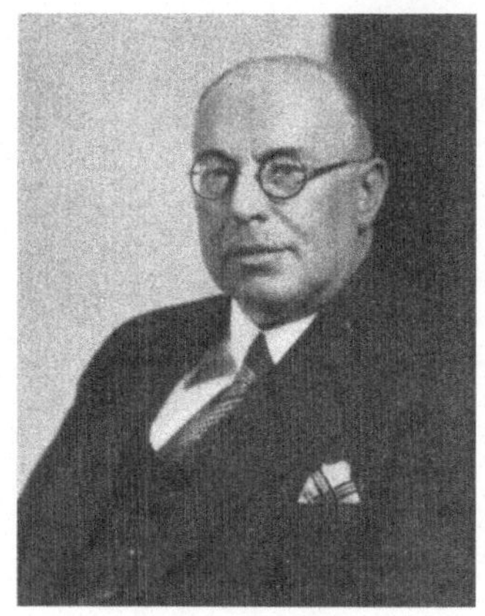

Hoffmann.
(337)

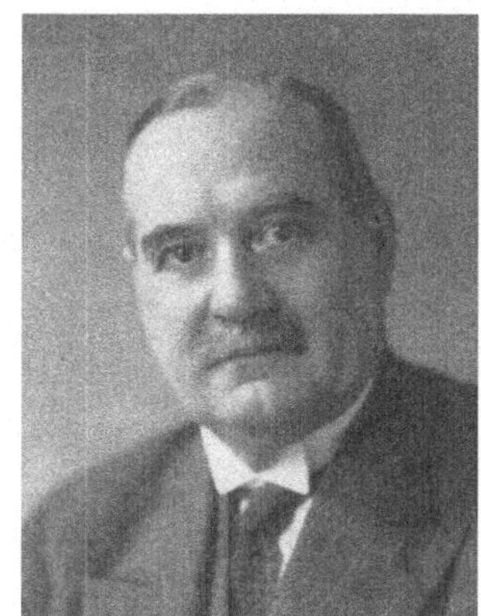

Schäfer.
(338)

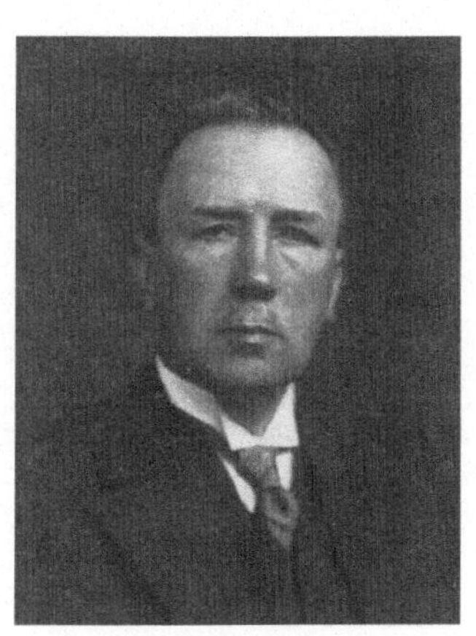

Wagner III.
(339)

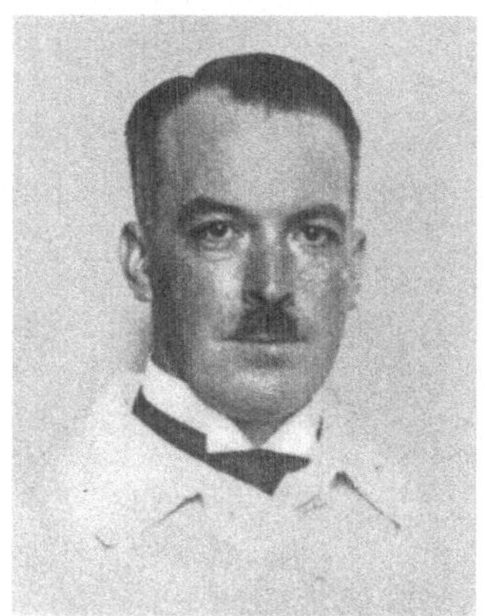

Busch.
(340)

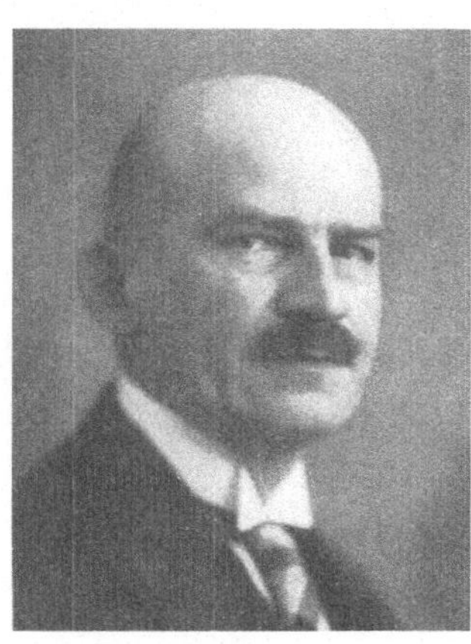

v. Domarus.
(341)

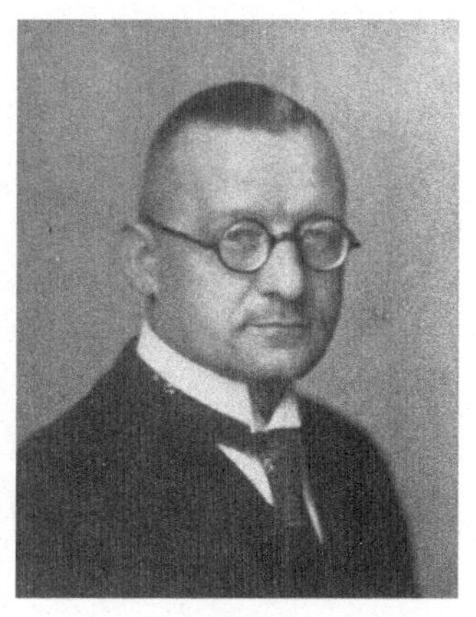

Frik.
(342)

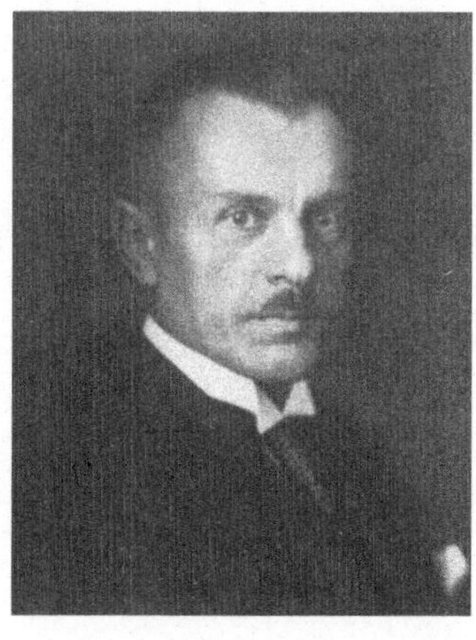

Lange.
(343)

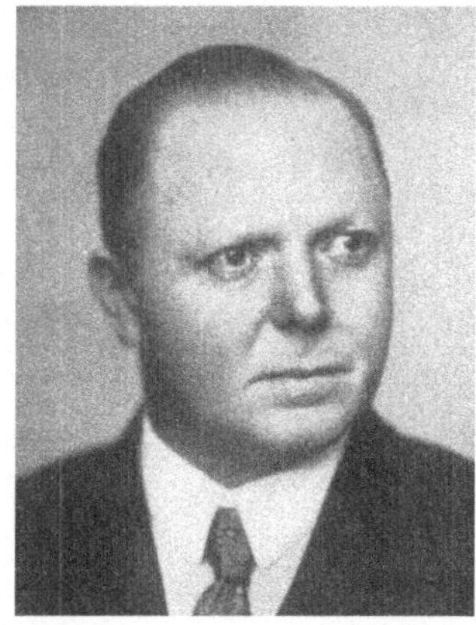

Taute.
(344)

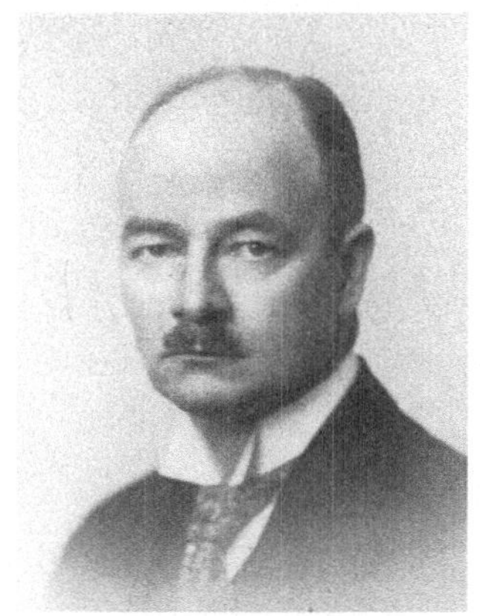

Biermann
(345)

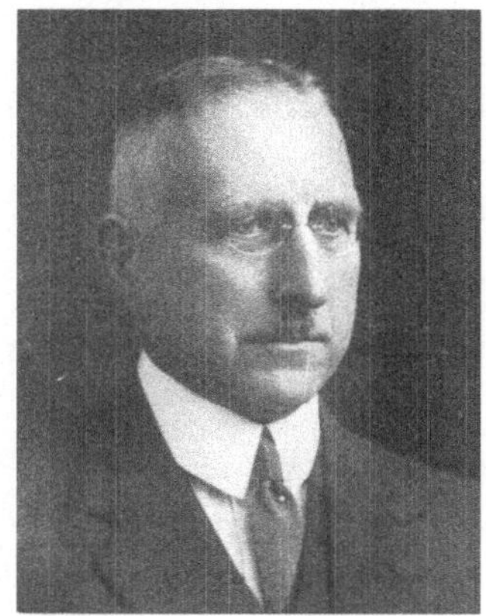

Grunow
(346)

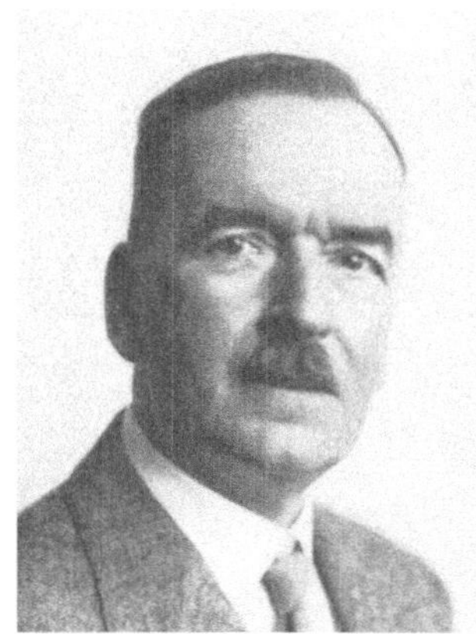

Huber.
(347)

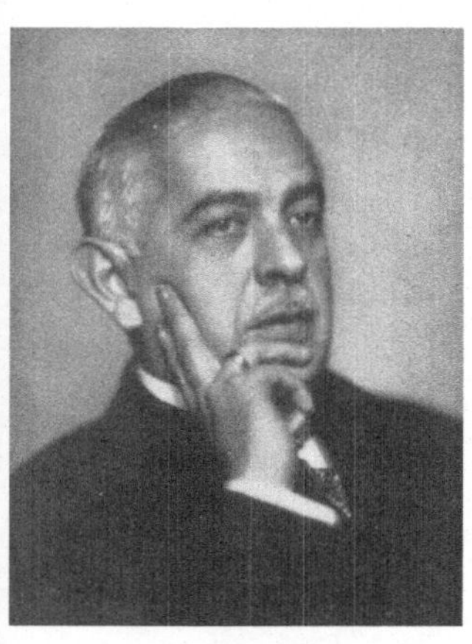

v. Bergmann.
(348)

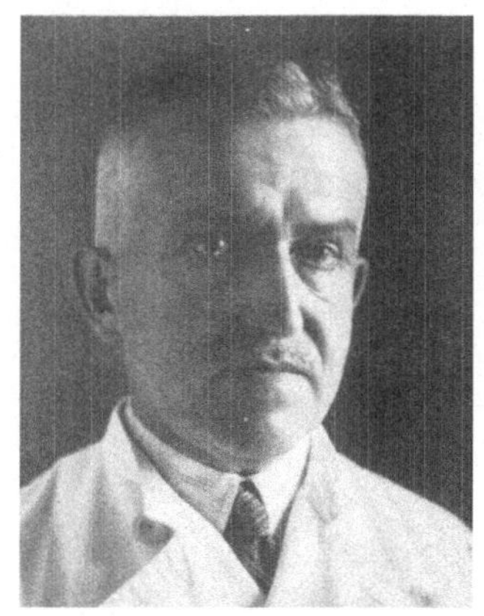

Neupert.
(349)

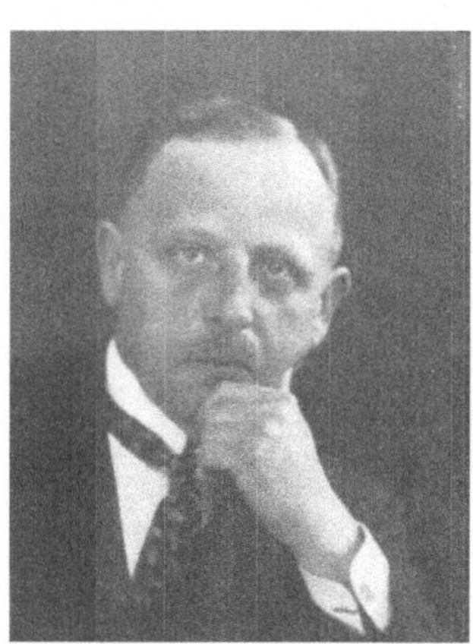

Walkhoff.
(350)

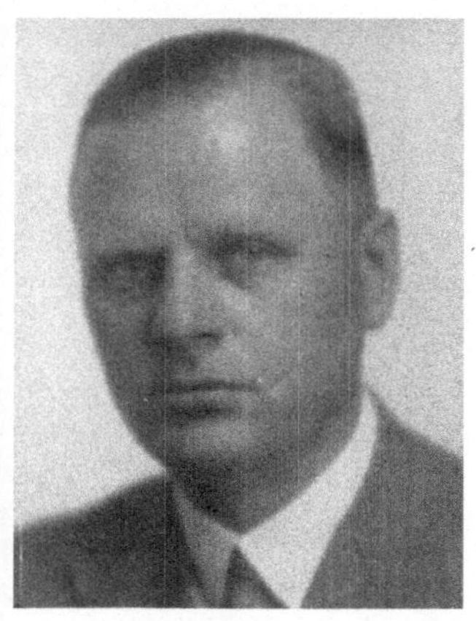

Hofmeier IV.
(351)

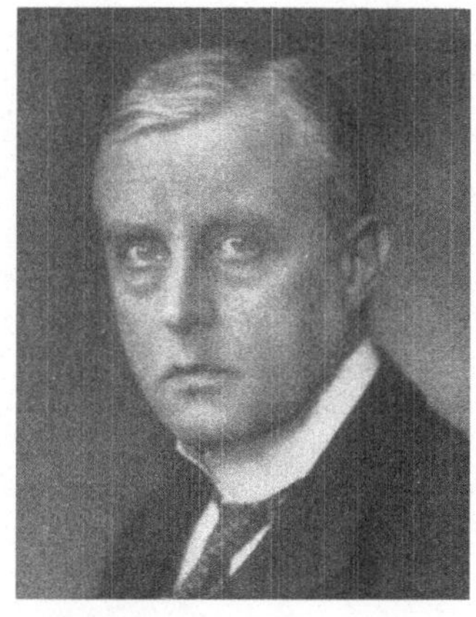

Freiherr v. Marenholtz.
(352)

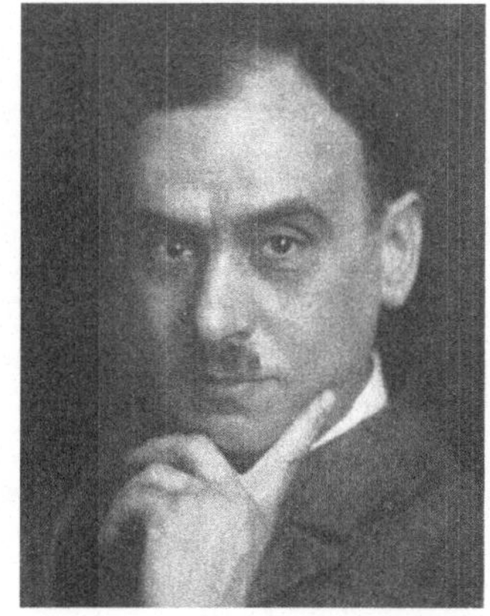

Schultz.
(353)

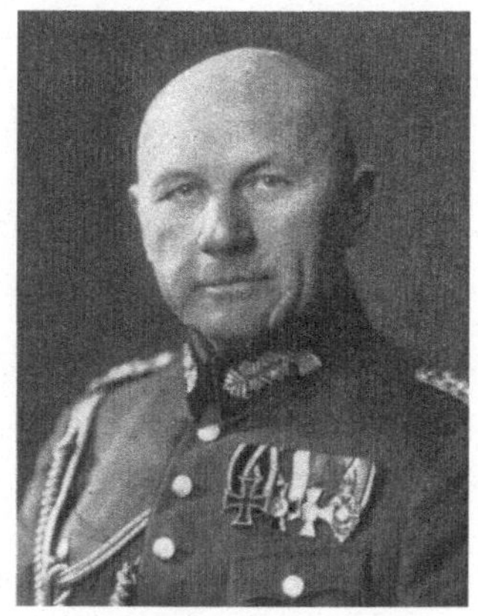

Hornemann.
(354)

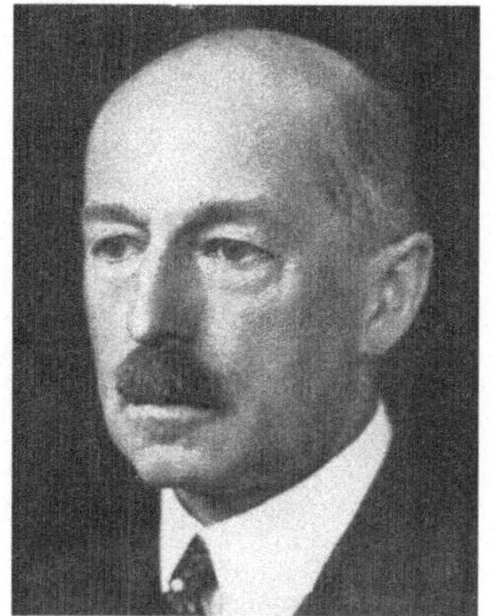

Rössle.
(355)

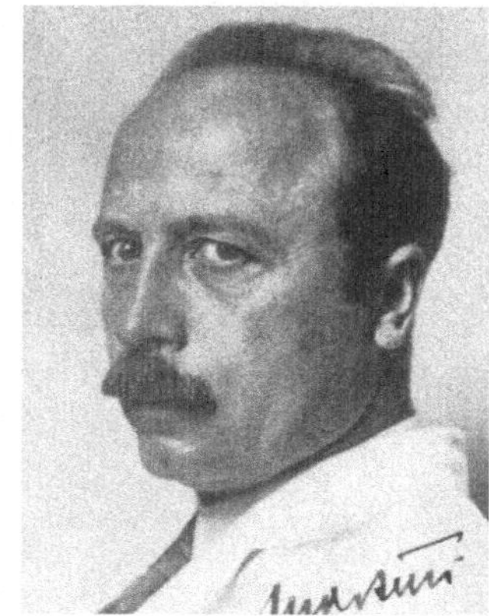

Martini.
(356)

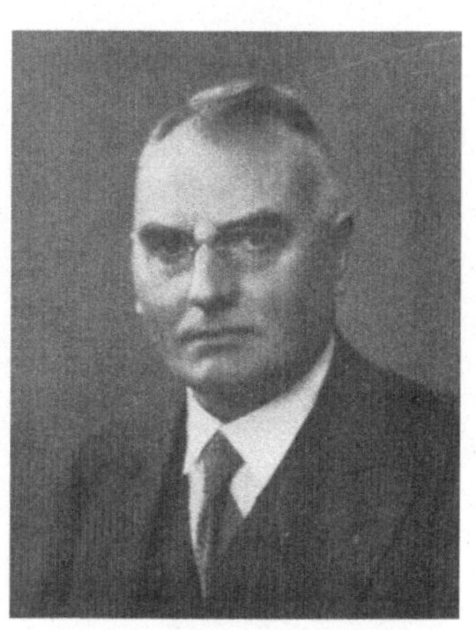

Löhe.
(357)

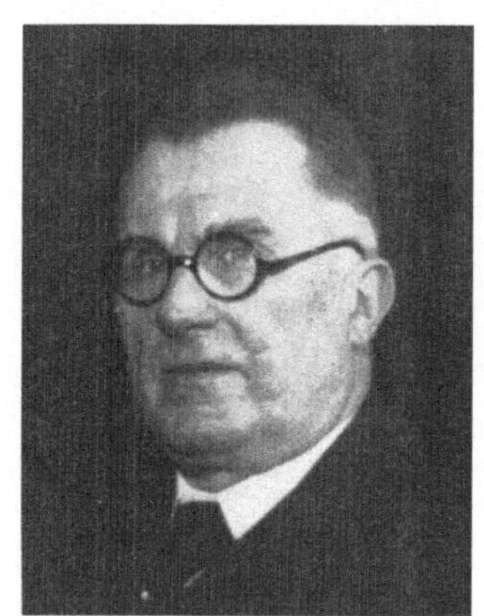

Nordmann.
(358)

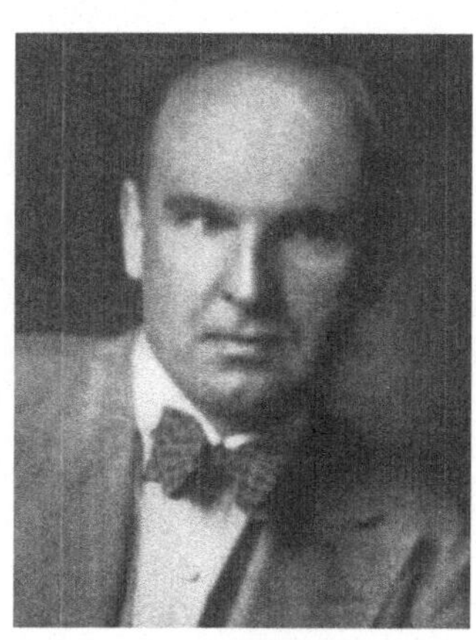

Wildegans.
(359)

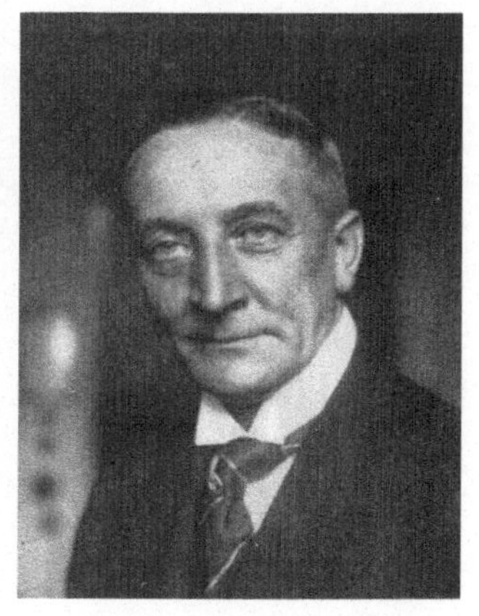

Schulze.
(360)

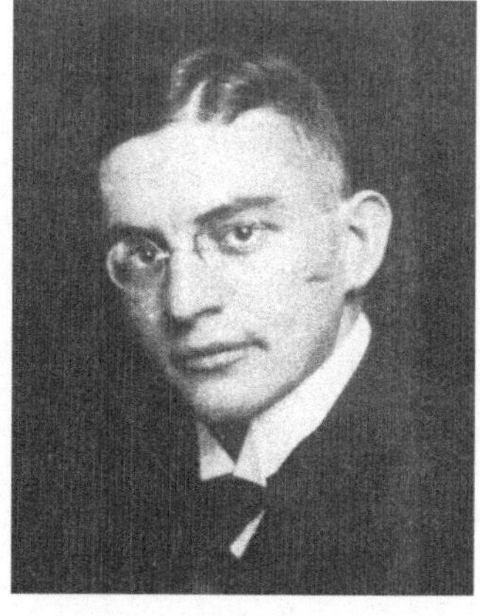

Beck.
(361)

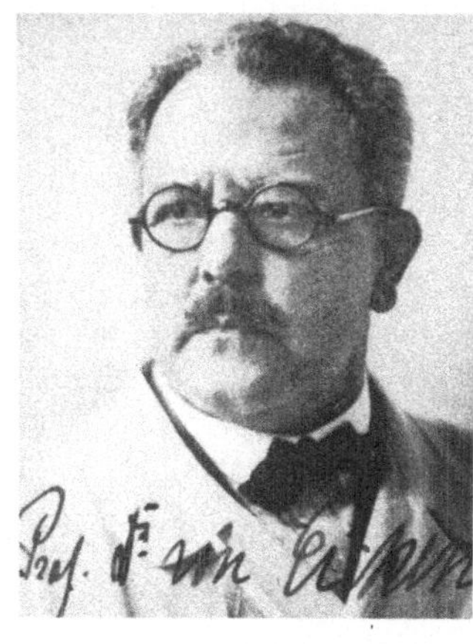

v. Eicken.
(362)

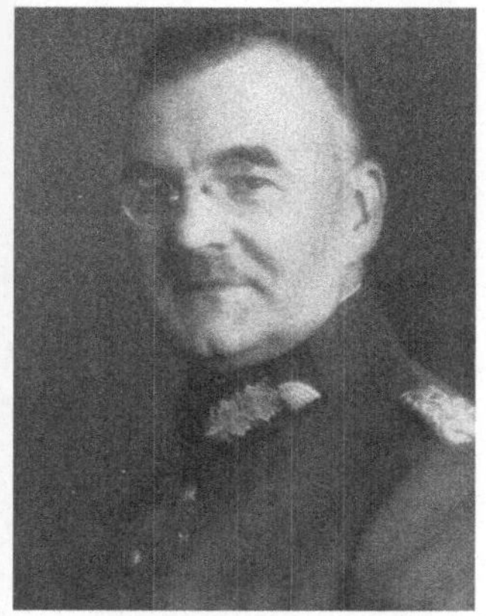

Waldmann.
(363)

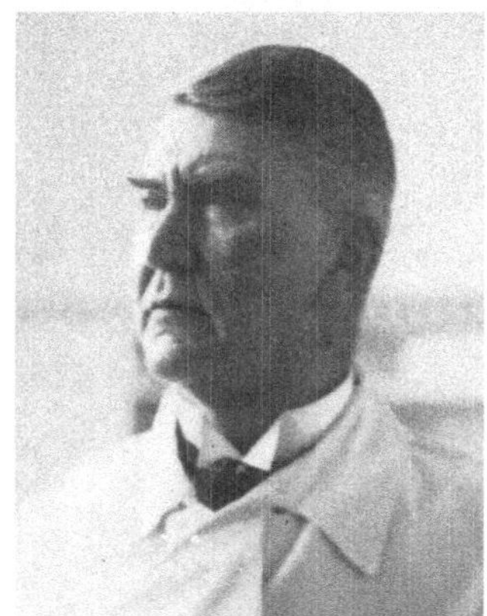

Braun.
(364)

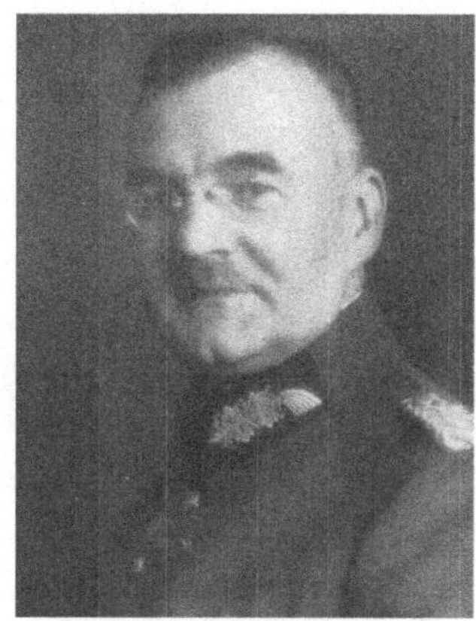

Siebert.
(365)

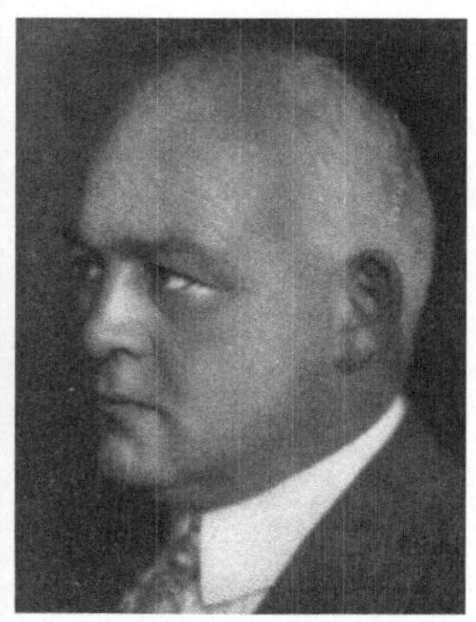

Reschke.
(366)

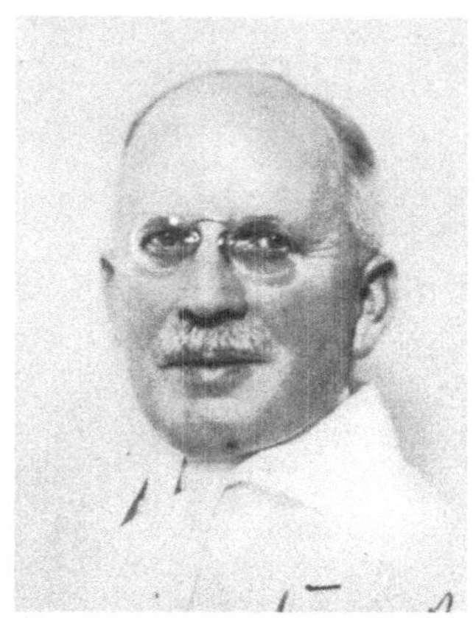

Stoeckel.
(367)

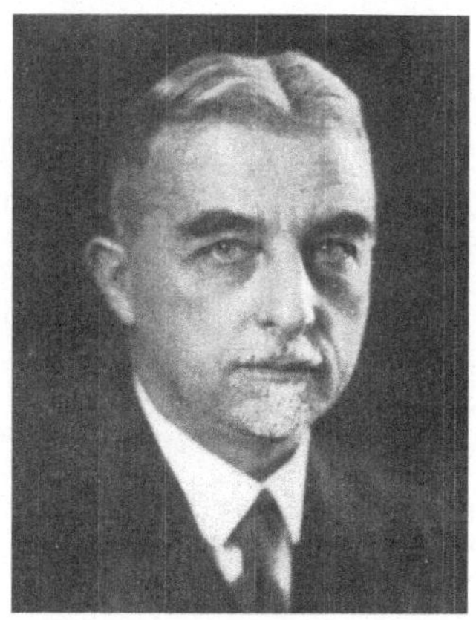

Konrich.
(368)

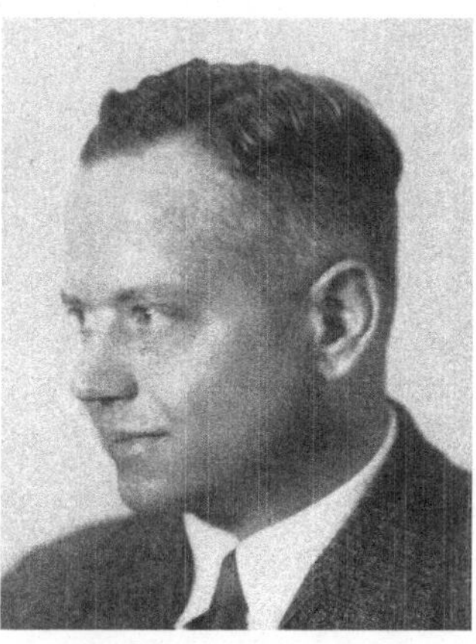

v. Conta.
(369)